U0211600

暴发性心肌炎诊断与治疗

Fulminant Myocarditis: Diagnosis and Treatment

汪道文　著

科学出版社

北京

内 容 简 介

暴发性心肌炎是心内科或急诊内科的急危重症，死亡率极高，但正确诊断和及时有效救治可让患者"起死回生"。本书以新的理念、翔实的临床实践资料为基础，重新诠释暴发性心肌炎的病理生理学机制，提出了"病毒感染诱发的过度免疫激活和炎症风暴"导致心肌严重受损的新理论，创立了"以生命支持装置减轻心脏负担而不是促使心脏工作"的新理念，制定了"以生命支持为依托的综合救治方案"。书中全面系统地介绍了暴发性心肌炎从病因、病理及病理生理、诊断到治疗的新理论和新技术，内容新颖，编写规范，论述深入浅出，可操作性强，能够帮助医生正确理解疾病的本质特征和临床特点，从而有效诊断和救治患者。

本书可供一线内科医生阅读参考，尤其对于心血管、危重医学和急诊医学等学科领域的医护人员有较大参考价值。

图书在版编目（CIP）数据

暴发性心肌炎诊断与治疗 / 汪道文著 . —北京：科学出版社，2021.1
ISBN 978-7-03-067274-2

Ⅰ.①暴… Ⅱ.①汪… Ⅲ.①心肌炎–诊疗 Ⅳ.① R542.2

中国版本图书馆 CIP 数据核字（2020）第 263550 号

责任编辑：戚东桂 / 责任校对：杨　赛
责任印制：肖　兴 / 封面设计：龙　岩

科学出版社 出版
北京东黄城根北街16号
邮政编码：100717
http://www.sciencep.com

北京汇瑞嘉合文化发展有限公司 印刷
科学出版社发行　各地新华书店经销
*
2021年1月第 一 版　开本：787×1092　1/16
2021年1月第一次印刷　印张：18 1/4
字数：415 000
定价：158.00元
（如有印装质量问题，我社负责调换）

序 一

一线心血管医生都知道，暴发性心肌炎十分凶险，发病迅速，死亡率极高。尽管近些年来，机械循环支持设备的应用能使其死亡风险有一定程度的下降，但是并没有从根本上解决救治问题。

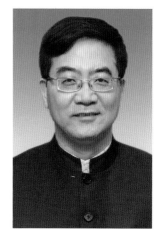

针对这一问题，汪道文教授带领团队人员进行了近十年的理论探索和临床实践，尤为重要的是，他们的工作不是简单地从临床到临床，而是以科学家的探究精神带着临床问题从基础找答案，再回到临床中验证，并大胆提出了"过度免疫激活和炎症风暴效应是导致暴发性心肌炎病人心肌严重受损"的新理论。基于这一理论，制定了"以生命支持为依托的综合救治方案"。这个方案的核心要素是用机械循环支持替代以往的强心及血管活性药尤其是去甲肾上腺素等升血压药物来支持循环，从而减轻心脏负担，这是治标之策；同时使用足够剂量的糖皮质激素和免疫球蛋白调节免疫、治疗炎症，这是治本之策。我听了他的报告后非常震撼。除了在同济医院实践外，他们还在北京协和医院、河南省阜外华中心血管病医院等国内大医院心血管和重症医学科进行实践，将暴发性心肌炎院内病死率从50%降至5%以下。于是，我代表中华医学会心血管病学分会积极支持汪道文教授牵头撰写《成人暴发性心肌炎诊断与治疗中国专家共识》，这一共识于2017年在《中华心血管病杂志》发表。共识发表后在全国引起了强烈反响，尤其是大量实践反馈的结果证明该方案是非常有效的。最近，又喜闻他们对患者出院后长期随访的结果显著优于西方国家同类研究的结果，这使我对这一治疗方案更加有信心：它不仅能够降低住院期间病死率，而且远期效果更好。

我为我国在暴发性心肌炎领域的这项成果感到自豪，它不仅代表了我国的救治水平，也是我国心血管人对世界的贡献。为了提高我国暴发性心肌炎的救治水平，近年来汪道文教授带领团队还有国内其他从事相关临床和基础研究的专家们在全国举办了28期学习班并做了70余场次学术会议讲座，使一万八千余名医务人员受教，体现了医者仁心和责任担当。随后他们对暴发性心肌炎及其相关内容进行总结，写成了这本《暴发性心肌炎诊断与治疗》学术专著。据我所知，这是世界上第一本关于暴发性心肌炎的专著。该书系统介绍了暴发性心肌炎的病因、病理、病理生理及其假说、临床诊断、治疗方案及其理论基础，以及相关的基础研究，还用实际病例进行介绍及点评以指导临床医生在面对具体病例时该如何救治，这就弥补了共识受篇幅限制的不足。

　　虽然暴发性心肌炎领域的许多问题还需要进一步探索，如随访发现有少部分患者出现慢性化、心律失常和心衰等，但是该书的出版将能极大地帮助全国同行提高对暴发性心肌炎的认识和救治水平，也有助于促进相关问题的临床和基础研究。因此，我非常乐意为该书作序，祝贺该书出版，也希望汪道文教授团队等在该领域继续探索，更好地解决遗留问题，在该书再版时能增加更多新成果。

中国科学院院士

复旦大学附属中山医院教授、心血管内科主任

中华医学会心血管病学分会前主任委员

中国医师协会心血管内科医师分会会长

复旦大学生物医学研究院院长

序　二

暴发性心肌炎是多种原因导致的突发/严重的心肌弥漫性炎症，可导致心肌坏死、水肿、心源性休克、致命性室性心动过速性心律不齐、心动过缓性心律不齐和心脏性猝死。

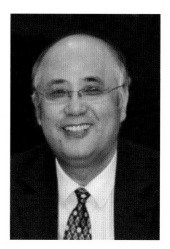

依据组织学检查，可将暴发性心肌炎主要分为三种亚型：淋巴细胞型、巨细胞型和嗜酸性粒细胞型，其中以巨细胞型预后最差。这一发现提示，通过心肌活检进行暴发性心肌炎分型，有助于预后判断。正如著名心肌炎病理学家 Kenneth L. Baughman 强调的，"如果没有组织，将不可能了解新的病理生理学，也就不可能帮助这一学科进步"。近年，癌症治疗呈爆炸式发展，包括免疫检查点抑制剂的使用，导致免疫检查点抑制剂相关心肌炎、暴发性心肌炎相继增多。

与非暴发性心肌炎比较，暴发性心肌炎临床后果严重，几乎全部病例存在左心室收缩功能失常，具有高心脏死亡率与高心脏移植率，需要机械辅助循环装置的支持及进行心脏移植。因此，如果患者所在医院能够执行这些治疗，患者被挽救的机会就比较大。救治团队最好具备专业的医生、护士和设备，包括主动脉内球囊反搏、体外膜肺机械循环支持，经皮或永久心室辅助装置，晚期重症心衰治疗专家、心胸外科专家、心脏病理学家、免疫学家和传染病专家。早期心源性休克是救治的重点。此外，及时地把患者转到具有机械辅助支持能力与心脏移植能力的医院，成功的希望就会更大。

暴发性心肌炎是较罕见的疾病。由于少见，不可能组织随机对照临床试验来评估一些机械装置对循环支持的临床效果。无论何种原因，暂时的机械循环辅助均可保证患者短时间内病情稳定，在等待心脏移植的过程中，保证其他重要器官灌注。

汪道文教授团队对暴发性心肌炎高度警觉，在遇到可疑病例时，首先想到暴发性心肌炎的可能，充分利用现代诊断工具，结合中国的实际，能够做到极早诊断，极早采取救治措施。他们认真探索、总结经验，提出了"过度免疫激活和炎症风暴形成"是导致暴发性心肌炎发病的核心机制的理论，并因此制定了"以生命支持为依托的综合救治方案"。这一方案一改传统的"对症治疗"，充分发挥设备优势，尽早启动机械循环支持维持患者的循环功能（如主动脉内球囊反搏）和氧合与换气（如体外膜肺）能力，维持终末器官功能，特别是能够避免长时间低血压带来的严重后果，同时积极使用足够剂量激素和免疫球蛋白进行免疫调节、治疗炎症，改变了暴发性心肌炎的预后，把以往暴发性心肌炎 50% 的死亡率降低到今天的 3.7% 左右，挽救了患者生命。

汪道文教授团队把他们的经验，结合全世界暴发性心肌炎领域的进展，编写成该书，定会帮助临床医生，挽救更多濒临死亡的患者。该书能够提高我们对暴发性心肌炎的认识，因为患者大多比较年轻，通常身体健康，没有心肌缺血与全身器官衰竭等问题，明确的症状出现得比较晚或待到机体储备被耗竭之后才出现，为避免误诊 / 漏诊及贻误抢救的机会，挽救生命的关键就在于早期诊断，必要时即刻进行冠状动脉造影以排除心肌梗死，尽早将患者转运到合适的冠心病监护病房（CCU）或心源性休克治疗中心。一线医生应具备相关专业知识，能够敏锐识别即将出现血流动力学失常或循环衰竭的一些体征与症状，以免延误任何抢救时机。

现代科学技术的进展为暴发性心肌炎的个体化治疗带来了希望，如利用下一代 T 细胞受体基因测序，可以了解不同病因，不同患者，不同的 T 细胞在心肌细胞浸润。新开发的肿瘤免疫学技术，如新的高维单细胞技术，提供了揭示组织异质性的空前解决方案。多重免疫荧光分析、质谱流式细胞分析（全息展示实体组织细胞的信号通路）等新技术应用于暴发性心肌炎，能够无偏差地揭示 T 细胞与骨髓样细胞亚型特征，促进暴发性心肌炎研究的深入乃至学科的发展。多单位与多学科合作，推动心内膜活检与直接组织检查，利用分子技术，推动靶向性的治疗、更具个体化的治疗，尚能完善暴发性心肌炎的分类与治疗。

中国医学科学院阜外医院 / 国家心血管病中心 /

心血管疾病国家重点实验室心内科教授

生化与基因组医学教授

《中国分子心脏病学杂志》主编

前　言

　　"暴发性心肌炎"（fulminant myocarditis）一词出现在文献中可追溯到 1975 年，随后陆续也有报道，但是极为稀少。在 PubMed 中，1975 ～ 1984 年仅有 6 篇文献涉及；1985 ～ 1994 年共 37 篇；1995 年之后文献稍增多，并有了专门的研究报告和临床观察，2000 年在《新英格兰医学杂志》发表了第一篇关于该病长期预后的报道，尽管后来的研究报道与这一研究结果并不一致。

　　暴发性的含义是迅速、突然，隐含的意思包括凶猛、严重。暴发性心肌炎也即迅速发生的严重的心肌炎症性疾病。迅速发病指 2 周以内，通常是 1 周内，甚至短至起病 2 天内出现严重表现，通过死亡后尸体解剖检查或心肌组织活检病理可发现心肌组织内含有大量炎症细胞，尤其是淋巴细胞，还有巨噬细胞浸润。

　　暴发性心肌炎起病急骤，病情进展极其迅速，患者会很快出现循环衰竭和心脏泵功能衰竭，也可出现严重心律失常和猝死，并可合并其他脏器损害，早期死亡率极高。根据早期文献报道，患者死亡率可高达 50% 以上甚至达 70%，这些都是来自大医院或医学中心的数据，而实际总的病死率还应更高。自 2000 年以后，循环支持系统 [体外膜肺氧合（ECMO）、主动脉内球囊反搏和心脏辅助装置等] 的使用，使患者住院死亡率有所下降，但是仍然高达 30% 以上。

　　对于暴发性心肌炎这一疾病的传统治疗主要包括抗休克、对症处理，以及使用免疫抑制剂治疗等，后者主要在西方国家广泛使用。患者通常有前期感染症状，随后出现休克和泵衰竭，处理上通常是习惯性地按临床常规进行抗休克治疗，包括补液和使用血管活性药，尤其是在休克难以纠正时使用大剂量去甲肾上腺素等；同时，由于超声影像学检查往往提示心肌收缩力显著减低和心力衰竭，于是可能同时使用多巴胺，或使用更新的强心剂——钙增敏剂左西孟旦，以增强心肌收缩力。然而这些治疗的结果从临床结局来看并不佳，甚至会促进死亡。

　　此外，由于在患者心肌组织中见到大量淋巴细胞浸润，并且证明主要为 T 淋巴细胞，包括 NK 细胞和树突状细胞等，从 1984 年起部分中心开始使用免疫抑制剂或者细胞毒药物。尽管其后的临床试验证明这一疗法是无效的，但是在西方国家的临床实践中至今仍作为其主要治疗措施。

　　暴发性心肌炎的传统治疗之所以疗效差或者缺乏有效的治疗手段，主要原因在于基础研究不足，没有正确理解疾病的病理生理学甚至出现了严重偏差。

　　和大家一样，在过去的临床治疗中我们也经历了许多患者预后不良甚至死亡，传统治疗收效甚微，尤其是看到了一些青壮年患者死亡，于是意识到现有的治疗方法可能存在原则性的问题，应是我们对该疾病的病理生理机制缺乏认识所致。

我来告诉大家一个令人痛心的故事。大约就在 8 年前，一位 28 岁的男性患者，平时身体健康，5 天前自觉"感冒"了，发热，体温 38℃，用了酚麻美敏片后热退，但他并未因此感到轻松，相反倍感乏力，不思饮食，精神萎靡；4 天后出现胸闷、气短而来医院就诊。在急诊室发现心电图明显异常（QRS 波幅明显呈现低电压，部分导联 ST 段抬高），心率 110 次 / 分，血压 105/70mmHg，肌钙蛋白水平升高，经胸痛中心绿色通道进入导管室。急诊行冠状动脉造影显示冠脉正常，收入 CCU，超声检查见左心室弥漫性运动减低，EF 值为 40%，cTnI 水平 30 000pg/ml，诊断为暴发性心肌炎。很快患者血压降低为 85/50mmHg，呼吸 28 次 / 分，双肺少许湿啰音，血氧饱和度 90%。但是医生们习惯性地给予面罩吸氧、强心、血管活性药（多巴胺）、补液等治疗，血压短暂回升，血氧升至 95%，但呼吸仍急促；12 小时后患者血压明显降低至 70/50mmHg，又给予去甲肾上腺素、左西孟旦，血压升高了，但病情未见改善，1 天后出现末梢明显缺血并不断加重，4 天后患者心跳停止。实际上，我们见到了许多例病情大同小异的病例，一些患者好转出院了，但相当一部分患者没有救治成功。看到这么多年轻的生命就在我们面前逝去了，心里不禁有了难以言表的痛楚，患者怎么了？我们做错什么了？或者说我们做对了吗？我们精心护理和治疗了，为什么救治无效呢？

作为心血管内科主任，这样重大的临床问题不能不给我带来强烈震撼和引起我的高度重视。于是，一段时间里学习和探究成了我工作的中心，我阅读了当时几乎所有相关的文献和病例报告，甚至连专家门诊也忘了上。通过学习，了解该病的病理和病理生理特点，我感觉到我们就是没有正确地认识到这些方面。不禁感慨，我们心血管人能够横刀立马、起死回生，于是平时是太傲气了，今天遇到这等新问题似乎是黑夜里摸瞎。

那么，面对严重受损伤而几乎失去泵血功能的心肌我们该如何进行治疗呢？大家都知道，一代天骄成吉思汗依靠他的骑兵帝国几乎征服了整个亚欧大陆。"天下武功唯快不克"，成吉思汗利用骑兵日行数百里，而当战马疲惫时，换马不换人，继续作战。说到这里我们大概应该明白一个道理，如果希望马儿还能效力疆场，那就不要给这极端疲惫的马增加负荷，而是减负让它休息。

只是让心脏休息就够吗？我国台湾和国外文献报道，使用了 ECMO 的患者其死亡风险虽然有所改善，但是远没有达到理想要求，维持循环稳定是暂时的，是治标之策，心脏中的大量炎症细胞浸润和水肿乃至全身问题也需要治疗，这是治本之理。

和大家分享一个难忘的经历。我经过深入学习，感觉在黑暗中找到了一线光明后，于 2014 年 6 月的一个晚上，组织科内医生召开了一次闭门会议。会议上我分享了学习和思考的结果，同大家深入讨论了相关的理论，尤其是救治方案。最终，我们提出了该病的发病机制，即"免疫过度激活致炎症风暴"：病原体（包括病毒、细菌、真菌等）感染或攻击心脏导致心肌损伤，损伤心肌组织及病原体作为抗原释放后迅速激发了机体过度的免疫反应，导致炎症细胞浸润并迅速产生大量细胞因子和炎症介质形成"炎症风暴"，从而进一步严重损伤心肌细胞和抑制心脏功能，至患者出现泵功能衰竭和休克表现。

从这样的认识出发，我们提出，现代治疗策略应该包括两个方面：第一，积极使用机械生命支持，以减轻患者的心脏负荷和维持患者的有效循环，而不是"病马加鞭"，使用血管活性药、强心剂甚至呼吸兴奋剂，这是治标或暂时的保命之策；第二，迅速使用"免疫调节"治疗而非"免疫抑制"治疗以治本，包括使用足够剂量的糖皮质激素和足够剂量的免疫球蛋白。这些构成了我们治疗方案的基础，即我们"以生命支持为依托的综合救治方案"的最核心内容。

由此我们形成了较统一的认识，如是将方案付诸实施，结果证明果然有效，这极大鼓舞了大家。于是，在进一步实践获得较肯定的结果并且不断完善后，我们开始向社会宣讲和公开这一方案。阜外医院惠汝太教授不厌其烦，先后认真听取我系统讲述三次，他说，每次听了都觉得认识在加深，这也让我深受感动。他要我"尽快形成共识发表，它每年将能帮助挽救成千上万的中国青壮年人的生命"。于是，从2016年开始我们着手撰写共识，同时向中华医学会心血管病学分会时任主任委员葛均波院士和负责指南工作的韩雅玲院士汇报，在得到他们的积极鼓励、支持并且在学会常委会申请通过后，又先后三次组织全国部分心血管病专家讨论，听取和吸收了大家的意见和建议并做了修改。文稿呈送后，韩雅玲院士等逐字逐句审定和修改，最后于2017年9月《成人暴发性心肌炎诊断与治疗中国专家共识》在《中华心血管病杂志》发表。此共识发表后引起了业内极大反响，中国科学院院士葛均波和陈义汉教授、杨跃进教授、陈韵岱教授、向定成教授和许顶立教授等给予了积极鼓励和评价，国际欧亚科学院院士胡大一教授在《中华内科杂志》发表述评专门介绍了本共识，最后指出，"……是具有我国特色的暴发性心肌炎诊治专家共识，对于提高我国医务人员对暴发性心肌炎的临床诊治水平具有重要指导价值，而且也将为国际同行提供中国方案"。同时，惠汝太教授在 Science China—Life Science 发表评论向国际同行介绍这一共识。

那么，"以生命支持为依托的综合救治方案"是否有效呢？临床实践证明这一治疗方案是有效的，它能够使患者院内死亡风险由传统治疗的50%降至5%以下。共识发表后，也得到了一线工作的专家和同事们的响应，河南省阜外华中心血管病医院CCU张静教授、广东省东莞康华医院赵瑜桦教授等积极实践，产生了非常好的救治效果。随后在北京协和医院进一步向全国推广后，多家不同级别的医院如厦门大学附属第一医院、武汉市中心医院、温州医科大学附属第一医院等的实践结果均证明，只要严格遵循这一方案治疗，就能获得极佳的治疗效果。暴发性心肌炎的救治要求极早识别、极早诊断、极早预判和极早治疗，方能获得好的疗效。我们对患者进行了 1 年的随访，尽管约 20% 的患者出现了心律失常、炎症复发或心脏扩大和心功能减低等，但是大部分患者的治疗结果很好，尤其是在死亡病例方面。Ammirati 等报道了 16 家三级医院 165 例暴发性心肌炎患者出院后的随访结果，发现出院后 60 天心脏死亡和心脏移植事件发生率为 28%，1 年为 39.4%；即使是预后较好的淋巴细胞性暴发性心肌炎，出院 60 天和 1 年后心脏死亡和心脏移植事件也分别为 19.5% 和 31.3%，而我们的结果与其形成了鲜明的对比。

人们可能会质疑"免疫过度激活致炎症风暴"理论。我们团队系统的病理研究资料和国际上的病理报道都证明，患者心脏中有大量炎症细胞浸润，尤其是 T 淋巴细胞和巨噬细胞。对患者血浆进行炎症蛋白组学分析，发现 50 多种细胞因子和炎症介质显著增高，有的甚至高达正常水平的千倍以上，而伴随着治疗患者病情得以改善、恢复，这些炎症因子的水平也显著回落。进一步，在培养的原代小鼠心肌细胞中加入 3% 患者血清后，单个心肌细胞收缩力显著降低；在动物实验中，用中和抗体干预能起到明显的治疗作用。这些证据表明了免疫激活和炎症风暴的存在。我们临床治疗的实践也证明这一理论基础是正确的。

尽管我们在暴发性心肌炎的临床治疗方面取得了进步，但仍有许多问题没有答案，哪些是易感人群？流行病学特点是什么？不同的病原是如何致病的？如何实现更精准有效的治疗？为什么一部分患者出院后病情会进展？这些都需要临床探索和深入的基础研究来回答。

暴发性心肌炎是一类致命性疾病，在我国成人每年估计发病人数达 3 万至 5 万之多，如果加上儿童这一数字应该加倍，可想而知对国人的生命危害之大。尽管我们和张静教授团队在全国举办学习班 28 期，全国性和地方会议宣讲 70 余场次，使一万八千余名医生受教，但是这还远远不够，因为这一凶险的疾病可发生于任何地方，基层医生通常最早接触到患者，他们的认识水平急需提升。因此，尽管有许多问题还需要进一步研究来回答，但是，"以生命支持为依托的综合救治方案"是行之有效的，所以我们总结了这些年的实践经验和研究成果写成本书，希望能够帮助同行早期识别本病和挽救患者生命。同时也请国内外同行提出宝贵意见，以利于下一版修改完善。

汪道文

2020 年仲夏于武汉

目　　录

第一章 绪 论

暴发性心肌炎，顾名思义是迅速发生的心肌严重炎症性损害，常导致心肌收缩和舒张功能严重障碍、心律失常及猝死，是一类临床过程极其凶险、死亡率极高的急危重症。

暴发性心肌炎的病因包括病毒感染性、自身免疫疾病性和毒素/药物性三类，其中病毒感染性最为常见且可预测性低。致病病毒种类非常广泛，包括流感及副流感病毒、细小病毒、各种肠道病毒、腺病毒、巨细胞病毒、EB病毒，甚至肝炎病毒、人类免疫缺陷病毒也有致病报道。

暴发性心肌炎起病急骤，进展极其迅速，很快出现血流动力学异常（泵衰竭和循环衰竭）及严重的心律失常，并可伴有呼吸衰竭和肝肾功能衰竭，早期病死率极高。据报道，西方发达国家院内死亡率高达50%～70%[1-3]。最近，我国台湾大学医院综述报道了134例患者在循环支持[体外膜肺氧合（ECMO）或心室辅助装置]和心脏移植等治疗下院内死亡率为38%，而无心脏移植存活率为54%[4]。国内大陆地区没有成人暴发性心肌炎大宗研究报道。尽管本病死亡率高，但是一旦救治成功，长期预后较好。暴发性心肌炎虽然不常见，但也不是罕见病，如笔者所在科室每年收治病例达30～40例之多。非常遗憾的是，在我国发布《成人暴发性心肌炎诊断与治疗中国专家共识》[5,6]前，国际上竟没有一个相关的共识或指南。之所以这样，是因为目前国际上没有形成一套完善和有效的治疗方案来救治患者。暴发性心肌炎的发病机制就病毒感染而言包括病毒感染所致的原发心肌损害，以及随后的继发性炎症和免疫损害。患者临床上表现为在2至5天不等的前驱感染症状（如轻重不等的发热、乏力、鼻塞、流涕、咽痛、咳嗽、腹泻）后，迅速出现心肌受损表现，如气短、呼吸困难、胸闷或胸痛、心悸、头晕、极度乏力、食欲明显下降等。武汉同济医院单中心统计表明，约90%的暴发性心肌炎患者因呼吸困难就诊或转诊，10%的患者因晕厥或心肺复苏后就诊或转诊。血流动力学障碍为暴发性心肌炎的重要特点，部分患者可迅速发生急性左心衰竭或心源性休克，出现肺循环淤血或休克表现，也可以出现其他器官组织受累如肝肾损害等。一般将暴发性心肌炎定义为急骤发作且伴有严重血流动力学障碍的心肌炎症性疾病，因此暴发性心肌炎更多的是一个临床诊断而非组织学或病理学诊断，其诊断需要结合临床表现、实验室及影像学检查综合分析。当出现发病突然，有明显病毒感染前驱症状尤其是全身乏力和不思饮食继而迅速出现严重的血流动力学障碍、实验室检测显示心肌严重受损[心肌肌钙蛋白和氨基末端脑钠肽前体（NT-proBNP）显著增高]、超声心动图可见弥漫性室壁运动减弱时，即可临床诊断为暴发性心肌炎。许多患者心电图检测可见非常类似急性心肌梗死表现，这时应立即通过冠状动脉造影迅速鉴别。笔者团队根据暴发性心肌炎的病理和病理生理特点、国内外文献报道的资料和初步实践经验，提出了"以生命支持为依托的综合救治方案"。这一救治方案的基本原则是尽一切可能降低患者心脏负荷。主要内容包括：①严密的生命体征（包括有创血压）、血氧监护和营养支持治疗，绝对卧床休息和液体管理；②抗病毒治疗；③免疫调节治疗，包括使用足量糖皮质激素和静脉免疫球蛋白；④连续性肾脏替代治疗；⑤积极的生命支持治疗，包括循环支持（使用主动脉内球囊反搏和腔静脉 - 主动脉体外膜肺氧合，即 ECMO）和呼吸支持（机械通气）。还需要强调的是，由于暴发性心肌炎进展迅速，救治机会稍纵即逝，因此需要做到"极早识别、极早诊断、极早预判、极早治疗"。特别需要强调的是，当地方不具备救治条件和设备时，应该尽早转至有救治条件和能力的医院。我们的实践证明，严格执行这一方案能大幅度提高救治效果，使院内死亡率由 50% 以上降至 10% 以下[6-8]。

笔者所在医院就暴发性心肌炎的诊断与治疗进行了大量基础和临床研究，并牵头全国数十家医院进行临床试验，受中华医学会心血管病学分会委托，牵头撰写了《成人暴发性心肌炎诊断与治疗中国专家共识》。本书对该共识进行了系统介绍，同时引入最新的资料和研究内容，增加了基础研究和典型病例救治及点评等章节。希望大家积极实践，继续加强研究，以便于为本共识的修订积累材料，使我国在本领域能走在国际前列，也为提高国际救治暴发性心肌炎的水平贡献中国人的智慧。

文章已在《内科急危重症杂志》2017 年第 23 卷第 6 期发表，经上述杂志社同意，允许稍作修改后在此以本书绪论发表。

参 考 文 献

[1] Rodríguez A, Álvarez-Rocha L, Sirvent JM, et al. Recommendations of the Infectious Diseases Work Croup (CTEI) of the Spanish Society of Intensive and Critical Care Medicine and Coronary Units (SEMICYUC) and the Infections in Critically Ⅲ Patients Study Croup (CEIPC) of the Spanish Society of Infectious Diseases and Clinical Microbiology (SEIMC) for the diagnosis and treatment of influenza A/H1 N1 in seriously ill adults admitted to the Intensive Care Unit. Med Intensiva, 2012, 36(2): 103-137

[2] Diddle JW, Almodovar MC, Rajagopal SK, et al. Extracorporeal membrane oxygenation for the support of adults with acute myocarditis. Crit Care Med, 2015, 43(5): 1016-1025

[3] Hsu KH, Chi NH, Yu HY, et al. Extracorporeal membranous oxygenation support for acute fulminant myocarditis: analysis of a single center's experience. Eur J Cardiothorac Surg, 2011, 40(3): 682-688

[4] Ting M , Wang CH, Tsao CI, et al. Heart transplantation under mechanical circulatory support for acute fulminant myocarditis with cardiogenic shock: 10 Years' experience of a single center. Transplant Proc, 2016 , 48(3): 951-955

[5] 中华医学会心血管病学分会精准医学学组，中华心血管病杂志编辑委员会，成人暴发性心肌炎工作组 . 成人暴发性心肌炎诊断与治疗中国专家共识 . 中华心血管病杂志，2017, 45(9): 742-752

[6] Li S, Xu SY, Li C, et al. A life support-based comprehensive treatment regimen dramatically lowers the in-hospital mortality of patients with fulminant myocarditis: a multiple center study. Sci China Life Sci,2019,62:369-380

[7] Wang DW, Li S, Jiang JG, et al. Chinese society of cardiology expert consensus statement on the diagnosis and treatment of adult fulminant myocarditis. Sci China Life Sci, 2019,62(2):187-202

[8] Hang W, Chen C, Seubert JM, et al. Fulminant myocarditis: a comprehensive review from etiology to treatments and outcomes. Signal Transduct Target Ther,2020, 5(1): 287

第二章　暴发性心肌炎病因学及其检测方法

暴发性心肌炎的病因与急性、非暴发性心肌炎类似，包括感染性因素和非感染性因素（表 2-1）。

表 2-1　导致心肌炎的可能因素

感染性因素	
病毒	腺病毒、肠道病毒(柯萨奇病毒和脊髓灰质炎病毒等)、虫媒病毒、巨细胞病毒、登革热病毒、埃可病毒、EB 病毒、丙型肝炎病毒、疱疹病毒、人类免疫缺陷病毒、流感病毒、冠状病毒、流行性腮腺炎病毒、细小病毒、狂犬病病毒、风疹病毒、红疹病毒、水痘病毒、水痘 - 带状疱疹病毒、出血热病毒、黄热病毒等
细菌	布鲁氏菌、霍乱杆菌、梭菌属、白喉杆菌、嗜血杆菌、军团菌属、脑膜炎球菌、淋病奈瑟菌、沙门氏菌、葡萄球菌属、破伤风杆菌、结核杆菌、土拉弗朗西斯菌
螺旋体	钩端螺旋体、莱姆病螺旋体、回归热螺旋体、梅毒螺旋体
真菌	放线菌属、曲霉属、芽生菌属、念珠菌属、球孢子菌、隐球菌、组织胞浆菌、毛霉菌、诺卡菌属、孢子丝菌
立克次体	Q 热、落基山斑疹热、斑疹伤寒
原虫	锥虫、阿米巴、利什曼原虫、疟原虫、弓形体
蠕虫	蛔虫、棘球蚴、丝虫、并殖吸虫、血吸虫、圆线虫类、旋毛虫
其他	支原体
非感染性因素	
系统性疾病	乳糜泻、结缔组织病、韦格纳肉芽肿病、川崎病、嗜酸性粒细胞增多症、结节病、甲状腺毒症
超敏反应	抗生素、氯氮平、利尿剂、昆虫咬伤、锂中毒、蛇咬伤、破伤风类毒素、美沙拉嗪
心脏毒性物质	酒精、蒽环类药物、砷、一氧化碳、儿茶酚胺类药物、可卡因、重金属

一、感染性因素

病毒感染是心肌炎的主要病因，1% ～ 5% 的病毒急性感染期患者可能有心肌炎的症状[1]。但由于检测技术和检测样本的局限性，仅 10% ～ 20% 的病毒性心肌炎患者心肌组织病毒学检测为阳性。在芬兰进行的一项纳入超过 67 万人、随访时间长达 20 年的前瞻性临床研究中，共有 98 名患者被临床诊断为心肌炎，其中仅 4% 的患者病毒学检测阳性[1]。

在 20 世纪八九十年代，从心肌炎患者心脏组织中分离培养感染的病毒株十分困难，通过血清学检测，肠道病毒（包括柯萨奇病毒等）和腺病毒感染被发现是导致病毒性心肌炎的主要病因[2]。随着分子生物学技术的飞速发展，各种病毒的检出技术不断完善，已发现细小病毒（parvovirus）和人类疱疹病毒（human herpesvirus，HHV）等 20 多种病毒也是导致心肌炎的病原体（图 2-1）[3]。有研究报道肠道病毒是法国心肌炎患者心脏中唯一检出的病毒类型，而多项研究表明德国患者心脏中几乎只检出过细小病毒 B19（PVB19）和人类疱疹病毒 6 型（HHV6），极少有柯萨奇病毒[4, 5]。在美国，2003 年报道的最常见致病病毒是腺病毒和肠道病毒，极少有细小病毒，而 2010 年报道的主要致病病毒则是细小病毒[6, 7]。目前对于导致心肌炎的病毒类型是否具有地域性或流行性尚无定论，这些检出病毒类型的差异可能是用于检测病毒的引物及抗体的非特异性和检测方案不同所致，也可能因样本量有限所致[3]。目前，多个国家的疾控部门正在观察病毒性心肌炎及其他病毒性疾病的暴发周期和地域的相关性。2006 年日本的一项回顾性研究发现，该国 1355 名心肌炎患者心脏中丙型病毒性肝炎病毒（hepatitis C virus，HCV）的检出率为 4.4%[8]。2010 年，美国首次报道甲型流感病毒（influenza A virus）在病毒性心肌炎患者心脏中的检出率为 10% 左右，而在暴发性心肌炎患者心脏中的检出率为 5% 左右[9]。近期的一项研究采用巢式聚合酶链反应法检测了美国、欧洲和日本共 16 家医疗中心的 27 例暴发性心肌炎患者心肌组织中的肠道病毒、PVB19、腺病毒、巨细胞病毒、EB 病毒和 HHV6 病毒的基因组表达情况，结果仅在 5 例（18.5%）样本中发现了 PVB19 病毒[10]。最近，Heidecker 等采用病毒组学测序技术对 33 例心肌炎患者的外周血和心肌组织样本进行检测，发现了 EB 病毒、庚型肝炎病毒、人内源性逆转录病毒 K 和厌氧病毒。其中，在 2 例暴发性心肌炎和 13 例巨细胞性心肌炎患者的组织样本中均检出了人内源性逆转录病毒 K[11]。新近暴发的新型冠状病毒肺炎（coronavirus disease 2019，COVID-19）大流行中也报道了 SARS-CoV-2 病毒导致暴发性心肌炎的病例[12]。

这些研究对病毒性心肌炎的病因及流行病学特征提供了部分证据，提示不同的病毒类型感染导致的心肌炎的临床症状可能具有异质性，需要进一步从病毒学、免疫学、病理学和临床医学等多角度，更全面地理解和治疗心肌炎。

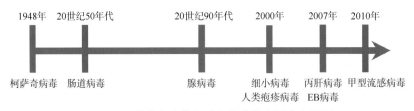

图 2-1　目前鉴定出的导致心肌炎的主要病毒类型

（一）肠道病毒

肠道病毒（enterovirus），特别是柯萨奇病毒 B3（Coxsackievirus B3，CVB3）是导致心肌炎的主要病原体。肠道病毒属隶属于微小 RNA 病毒科，是一类单股正链 RNA 病毒，包含 10 种肠道病毒和 3 种鼻病毒（图 2-2）。这些病毒分布广泛，致病性强，是在包括人类在内的多种高等脊椎动物中广泛流行的严重疾病的病原体。感染这些病毒既可以导致短暂的器官功能一过性损伤，也可以导致持续性不可逆的器官功能损伤，甚至死亡。肠道病毒属是脊髓灰质炎、无菌性脑膜炎、肠病毒性脑炎和肠道病毒疱疹性口炎等重症的病因，同时也是普通感冒的病因之一。肠道病毒可以很容易通过空气途径和粪口途径在人群中相互传播，接触被肠道病毒污染的物品也可能导致感染。肠道病毒感染发病的高峰期多在夏季。由于肠道病毒感染的无症状潜伏期可以持续很久，因此可能会突然暴发疫情，并且为预防工作带来困难。目前尚无特异性针对肠道病毒的有效药物，治疗方案仍以对症支持和控制症状为主[13]。

1. 病原学特征　肠道病毒属的病毒无包膜，衣壳直径为 15 ～ 30nm，呈二十面立体对称球形。其基因组是一条正链的 RNA。当病毒感染宿主细胞时，病毒首先与细胞表面的受体（主要是整合素和免疫球蛋白样蛋白）结合，穿透细胞膜进入宿主细胞。病毒进入宿主细胞后，病毒 RNA 分子从衣壳中释放，合成病毒蛋白，促进病毒复制，并最终导致宿主细胞死亡。宿主细胞死亡后，病毒从胞质中释放，可继续感染其他细胞[14]。

肠道病毒隐性感染率高，对理化因素的

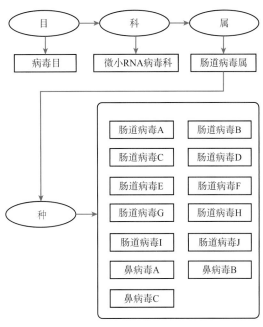

图 2-2　肠道病毒的病毒学分类

抵抗性较强，在室温下可以存活数日，-20℃条件下可长期保存。肠道病毒耐乙醚，耐酸（pH 3 ～ 5），耐胆汁，可在污水和粪便等中存活数周，但对热、干燥和紫外线等敏感，56℃条件下处理 30 分钟可以灭活。各种氧化剂如高锰酸钾和过氧化氢溶液（双氧水）等可起到消毒作用。肠道病毒在适宜的宿主细胞中定植后，能迅速复制，并在 2 ～ 7 日内导致宿主细胞发生病理生理改变。

2. 流行病学　肠道病毒通过粪口途径和呼吸道传播。一旦感染，大多数的肠道病毒可以在患者的呼吸道分泌物中持续存在 1 ～ 3 周，在患者的粪便中持续存在 2 ～ 8 周。

肠道病毒在世界范围内广泛存在，利用中和抗体已在全世界发现 71 种血清型。各区域流行的主要病毒血清型不断变化，其感染率大大超过临床诊断的病例数。美国疾病控制与预防中心（Centers for Disease Control and Prevention，CDC）的国家肠道病毒监测系统（National Enterovirus Surveillance System，NESS）提供的数据显示，1970 ～ 2005 年，15 种具有代表性的肠道病毒血清型占该国各级公共卫生实验室提供的所有分离出的肠道病毒株中的 83.5%。夏季和初秋的感染病例数急剧增长，往往在 8 月份达到发病高峰期[15]。

3. 检测方法　肠道病毒基因组是一条单股正链 RNA，可以作为 mRNA 指导病毒翻译蛋白质。基因组由大约 7500 个核苷酸组成，包括：①长度约为 750 个核苷酸的 5′ 非翻译区（5′ untranslated region，5′ UTR），可以形成用于调控病毒复制和翻译的 RNA 二级结构；②长度约为 6700 个核苷酸的开放阅读框，编码一种多蛋白（polyprotein）；③长度为 70 ～ 100 个核苷酸的 3′ 非翻译区（3′ untranslated region，3′ UTR），用于调控病毒复制（图 2-3）。开放阅读框编码的多蛋白经过剪切可形成 4 种结构蛋白（VP1、VP2、VP3 和 VP4）及 7 种非结构蛋白（2A、2B、2C、3A、3B、3C 和 3D）。其中，2C、3C 和 3D 蛋白在进化上最为保守，而 2A、2B 和 3A 通常具有较高变异性，在不同病毒中往往不同源[16]。

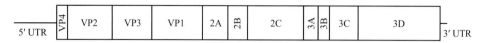

图 2-3　肠道病毒基因组示意图

已报道的肠道病毒在心肌炎患者心内膜活检样本中的检出率为 3% 至 53% 不等[17]。根据肠道病毒基因组特征，目前用于诊断肠道病毒感染的检测方法主要有以下 3 种（表 2-2）。

（1）核酸检测：聚合酶链反应（polymerase chain reaction，PCR）法是脑脊液样本检测肠道病毒核酸最为敏感的方法。对于来自脑脊液和呼吸道分泌物的样本，采用 PCR 法检出肠道病毒的敏感性（86%）远高于病毒培养（30%）。目前已有 4 种商品化的多重PCR 试剂盒可用于鼻咽拭子标本肠道病毒的检测，但由于粪便样本中可能含有抑制 PCR反应的物质，采用 PCR 法检出肠道病毒的效果不佳。

（2）病毒分离培养：采集感染肠道病毒的患者的脑脊液、心包积液、外周血、粪便及各种组织进行培养，2 ～ 5 天后可以从培养物中分离出肠道病毒株。分离后，通过 RNA测序可以鉴定出肠道病毒的血清型。对培养物进行多点采样，可以提高肠道病毒的检出率。

（3）血清学检测：血清学在急性肠道病毒感染中的应用有限，主要原因有以下几点。

1）急性期和恢复期的抗体滴度不同。

2）不同血清型之间可能产生交叉反应。

3）缺乏高敏感性的 IgM 检测法。

一般采用微量中和法检测患者体内的抗肠道病毒抗体，但由于该法敏感度较差，标准化程度低且费时，限制了其在肠道病毒感染常规诊断中的应用。

表 2-2　肠道病毒的检测方法

检测方法	检出时间	敏感性	特异性
核酸检测	1 ～ 2 小时	100%	97%
病毒分离培养	3 ～ 8 天	80%	100%
血清学检测	数周	应用有限	应用有限

（二）腺病毒

腺病毒（adenovirus）是双链 DNA 病毒，通常情况下导致呼吸道和胃肠道的轻中度感染，极少数情况下能导致出血性膀胱炎、肝炎、出血性结肠炎、胰腺炎、肾炎或脑膜脑炎。儿童或相对封闭的人群（如军队）中易出现腺病毒的流行性感染。儿童的体液免疫尚未健全，对腺病毒更为易感。免疫缺陷人群 [如器官移植患者和人类免疫缺陷病毒（HIV）携带者]容易被腺病毒感染，且症状更为严重。腺病毒导致的重症肺炎或其他器官严重损伤的死亡率高达 50% 以上。目前已发现超过 50 种不同血清型的腺病毒，不同血清型病毒的组织易感性和临床症状并不完全一样，不同时期流行的血清型可能不一样，并且同一时期在不同国家和地区流行的血清型也可能不一样。血清型 2 型和 5 型的腺病毒易侵犯心肌，导致心肌炎。由于未进行前瞻性的随机对照临床试验，目前特异性针对腺病毒感染的治疗方案仍存在争议。西多福韦被推荐用于重症腺病毒感染患者的治疗，但并不适用于所有患者。口服的活疫苗可以有效地降低呼吸道腺病毒感染，目前已在美国军队中常规使用，但尚未在普通人群中推广[18]。

1. 病原学特征　人类腺病毒是一类隶属于腺病毒科哺乳动物腺病毒属的无包膜双链DNA病毒，呈正二十面体，直径 10 ~ 100nm，包含 7 种病毒（HAdV-A ~ HAdV-G），前 6 种曾在世界范围内暴发人类流行性感染。目前已鉴定出 51 种血清型（编号为 1 ~ 51），同时生物信息学比对还预测出超过 70 种腺病毒的基因型（编号为 52、53、54 等）。将近 20 种血清型的腺病毒对人类具有致病性。患者和隐性感染者是腺病毒感染的主要传染源，可以通过呼吸道、粪口途径和接触污染的组织或血液进行传播，不同血清型病毒的感染潜伏期不等。腺病毒可抵抗多种消毒剂，但对 95% 乙醇敏感[19]。

2. 流行病学　腺病毒可以导致呼吸系统疾病、咽结膜热、角膜炎和胃肠道系统疾病的流行，大部分患者病程呈自限性。严重的腺病毒感染多发生于免疫功能低下的患者，在免疫功能正常的人群中罕见。腺病毒感染全年均可发生，无明显季节性，但流行期多在冬季或早春。感染途径主要为接触暴露人群及被感染的物品，包括呼吸道传播、结膜接触和粪口途径等。腺病毒感染潜伏期从 2 天至 2 周不等，无症状的腺病毒携带者可以持续携带病毒达数月。更严重的是，腺病毒可以在淋巴组织和肾实质等其他组织中潜伏数年，当宿主发生严重的免疫抑制时，腺病毒可被再次激活。腺病毒易在封闭人群中迅速传播流行，如医院、公共游泳池、幼托机构、寄宿学校、长期看护中心等[20]。

3. 检测方法　已报道的腺病毒在心肌炎患者心内膜活检样本中的检出率为 2% ~ 20%[21]。通常情况下可以在感染部位采集样本（如鼻咽部分泌物、咽拭子、支气管肺泡灌洗液、尿液、粪便和血液等），通过免疫组化/荧光染色、病毒培养和 PCR 法检出腺病毒[22]。

（1）核酸检测：目前 PCR 法是在临床上最常用于诊断腺病毒感染的方法，不仅适用于血浆和尿液等多种临床样本，而且具有高敏感度。PCR 法还可以定量检测腺病毒的滴度，用于评估治疗效果。有研究认为对高危器官移植受体患者的血液和粪便样本定期进行腺病毒检测，可用于预判腺病毒感染，及早开展治疗，但是否在器官移植患者中普及应用还存在争议。PCR 法对腺病毒进行分子分型有助于分析腺病毒流行株，但由于针对各型腺病毒的临床治疗方案无明显差异，目前尚未在临床上常规进行分型检测。

（2）病毒分离培养：病毒培养是检测腺病毒感染的金标准，但对血液等样本不敏感，并且可能需要长达 21 天才能检出。

（3）血清学检测：采用中和抗体进行腺病毒血清学检测步骤烦琐且费时，目前仅在部分国家和地区的公共健康实验室开展相应检测。

（4）抗原检测：感染组织固定包埋后切片，通过免疫组化或荧光染色可以显示出腺病毒的核包涵体和相关抗原。

（三）细小病毒

细小病毒（parvovirus）是一类直径小于 25nm 的无包膜病毒，拥有 5 ~ 6kb 的线性单链 DNA 基因组，两端分别有发夹结构。第一个被发现能感染人类的细小病毒是腺相关病毒（adeno-associated virus，AAV），但其不具有致病性。随后人们相继发现了两种具有致病性的细小病毒，即人细小病毒 B19（human parvovirus B19，PVB19）和人博卡病毒 1（human bocavirus 1，HBoV1）。PVB19 具有高致病性，可诱发一系列疾病，包括传染性红斑、慢性溶血性贫血患者的再生障碍危象、免疫抑制患者的慢性贫血、孕期流产、死胎和关节病等。隐性感染患者也可长期携带病毒而无症状。值得注意的是，有研究报道 PVB19 感染与急慢性心肌炎发病有相关性，且部分扩张型心肌病患者具有较高的 PVB19 病毒滴度[23]。还有研究者观察到 PVB19 导致的暴发性心肌炎患者心脏中炎症细胞周围的新生血管增多[24]。HBoV1 感染是导致急性呼吸道感染的重要病因之一，喘息是 HBoV1 感染的最常见症状。其他细小病毒包括细小病毒 4（parvovirus 4，PARV4）、HBoV2、HBoV3 和 HBoV4 等感染的临床意义尚不明确。目前尚无针对细小病毒的疫苗或特异性抗病毒药物[25]。

1. 病原学特征　细小病毒衣壳呈二十面对称体，有两种衣壳蛋白，即 VP1 和 VP2，其中 VP1 位于壳体外部，易与抗体结合。通常情况下，PVB19 对人红系细胞有特别嗜性，可在新鲜人类骨髓细胞、外周血细胞、胎儿肝细胞、红白血病细胞和脐血细胞内生长。但在心肌炎和扩张型心肌病患者体内，PVB19 可侵犯内皮细胞。PVB19 耐热，56℃处理 30 分钟仍可存活[26]。

2. 流行病学　PVB19 感染主要在冬季和春季暴发。PVB19 感染在世界范围内普遍存在，流行方式具有地域性。一半的成人都曾感染过 PVB19，PVB19 抗体在人群中的阳性率随年龄增长而不断增加：5 岁以下儿童中的阳性率为 2%～20%，5～18 岁青少年中的阳性率为 15%～40%，而成年人群中的阳性率高达 40%～80%。PVB19 感染 2 周后，机体产生中和 IgG，可有效清除血液中的病毒，通过诱发免疫反应，获得终身抵抗力[27-29]。

PVB19 主要通过呼吸途径传播，但前驱症状多为发热、乏力、头痛、肌痛，而不是呼吸道症状。目前尚不清楚 PVB19 如何通过气道上皮屏障到达骨髓。PVB19 也可以通过血液传播或母婴传播。当出现前驱症状时，患者气道内可以检测到 PVB19 病毒的 DNA，提示患者体内病毒滴度较高，但急性期的病情严重程度与病毒负荷量并不相关。随着病情缓解，病毒滴度迅速下降，并可持续存在数月，甚至数年。

3. 检测方法　已报道的细小病毒在心肌炎患者心内膜活检样本中的检出率为 11% 至 56% 不等[21]。血清抗体检测是诊断 PVB19 感染最常用的方法，而核酸 PCR 检测可进一步定量病毒滴度。病毒抗原检测目前并未广泛开展，而 PVB19 病毒培养仅在研究型实验室中开展。通过检测 IgM 和 IgG 抗体，可区分既往感染和现症感染[30]。目前主要通过 PCR 法检测 HBoV 核酸。

（1）核酸检测：PVB19 感染 1 周后，可在患者的呼吸道和血样中检测到病毒 DNA，并且高滴度的病毒血症可持续 1 周左右，然后维持在较低滴度水平。PCR 法可以在极早期诊断出 PVB19 感染（早于抗体出现），并且对于诊断孕妇和胎儿 PVB19 感染具有重要价值。然而，PVB19 病毒感染后会持续存在较低滴度的病毒血症，因此病毒 DNA 阳性并不一定是现症感染。免疫缺陷患者体内也可能持续存在 PVB19 病毒 DNA。目前认为大于 10^4vgc（viral genomic copies，病毒基因组拷贝数）/ml 为诊断 PVB19 感染的标准。值得注意的是，PVB19 基因组有遗传变异性，可能会影响 PCR 的结果。

最早用于检测 PVB19 核酸的方法是斑点杂交法，后来逐步被更为灵敏的 PCR 法取代。目前已有商品化的用于诊断 PVB19 感染的 PCR 试剂盒，世界卫生组织（WHO）也制定了 PVB19 核酸扩增技术标准。除了 PCR 法，原位杂交也可以用于检测细胞或组织中

PVB19 的 DNA，检测灵敏度在 10^5 vgc/ml 左右。

（2）病毒分离培养：分离 PVB19 需要特殊培养基，如骨髓红系祖细胞或胚肝细胞。尽管病毒培养有助于明确病毒的感染性，研究病毒复制的具体机制，但由于在临床诊疗过程中获益不大，且技术要求高，目前仅在实验室研究中开展病毒培养。

（3）血清学检测：IgM 抗体和 IgG 抗体检测可用于 PVB19 感染的诊断，但由于抗体 - 病毒复合物的形成，高滴度病毒血症患者血清学检测可能呈假阴性。通常情况下，PVB19 感染后 7～10 天，体内可产生 IgM 抗体，几天后产生 IgG 抗体，随后抗体阳性可持续 2～4 个月。即便病毒发生基因变异，机体的免疫反应依然存在，因此血清学检测的结果不受影响。但免疫缺陷患者感染后体内可能不会产生抗体，或者会持续表达 IgM 抗体而不产生 IgG 抗体。即使 IgG 抗体阳性也不能排除感染活动期或由于输血或静脉注射丙种球蛋白等获得的被动免疫。

（4）抗原检测：通过免疫组化 / 荧光染色检测病毒抗原或通过电子显微镜观察病毒颗粒可以定位病毒的宿主细胞类型，但敏感度不高。

（5）骨髓细胞学：由于 PVB19 的嗜红细胞性，骨髓细胞学检测具有重要的临床意义。PVB19 感染的典型骨髓细胞学改变是红细胞前体细胞受损导致红系发育不良，出现巨大红系原幼细胞，细胞中包含大的嗜酸性核包涵体和细胞质空泡化等。

（四）人类疱疹病毒

人类疱疹病毒（human herpes virus，HHV）共 8 种，均属疱疹病毒科，通过对其保守结构蛋白 gH 的遗传学分析，可将其分为 α、β 和 γ 三个亚科（表 2-3）[31]。α 亚科疱疹病毒宿主范围广，复制周期短，繁殖速度快，是一类溶细胞性感染的病毒，多潜伏在感觉神经节内；β 亚科疱疹病毒宿主范围窄，繁殖周期长，受感染细胞变大形成巨细胞，病毒在淋巴细胞内潜伏感染，也可潜伏于分泌腺、肾脏或其他组织；γ 亚科疱疹病毒主要感染 B 淋巴细胞并长期潜伏，大多不引起溶细胞性病变。

表 2-3　人类疱疹病毒（HHV）分类

亚科	病毒	缩写	成人感染率
α	单纯疱疹病毒 1	HSV-1	～70%
α	单纯疱疹病毒 2	HSV-2	～30%
α	水痘 - 带状疱疹病毒	VZV（HHV-3）	＞95%
γ	EB 病毒	EBV（HHV-4）	～85%
β	人巨细胞病毒	HCMV（HHV-5）	～70%
β	人疱疹病毒 6A	HHV-6A	～95%
β	人疱疹病毒 6B	HHV-6B	？
β	人疱疹病毒 7	HHV-7	～85%
γ	卡波西肉瘤相关病毒	KSHV（HHV-8）	？

注：？不详。

HHV 感染后可以长期潜伏于宿主体内，当宿主免疫力低下时产生破坏作用。70% 的成人曾经感染过 HSV-1，通常导致发热，偶尔引起严重的脑炎。30% 的成人曾经感染过 HSV-2，通常导致生殖器疱疹，偶尔引起严重的新生儿感染。几乎所有成人都感染过 VZV 和 EBV，VZV 可导致水痘和带状疱疹，而 EBV 是导致传染性单核细胞增多症最主要的病因。EB 病毒还可以导致 Burkitt 淋巴瘤与鼻咽癌。

HCMV 也是导致传染性单核细胞增多症的病原体之一，HCMV 感染是先天性耳聋和智力低下的重要原因。持续性 HCMV 感染还与冠心病等心血管疾病相关。HHV-6 是导致心肌炎的病原体之一。HHV-7 的致病性尚未明确，可能与药疹相关。

KSHV 和 EBV 同属 γ 亚科，KSHV 主要感染免疫缺陷患者的淋巴细胞，导致卡波西肉瘤（Kaposi's sarcoma）等恶性疾病，是目前唯一确认的具有致癌性的人类疱疹病毒。最近，通过非编码 RNA 表达谱检测，我们发现 KSHV 也可能参与了心肌炎的发生和发展，KSHV 可以编码微小 RNA（microRNA，miRNA），通过抑制机体的自身防御机制，增加模式动物对 CVB3 感染导致心肌炎的易感性。

1. 病原学特征　成熟的病毒颗粒直径约为 200nm，所有疱疹病毒都由三个主要结构组成：

（1）球形的二十面体立体对称核衣壳，直径为 90 ～ 110nm，基因组为线性双链 DNA。

（2）最外层是包膜，有糖蛋白刺突。

（3）核衣壳和包膜之间由蛋白质混合物填充。HHV-6 具有不同于其他疱疹病毒的血清学和遗传学特征，其基因组 DNA 为 160 ～ 170kb，根据其抗原性的不同可有 A 和 B 两个型别，即 HHV-6A 和 HHV-6B。两型 HHV-6 的遗传性相近，但其流行病学和临床特性不同[32]。HHV-6A 的致病性尚不清楚，HHV-6B 可引起儿童疱疹和心肌炎等疾病[33]。

2. 流行病学　HHV-6 在全球范围内广泛流行，大多数的欧美成人都曾感染过 HHV-6，1 岁左右幼儿的血清学检测阳性率为 64% ～ 83%，甚至新生儿中也有 10% 呈阳性，提示 HHV-6 可通过母婴途径垂直传染[34, 35]。目前认为，由于来自母体的抗体逐渐消耗，出生后 6 个月至 18 个月期间，幼儿 HHV-6 感染率持续增长，随后随着年龄的增长，感染率缓慢下降。

通常可以在唾液中检测到 HHV-6 核酸，提示 HHV-6 可潜伏在唾液腺中，唾液是粪口途径感染的媒介。

3. 检测方法　已报道的细小病毒在心肌炎患者心内膜活检样本中的检出率为 8% ～ 20%[21]。目前用于 HHV-6 感染检测的样本种类包括血清 / 血浆、脑脊液、肺泡灌洗液及各种活检组织。检测方法包括核酸检测、病毒培养和血清学检测等，但由于 HHV-6 感染的广泛性，目前仍缺乏可用于鉴别 HHV-6 感染潜伏期和活动期的方法[36]。

（1）核酸检测：HHV-6 核酸可通过 PCR 法或核酸印迹杂交检测。Southern 印迹杂交可以用于快速筛选大量样本，但不如 PCR 法敏感。目前已有针对 HHV-6 不同变异株的 PCR 引物，可以较敏感地鉴别出不同的病毒株。由于 PCR 法的高敏感度，如果样本保存不当而受到污染，也容易得到假阳性结果。

（2）病毒分离培养：HHV-6 感染患者的淋巴细胞可分离培养得到病毒株，但该法耗时、灵敏度低、成本高，不用于常规诊断。

（3）血清学检测：目前已有 HHV-6 抗体检测的技术标准，包括抗补体免疫荧光法、竞争性放射免疫法和中和抗体法等。血清学抗体检测的缺点在于无法区分 HHV-6A 与 HHV-6B 感染，可能与 HHV-7 产生交叉反应得到假阳性结果。并且，由于 HHV-6 的广泛感染，几乎 2 岁以上人群的 HHV-6 IgG 抗体均呈阳性。通常情况下，IgM 抗体阳性提示 5 ～ 7 天内的新发感染，但有些人即使感染也不产生 IgM 抗体，这给血清学检测结果的判读带来了困难。

（4）抗原检测：在活检组织样本中检测 HHV 病毒抗原可以观察到组织在感染的不同时相，甚至整个感染期的变化过程。研究型实验室中经常会进行感染组织的原位免疫组化 / 荧光检测来明确 HHV 病毒感染的病理过程，而不作为常规临床诊断检测。

二、非感染性因素

抗肿瘤药物导致的心肌炎，特别是暴发性心肌炎也不容忽视[37]。在过去的 20 年里，癌症治疗的新方法层出不穷，使得某些癌症的预后得到显著改善。但是，不仅是传统的抗肿瘤药物，多种新型肿瘤治疗药物也都会引起心血管毒性作用，包括诱发心肌炎[38]。既往已发现蒽环类药物会引发心肌炎 - 心包炎综合征等心脏毒性作用[39]。最近，由新型抗肿瘤药物，免疫检查点抑制剂（immune checkpoint inhibitors，ICIs）导致的心肌损伤，特别是心肌炎日益受到关注[40]。ICIs 是针对免疫检查点的抗体，通过抑制肿瘤细胞的免疫逃逸，增强 T 细胞的免疫应答来消除肿瘤，是近年来肿瘤治疗的里程碑式进展，极大地改善了部分肿瘤患者的预后。截至 2019 年，已有至少 7 种 ICIs 被批准上市，同时还有多种 ICIs 正在研发中[41]。然而，ICIs 也会导致多种免疫相关的不良反应，包括结肠炎、皮炎、肺炎和心肌炎等[42]。

2016 年，Johnson 等首次对 2 例经 ICIs 治疗后诱发暴发性心肌炎的患者进行了报道。这 2 例患者均有恶性心律失常和心肌炎的表现，病理学结果提示心肌中有 T 细胞和巨噬细胞浸润[43]。据统计，ICIs 导致心肌炎的发病率在 1% 左右，抗细胞程序性死亡受体 1（programmed cell death protein 1，PD-1）和抗细胞程序性死亡配体 1（programmed cell death ligand 1，PD-L1）药物导致的心肌炎发病率要高于抗细胞毒性 T 淋巴细胞相关抗原 4（cytotoxic T lymphocyte antigen 4，CTLA-4）药物（表 2-4）[44-47]。目前，样本例数最大的关于 ICIs 导致心肌炎的研究共纳入了 101 例该类患者，结果发现这些患者的发病率呈逐年上升趋势，并且多种 ICIs 联用会增加心肌炎的发病率，平均发病时间为在使用 ICIs 后 27 天左右，死亡率高达 46%[48]。这项研究中 57% 的患者接受了抗 PD-1 治疗，27% 的患者接受了抗 CTLA-4 联合抗 PD-1 或抗 PD-L1 治疗。其中，59 例患者有详细的用药情况记载，结果发现 76% 的患者在用药 6 周内发病（5 ～ 155 天），64% 的患者仅用药 1 或 2 次即发病。

表 2-4　部分可导致心肌炎的 ICIs

ICIs	类别	治疗疾病	参考文献
伊匹单抗联用纳武单抗	抗 CTLA-4 和抗 PD-1	黑色素瘤	43，49，50
伊匹单抗	抗 CTLA-4	黑色素瘤	51
派姆单抗	抗 PD-1	黑色素瘤	52
纳武单抗	抗 PD-1	黑色素瘤	53
纳武单抗	抗 PD-1	非小细胞肺癌	54，55

　　ICIs 导致的心肌炎中暴发性心肌炎占 15% 左右，并且肌钙蛋白水平越高预后越差，部分患者对糖皮质激素治疗反应良好[45]。

　　在国际同行的呼吁下，由华中科技大学同济医学院附属同济医院汪道文教授倡议于 2019 年 10 月在中国武汉举办了"成人暴发性心肌炎诊断与治疗"国际研讨会。会议期间，来自美国心脏协会、欧洲心脏病学会、中华医学会心血管病学分会等学术团体的领域内权威专家针对暴发性心肌炎的病因学及检测方法展开了深入的探讨，认为尽管病毒感染仍是暴发性心肌炎的主要病因，但由于检测技术的灵敏度及取材的局限性，患者心脏组织中病毒基因组学检出的阳性率并不高[56]。

　　暴发性心肌炎的病因多样，不同病因所致的暴发性心肌炎在组织学表现上具有一定的倾向性。例如，各种病毒和免疫检查点抑制剂所致的暴发性心肌炎更多地表现为淋巴细胞性心肌炎，自身免疫性疾病往往引起或伴发嗜酸性粒细胞性心肌炎。不同病因引起的暴发性心肌炎在治疗上也有一定差别，因而在临床诊断的基础上明确病因学诊断有助于更好地制定治疗策略，改善患者预后[57]。

关键知识点

　　1. 心肌炎的病因包括感染性因素和非感染性因素，其中最常见的病因为病毒感染。

　　2. 导致心肌炎的常见病毒包括腺病毒、肠道病毒、巨细胞病毒、EB 病毒、丙型肝炎病毒、疱疹病毒、流感病毒和冠状病毒等，其他包括真菌、钩端螺旋体等。

　　3. 最近发现，免疫检查点抑制剂也可以导致暴发性心肌炎。

参 考 文 献

[1] Karjalainen J, Heikkilä J. Incidence of three presentations of acute myocarditis in young men in military service. A 20-year experience. Eur Heart J, 1999, 20(15): 1120-1125

[2] Crowell RL, Landau BJ. A short history and introductory background on the Coxsackieviruses of group B. Curr Top Microbiol Immunol, 1997, 223: 1-11

[3] Schultz JC, Hilliard AA, Cooper LT, et al. Diagnosis and treatment of viral myocarditis. Mayo Clin Proc, 2009, 84(11): 1001-1009

[4] Andréoletti L, Ventéo L, Douche-Aourik F, et al. Active Coxsackieviral B infection is associated with disruption of dystrophin in endomyocardial tissue of patients who died suddenly of acute myocardial infarction. J Am Coll Cardiol, 2007, 50(23): 2207-2214

[5] Kühl U, Pauschinger M, Noutsias M, et al. High prevalence of viral genomes and multiple viral infections in the myocardium of adults with "idiopathic" left ventricular dysfunction. Circulation, 2005, 111(7): 887-893

[6] Bowles NE, Ni J, Kearney DL, et al. Detection of viruses in myocardial tissues by polymerase chain reaction. evidence of adenovirus as a common cause of myocarditis in children and adults. J Am Coll Cardiol, 2003, 42(3): 466-472

[7] Breinholt JP, Moulik M, Dreyer WJ, et al. Viral epidemiologic shift in inflammatory heart disease: the increasing involvement of parvovirus B19 in the myocardium of pediatric cardiac transplant patients. J Heart Lung Transplant, 2010, 29(7): 739-746

[8] Matsumori A, Shimada T, Chapman NM, et al. Myocarditis and heart failure associated with hepatitis C virus infection. J Card Fail, 2006, 12(4): 293-298

[9] Bratincsák A, El-Said HG, Bradley JS, et al. Fulminant myocarditis associated with pandemic H1N1 influenza A virus in children. J Am Coll Cardiol, 2010, 55(9): 928-929

[10] Veronese G, Ammirati E, Brambatti M, et al. Viral genome search in myocardium of patients with fulminant myocarditis. Eur J Heart Fail, 2020, 22(7): 1277-1280

[11] Heidecker B, Williams SH, Jain K, et al. Virome sequencing in patients with myocarditis. Circ Heart Fail, 2020, 13(7): e007103

[12] Chen C, Zhou YW, Wang DW. SARS-CoV-2: A potential novel etiology of fulminant myocarditis. Herz, 2020, 45(3): 230-232

[13] Nikonov OS, Chernykh ES, Garber MB, et al. Enteroviruses: classification, diseases they cause, and approaches to development of antiviral drugs. Biochemistry (Mosc), 2017, 82(13): 1615-1631

[14] Pelletier J, Sonenberg N. Internal initiation of translation of eukaryotic mRNA directed by a sequence derived from poliovirus RNA. Nature, 1988, 334(6180): 320-325

[15] Noor A, Krilov LR. Enterovirus infections. Pediatr Rev, 2016, 37(12): 505-515

[16] Koonin EV, Wolf YI, Nagasaki K, et al. The Big Bang of picorna-like virus evolution antedates the radiation of eukaryotic supergroups. Nat Rev Microbiol, 2008, 6: 925-939

[17] Bowles NE, Rose ML, Taylor P, et al. End-stage dilated cardiomyopathy. Persistence of enterovirus RNA in myocardium at cardiac transplantation and lack of immune response. Circulation, 1989, 80(5): 1128-1136

[18] Lynch JP 3rd, Kajon AE. Adenovirus: epidemiology, global spread of novel serotypes, and advances in treatment and prevention. Semin Respir Crit Care Med, 2016, 37(4): 586-602

[19] Henquell C, Bœuf B, Mirand A, et al. Fatal adenovirus infection in a neonate and transmission to health-care workers. J Clin Virol, 2009, 45(4): 345-348

[20] Kajon AE, Hang J, Hawksworth A, et al. Molecular epidemiology of adenovirus type 21 respiratory strains isolated from US military trainees (1996–2014). J Infect Dis, 2015, 212(6): 871-880

[21] Pankuweit S, Klingel K. Viral myocarditis: from experimental models to molecular diagnosis in patients. Heart Fail Rev, 2013, 18(6): 683-702

[22] Lee J, Choi EH, Lee HJ. Comprehensive serotyping and epidemiology of human adenovirus isolated from the respiratory tract of Korean children over 17 consecutive years (1991–2007). J Med Virol, 2010, 82(4): 624-631

[23] Verdonschot J, Hazebroek M, Merken J, et al. Relevance of cardiac parvovirus B19 in myocarditis and dilated cardiomyopathy: review of the literature. Eur J Heart Fail, 2016, 18(12): 1430-1441

[24] Ackermann M, Wagner WL, Rellecke P, et al. Parvovirus B19-induced angiogenesis in fulminant myocarditis. Eur Heart J, 2020, 41(12): 1309

[25] Young NS, Brown KE. Parvovirus B19. N Engl J Med, 2004, 350(6): 586-597

[26] Kaufmann B, Simpson AA, Rossmann MG. The structure of human parvovirus B19. Proc Natl Acad Sci U S A, 2004, 101(32): 11628-11633

[27] Cohen BJ, Buckley MM. The prevalence of antibody to human parvovirus B19 in England and Wales. J Med Microbiol, 1988, 25(2): 151-153

[28] Röhrer C, Gärtner B, Sauerbrei A, et al. Seroprevalence of parvovirus B19 in the German population. Epidemiol Infect, 2008, 136(11): 1564-1575

[29] Mossong J, Hens N, Friederichs V, et al. Parvovirus B19 infection in five European countries: seroepidemiology, force of infection and maternal risk of infection. Epidemiol Infect, 2008, 136(8): 1059-1068

[30] Gallinella G, Zuffi E, Gentilomi G, et al. Relevance of B19 markers in serum samples for a diagnosis of parvovirus B19-correlated diseases. J Med Virol, 2003, 71(1): 135-139

[31] Braun DK, Dominguez G, Pellett PE. Human herpesvirus 6. Clin Microbiol Rev, 1997, 10(3): 521-567

[32] Zerr DM, Meier AS, Selke SS, et al. A population-based study of primary human herpesvirus 6 infection. N Engl J Med, 2005, 352(8): 768-776

[33] Levy JA, Ferro F, Greenspan D, et al. Frequent isolation of HHV-6 from saliva and high seroprevalence of the virus in the

population. Lancet, 1990, 335(8697): 1047-1050

[34] Briggs M, Fox J, Tedder RS. Age prevalence of antibody to human herpesvirus 6. Lancet, 1988, 1(8593): 1058-1059

[35] Hall CB, Long CE, Schnabel KC, et al. Human herpesvirus-6 infection in children. A prospective study of complications and reactivation. N Engl J Med, 1994, 331(7): 432-438

[36] Ablashi D, Agut H, Alvarez-Lafuente R, et al. Classification of HHV-6A and HHV-6B as distinct viruses. Arch Virol. 2014, 159: 863-870

[37] Kociol RD, Cooper LT, Fang JC, et al. Recognition and initial management of fulminant myocarditis: A scientific statement from the American Heart Association. Circulation, 2020, 141(6): e69-e92

[38] Moslehi JJ. Cardiovascular toxic effects of targeted cancer therapies. N Engl J Med, 2016, 375(15): 1457-1467

[39] Bristow MR, Thompson PD, Martin RP, et al. Early anthracycline cardiotoxicity. Am J Med, 1978, 65(5): 823-832

[40] Wang DY, Okoye GD, Neilan TG, et al. Cardiovascular toxicities associated with cancer immunotherapies. Curr Cardiol Rep, 2017, 19(3): 21

[41] Vanpouille-Box C, Lhuillier C, Bezu L, et al. Trial watch: Immune checkpoint blockers for cancer therapy. Oncoimmunology, 2017, 6(11): e1373237

[42] Postow MA, Sidlow R, Hellmann MD. Immune-related adverse events associated with immune checkpoint blockade. N Engl J Med, 2018, 378(2): 158-168

[43] Johnson DB, Balko JM, Compton ML, et al. Fulminant myocarditis with combination immune checkpoint blockade. N Engl J Med, 2016, 375(18): 1749-1755

[44] Escudier M, Cautela J, Malissen N, et al. Clinical features, management, and outcomes of immune checkpoint inhibitor-related cardiotoxicity. Circulation, 2017, 136(21): 2085-2087

[45] Mahmood SS, Fradley MG, Cohen JV, et al. Myocarditis in patients treated with immune checkpoint inhibitors. J Am Coll Cardiol, 2018, 71(16): 1755-1764

[46] Ball S, Ghosh RK, Wongsaengsak S, et al. Cardiovascular toxicities of immune checkpoint inhibitors: JACC review topic of the week. J Am Coll Cardiol, 2019, 74(13): 1714-1727

[47] Simons KH, de Jong A, Jukema JW, et al. T cell co-stimulation and co-inhibition in cardiovascular disease: a double-edged sword. Nat Rev Cardiol, 2019, 16(6): 325-343

[48] Moslehi JJ, Salem JE, Sosman JA, et al. Increased reporting of fatal immune checkpoint inhibitor-associated myocarditis. Lancet, 2018, 391(10124): 933

[49] Koelzer VH, Rothschild SI, Zihler D, et al. Systemic inflammation in a melanoma patient treated with immune checkpoint inhibitors—an autopsy study. J Immunother Cancer, 2016, 4: 13

[50] Mehta A, Gupta A, Hannallah F, et al. Myocarditis as an immune-related adverse event with ipilimumab/nivolumab combination therapy for metastatic melanoma. Melanoma Res, 2016, 26(3): 319-320

[51] Heinzerling L, Ott PA, Hodi FS, et al. Cardiotoxicity associated with CTLA4 and PD1 blocking immunotherapy. J Immunother Cancer, 2016, 4: 50

[52] Zimmer L, Goldinger SM, Hofmann L, et al. Neurological, respiratory, musculoskeletal, cardiac and ocular side-effects of anti-PD-1 therapy. Eur J Cancer, 2016, 60: 210-225

[53] Tadokoro T, Keshino E, Makiyama A, et al. Acute lymphocytic myocarditis with anti-PD-1 antibody nivolumab. Circ Heart Fail, 2016, 9(10): e003514

[54] Semper H, Muehlberg F, Schulz-Menger J, et al. Drug-induced myocarditis after nivolumab treatment in a patient with PDL1-negative squamous cell carcinoma of the lung. Lung Cancer, 2016, 99: 117-119

[55] Gibson R, Delaune J, Szady A, et al. Suspected autoimmune myocarditis and cardiac conduction abnormalities with nivolumab therapy for non-small cell lung cancer. BMJ Case Rep, 2016, 2016: bcr2016216228

[56] Veronese G, Ammirati E, Chen C, et al. Management perspectives from the 2019 Wuhan international workshop on fulminant myocarditis. Int J Cardiol,2020,S0167-5273(20)34050-X

[57] Hang WJ, Chen C, Seubert JM, et al. Fulminant myocarditis: a comprehensive review from etiology to treatments and outcomes. Signal Transduct Target Ther, 2020,5(1):287

第三章 暴发性心肌炎发病机制

暴发性心肌炎（fulminant myocarditis，FM）为心肌炎的一种危重类型，其发病机制尚未完全明确，亟须运用多种技术深入研究。目前关于暴发性心肌炎的研究更多集中在临床研究，基础研究尚处于起步阶段。合适且稳定的动物模型是更全面地认识暴发性心肌炎、更深入地探究其病理生理过程的坚实基础。现有研究显示，细胞因子风暴的形成是暴发性心肌炎起病急、病情重的重要因素，关于细胞因子风暴的研究或可为暴发性心肌炎的治疗提供新的策略和靶点。

一、动物模型及其评价

目前针对暴发性心肌炎的基础研究仍处于起步阶段，主要原因是缺乏合适的动物模型。现有的心肌炎动物模型主要为急性病毒性心肌炎模型和自身免疫性心肌炎模型。导致暴发性心肌炎的因素繁多，最常见的病因是病毒感染。

不同类型的病毒性心肌炎其发病率存在地域差异。既往研究认为，肠道病毒尤其是柯萨奇病毒 B3（Coxsackievirus B3，CVB3）是病毒性心肌炎最常见的病因。但近年来，越来越多的研究提示细小病毒 B19（parvovirus B19，PVB19）逐渐成为病毒性心肌炎最常见的病因（数据来自欧洲和美国人群，中国人群的病原分析尚未见报道）[1-4]。有研究显示，PVB19 导致的心肌炎在儿童中更多表现为暴发性心肌炎，具有很高的病死率[5]。但由于PVB19 对人和实验动物的易感性差异等，尚未建立 PVB19 相关的心肌炎动物模型。目前多用 CVB3 诱导小鼠心肌炎模型。

暴发性心肌炎常见动物模型的建立

1. 小鼠选择　现有研究表明，不同品系小鼠对 CVB3 诱导心肌炎的易感性不一样，心脏炎症反应水平、损伤程度和病程进展存在较大差异（表 3-1）[6]。导致这些差异的原因很多，包括主要组织相容性复合体（MHC）单倍体型[7, 8]、Th1 和 Th2 细胞的免疫反应平衡[9, 10]、树突状细胞（DC）抗原提呈效能[11, 12]、衰变加速因子（DAF）和 γ 干扰素（IFN-γ）等相关基因的变异等[13]。

表 3-1　不同品系小鼠对病毒性心肌炎的易感性

作者	品系	H-2 单倍体型	心脏损伤程度	能否自行清除病毒
Zaragoza C.[14]	129/SvJ	bc	低	是
Chow L.H.[15]	C57BL/6	b	低	是
Chow L.H.[15]	BALB/c	d	高	是

续表

作者	品系	H-2 单倍体型	心脏损伤程度	能否自行清除病毒
Godeny E.K. [16]	CD1	不确定	高	是
Lee J.K. [17]	DBA/2	d	高	是
Klingel K. [18]	A.BY/SnJ	b	高	否
Klingel K. [18]	A.CA/SnJ	f	高	否
Klingel K. [18]	DBA/1J	q	高	否
Klingel K. [18]	SWR/J	q	高	否
Chow L.H. [15]	A/J	a	严重	是
Chow L.H. [15]	C3H/HeJ	k	严重	是

在品系的选择上，暴发性心肌炎的小鼠模型常采取 A/J 鼠或 C3H/HeJ 鼠。这两种品系小鼠对 CVB3 的敏感性更高，在接种同等量 CVB3 时可以引起更强烈的心脏炎症反应，与病毒引起的暴发性心肌炎的发病机制更为类似。其中，CVB3 诱导的 C3H/HeJ 鼠心肌炎模型全身反应相对较轻，心脏炎症反应相对更重。而 CVB3 诱导的 A/J 鼠心肌炎模型心脏炎症反应相对较轻，全身性反应较重，死亡率更高。此外，周龄、性别、一般状态等也会影响小鼠对 CVB3 的敏感性和耐受性。一般情况下，随着小鼠周龄的增大，其对 CVB3 的敏感性会逐渐下降。但考虑到小鼠离乳期等因素的影响，一般选择 4 ～ 8 周龄的小鼠。该年龄段小鼠已经离乳，可独立生活，且对 CVB3 敏感性相对较高，造模后心脏炎症反应重，是诱导暴发性心肌炎模型最合适的周龄期。

如同不同性别的患者对病毒性心肌炎的易感性不同，不同性别的小鼠对 CVB3 诱导的心肌炎的敏感性也存在差异。在相同条件下，雄性小鼠比雌性小鼠对 CVB3 的敏感性更高，心脏损伤更严重，这种性别差异可能与巨噬细胞的不同极化方向 [19] 和 Th1/Th2 细胞极化方向 [10, 20] 等因素有关。

巨噬细胞主要介导机体的先天性免疫反应。CVB3 感染雄性 BALB/c 小鼠后，心脏中浸润的巨噬细胞主要是 M1 型，表达大量的 TNF-α 和 IL-12 等促炎因子。与此相反，雌性小鼠心脏中浸润了大量具有抗炎作用的 M2 型巨噬细胞。进一步，给雄性小鼠移植 M2 型巨噬细胞可以减轻心肌炎，而给雌性小鼠移植 M1 型巨噬细胞则显著加重心肌炎 [19]。另一项研究则表明，与对照组相比，性腺切除术通过增加 M2 型巨噬细胞、Th2 细胞和调节性 T 细胞，能减轻 CVB3 造成的雄性小鼠的病毒性心肌炎损伤 [21]。

T 淋巴细胞主要介导机体的获得性免疫反应。Huber 等发现雄性 BALB/c 小鼠中 CVB3 主要诱导 Th1 淋巴细胞浸润，而雌性以 Th2 淋巴细胞浸润为主。进一步，采用雌激素干预雄性小鼠可以促进 Th2 细胞分泌 IL-4，产生抗心肌炎的作用。相反，采用睾酮干预雌性小鼠将增加 Th1 细胞在心脏中的浸润，使其对心肌炎更为易感 [10]。随后的研究表明，在雄性或者睾酮干预的雌性小鼠中高表达的 γδ T 细胞可能在以上 Th1/Th2 作用差异中起到一定的作用 [20]。而与雄性小鼠相比，IFN-γ 敲除雌性小鼠的心脏损伤程度和病毒滴度均更高，这提示 IFN-γ 可能也参与了心肌炎易感性的性别差异作用机制 [22]。此外，在雌性小鼠中表达增高的某些抗炎因子（TIM-3、IL-4 和调节性 T 细胞等）也可以通过参与多种免疫反应，介导心肌炎易感性的性别差异作用 [23]。

目前认为，最接近成人暴发性心肌炎的动物模型是采用 CVB3 干预的 4 ～ 8 周龄雄性 C3H/HeJ 或 A/J 小鼠。

2. 病毒选择　除了小鼠的因素外，不同种类的病毒对心脏的损伤程度也有差异。目前，最常用于建立心肌炎动物模型的病毒为 CVB3。此外，也有研究人员使用脑心肌炎病毒（encephal-myocarditis virus，EMCV）诱导心肌炎模型 [24]，但使用较少且一般仅作为 CVB3 病毒诱导的心肌炎模型的组织病理学对照。

国际上用于心肌炎研究的 CVB3 病毒株包括 Nancy 株、Woodruff（H3）株、31-1-93 株及不通过 CAR 受体而是通过硫酸乙酰肝素侵入心肌细胞的 PD 株等 [22, 25]。不同的毒株在毒力和作用机制上略有差异。国内用于心肌炎研究的 CVB3 病毒株为标准 Nancy 株病毒。

CVB3 为单链 RNA 病毒，属于小 RNA 病毒（picornavirus）家族 [26]。RNA 病毒易发生变异，其变异具有不可预测性，多次传代后 CVB3 对心肌细胞的亲和性可能下降、毒力可能减弱或消失，从而导致心肌炎小鼠模型的不稳定。因此，在使用标准 F1 株病毒传代时应注意保留尽可能多的 F2 和（或）F3 代毒株，传代过多的病毒毒株不宜继续使用，可从 F2 或 F3 代重新扩增病毒。

不同批次扩增出的 CVB3 在毒力上有细微差别，而不同周龄小鼠对 CVB3 的敏感性也可能有差异，导致同样条件的小鼠在使用不同批次扩增 CVB3 时可能会出现死亡率和心功能损伤的不稳定。因此，在每一批病毒扩增后，最好先选择若干实验小鼠进行预实验，观测小鼠的死亡率和心功能情况后再进行正式实验。此外，为保持实验结果的稳定性，同一批干预的小鼠最好采用同一批扩增出来的病毒以减少组内差异。

3. 造模方式　CVB3 属于肠道病毒，和该家族的其他病毒一样，主要通过粪口传播。CVB3 经口进入消化道后，感染肠道黏膜集合淋巴结（Peyer's patch）及脾脏的淋巴细胞和巨噬细胞并在其中增殖。随后病毒被释放到外周血并定植在心脏、胰腺等靶器官。考虑到模型的稳定性，目前主要采用腹腔注射 CVB3 诱导心肌炎模型。

从病理类型上看，CVB3 诱导的小鼠病毒性心肌炎模型（包括急性、慢性和暴发性）均属于淋巴细胞性心肌炎。而巨细胞性心肌炎、嗜酸性粒细胞性心肌炎等其他病理类型的心肌炎由于病原学和病理机制不清、病毒分离和获取困难、动物模型对病毒易感性差等原因，尚无相应的动物模型。

4. 暴发性心肌炎常用动物模型的建立及其评价　目前，研究人员大多采用 CVB3 干预 4 ～ 8 周龄雄性 A/J 或 C3H/HeJ 小鼠建立暴发性心肌炎动物模型。

（1）造模方式：4 ～ 8 周龄雄性 A/J 小鼠（根据实际情况调整小鼠周龄），以腹腔注射的方式接种 CVB3。由于 CVB3 变异迅速，即使是 Nancy 株也有多种变异株，不同变异株之间毒力有差异，实际干预病毒量需要研究机构在参考现有文献的基础上行预实验摸索。例如，可采用 6 ～ 8 周龄雄性 A/J 小鼠，腹腔注射 1×10^4 PFU Nancy 株 CVB3 构建暴发性心肌炎小鼠模型 [27]。

（2）观察内容：接种病毒后，每日观测小鼠状态，检查小鼠有无食欲缺乏、寒战、毛发脱落等病毒感染征象，记录小鼠体重变化和死亡情况。接种 CVB3 后第 7 ～ 9 天超声检

表 3-2　CVB3 干预 A/J 小鼠诱导的心功能变化

心功能	对照组小鼠	接种 CVB3 的 A/J 小鼠（第 8 天）
CO（ml/min）	9.9±0.6	5.3±0.5*
Vol-d（μl）	42.4±1.4	29.1±1.5*
Vol-s（μl）	19.7±0.8	14.3±1.1*
SV（μl）	22.7±1.2	14.9±1.0*
LVEF（%）	53.2±1.8	51.6±2.5
LV-d（mm）	3.6±0.1	3.3±0.1
LV-s（mm）	2.6±0.1	2.5±0.1
IVRT（ms）	16.9±0.6	20.4±0.7*
MV$_{decel}$（ms）	23.5±1.0	31.7±1.5*
心率（次/分）	435±12	352±20*

注：CO，心排血量；Vol-d，舒张末期容积；Vol-s，收缩末期容积；SV，每搏量；LVEF，左心室射血分数；LV-d，舒张期左心室内径；LV-s，收缩期左心室内径；IVRT，等容舒张时间；MV$_{decel}$，二尖瓣血流减速时间。
*$P < 0.05$。

测小鼠心功能，处理小鼠并根据实验需要取组织检测。一般情况下，小鼠接种病毒后第 2 天起即可出现食欲缺乏和体重明显减轻，并在病程中保持体重下降的趋势，平均下降 0.5～1g/d。第 4 天左右开始出现毛发脱落、寒战的征象。

（3）死亡率：接种病毒后小鼠最早在第 2 天即可出现死亡情况，死亡高峰期一般在 1 周左右。接种了 $1×10^4$ PFU Nancy 株 CVB3 病毒的 A/J 小鼠 7 天死亡率为 60%（表 3-2）。在小鼠周龄相同的情况下，接种 $1×10^5$ PFU 同样的 Nancy 株 CVB3 病毒，C57BL/6 小鼠 7 天后全部存活[27]。提示 A/J 小鼠心肌炎模型的病程更加类似于暴发性心肌炎。

（4）心功能：与正常小鼠相比，接种 CVB3 后 A/J 小鼠心功能降低，心排血量和每搏量均出现明显下降（表 3-2），小鼠心率减慢，心脏缩小。

（5）心脏炎症反应：免疫组化结果显示，造模 7 天后 A/J 小鼠的心脏出现了大量的炎症细胞浸润（图 3-1），以 CD68 阳性的巨噬细胞和髓过氧化物酶（MPO）阳性的中性粒细胞浸润为主，也有少量的 CD3 阳性 T 细胞和 CD19 阳性 B 细胞浸润。这可能提示 CVB3 引起的 A/J 小鼠心肌细胞损伤主要由固有免疫反应介导。

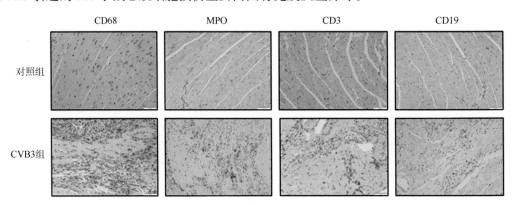

图 3-1　暴发性心肌炎小鼠心脏组织炎症细胞浸润情况

需要注意的是，A/J 小鼠接种病毒后常出现过重的全身反应，使得在接种能引起心脏明显炎症浸润的病毒量时容易出现高死亡率的情况。

暴发性心肌炎的病因繁多，但由于动物模型的限制，目前对暴发性心肌炎的研究主要集中在 CVB3 诱导的暴发性心肌炎。动物模型的相对单一和不稳定极大地限制了暴发性心肌炎研究的发展，更多暴发性心肌炎的动物模型仍有待开发。

二、细胞因子风暴在暴发性心肌炎发病中的作用

暴发性心肌炎是以血流动力学障碍为突出表现的急性心肌炎症性病变。其发病机制复杂，涉及了宿主遗传背景、病毒毒力及环境等多种因素的相互作用。细胞因子作为一类重要的免疫活性介质，在暴发性心肌炎发病过程中起着核心作用。目前认为，病毒进入机体后引起过度的免疫反应并迅速触发免疫细胞大量释放炎症因子所引起的细胞因子风暴，即大量炎症因子的迅速释放，是暴发性心肌炎起病急、进展快、病情重、死亡率高的重要原因（图3-2）。

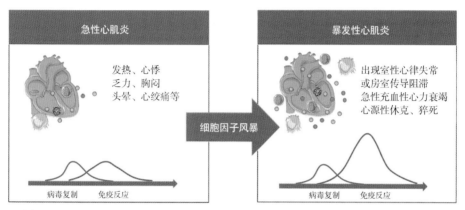

图3-2 过度活化的免疫反应和细胞因子风暴的形成是暴发性心肌炎与急性心肌炎免疫机制的主要区别
引自 Chen C，Li H，Hang W，et al. Cardiac injuries in coronavirus disease 2019（COVID-19）. *J Mol Cell Cardiol*，2020，145：25-29

细胞因子风暴综合征（cytokine storm syndrome，CSS），也称为炎症风暴。是当机体受到如病毒、细菌，甚至药物等外源性刺激后，多种免疫细胞被过度激活或不能正常失活，甚至失去控制所形成的一种极端的免疫攻击。CSS是针对不同类型的疾病所命名的各种病理生理现象的总称。炎症性疾病如系统性幼年特发性关节炎、系统性红斑狼疮等引起的CSS被称为巨噬细胞活化综合征（macrophage activation syndrome，MAS）[28]，CAR-T等肿瘤治疗时引起的CSS被称为细胞因子释放综合征（cytokine release syndrome，CRS）[29]，在感染性疾病如败血症或SARS-CoV和SARS-CoV-2等引起的重症肺炎中CSS的概念常与CRS混淆。在暴发性心肌炎病程中出现的CSS通常直接被称为细胞因子风暴或炎症风暴。CSS共同的特征是过度激活的免疫细胞可分泌出一系列炎性因子，进一步激活更多的免疫细胞，使得体液中多种细胞因子迅速大量产生。过量的细胞因子在调控机体清除外源刺激损伤的同时也触发了免疫系统对自身的猛烈攻击，可以迅速引起单器官或多器官功能衰竭，甚至威胁生命。细胞因子风暴是包括暴发性心肌炎在内的多种炎症性疾病的夺命杀手（图3-3）。

（一）参与暴发性心肌炎病程的主要细胞因子

临床工作中，细胞因子风暴的诊断主要依赖检测血液中的细胞因子水平有无显著升高。不同病因引发细胞因子风暴的病理生理机制不同，各种疾病的细胞因子风暴表达谱也有较大差异[30]。不同原因诱发的细胞因子风暴中涉及的主要细胞因子见表3-3。

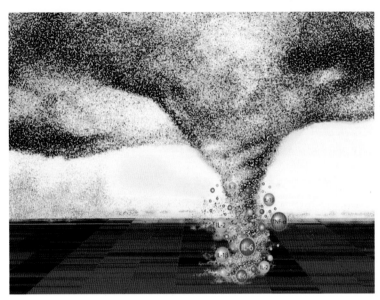

图 3-3   细胞因子风暴示意图

引自 Tisoncik JR, Korth MJ, Simmons CP, et al. Into the eye of the cytokine storm. *Microbiol Mol Biol Rev*, 2012, 76（1）：16-32

表 3-3   不同原因诱发的细胞因子风暴中涉及的主要细胞因子

诱发因素	主要参与的细胞因子	参考文献
CVB3	IL-1β, IL-2, IL-6, TNF-α, IL-1Ra, sTNFR-1, IL-10, IFNs, IL-4, IL-17B	[31, 32]
CAR-T	IFN-γ, IL-2, IL-2Ra, IL-6, sIL-6R, IL-1, IL-10, GM-CSF, IL-12, TNF-α, IFN-α, MCP-1, MIP-1A	[33, 34]
SARS-CoV	IL-1β, IL-6, IL-12, IFN-γ, IP10, MCP-1	[35-37]
MERS-CoV	IFN-γ, TNF-α, IL-15, IL-17	[35, 37]
H1N1	IL-8, IL-9, IL-17, IL-6, TNF-α, IL-12p70, IL-15, IL-6	[38]
SARS-CoV-2	IL-2, IL-7, IL-10, G-CSF, IP10, MCP-1, MIP-1A, TNF-α	[39]
MAS	IL-1β, IL-6, IL-18, TNF-α, IFN-γ	[28, 40]

在讨论暴发性心肌炎的细胞因子风暴之前，首先来了解一下暴发性心肌炎细胞因子风暴中的主要细胞因子。

1. 干扰素（interferon，IFN）　是机体感染病毒时，宿主细胞通过抗病毒应答产生的一组结构类似、功能相近的低分子糖蛋白，在病毒引起的暴发性心肌炎中起重要的作用。几乎机体所有细胞在遭受病毒感染后都会立即释放干扰素，这是机体抗病毒免疫的重要机制。根据来源和理化性质的不同，干扰素可以分为三型：Ⅰ型、Ⅱ型和Ⅲ型。Ⅰ型干扰素包括 IFN-α、IFN-β、IFN-ε、IFN-ω 和 IFN-κ（以 IFN-α 和 IFN-β 为主），主要由固有免疫细胞分泌。Ⅱ型干扰素是指 IFN-γ，主要由活化的 NK 细胞和 T 细胞分泌。Ⅲ型干扰素为几种 IFN-λ，其分布及功能尚不明确。干扰素主要通过 JAK-STAT 信号转导通路介导下游信号级联的启动，引起转录因子和数百种 IFN 刺激基因的激活。这些基因编码产物具有抗病毒、抗增殖或免疫调节特性。

（1）Ⅰ型干扰素：IFN-α 和 IFN-β 可以通过多种途径起到抗病毒作用（图 3-4）。其不仅可以干扰病毒复制，抑制细胞蛋白质的合成，刺激 p53 介导的细胞凋亡，促进免疫小体形成，还可以活化巨噬细胞，促进巨噬细胞释放多种促炎因子，并通过增强 NK 细胞对病毒及被感染细胞的杀伤力，促进 B 细胞产生抗体，促进细胞表达主要组织相溶性复合体（MHC）Ⅰ类和Ⅱ类分子，增强 CD8+ T 细胞对被感染细胞的识别、黏附和杀伤作用，保护机体[41, 42]。

有研究显示，对于肠道病毒、腺病毒导致的心肌炎患者，持续 24 周的 IFN-β 治疗可以清除心肌中持续存在的病毒基因组并改善左心功能[43]。但也有动物实验显示在病程晚期阶段抑制 IFN-β 可以改善心肌炎症状，提示Ⅰ型干扰素的作用可能具有时间特异性[6]。

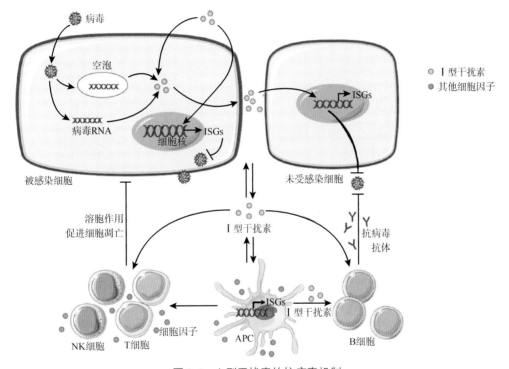

图 3-4　Ⅰ型干扰素的抗病毒机制

ISGs，干扰素刺激基因

引自 McNab F，Mayer-Barber K，Sher A，et al. Type I interferons in infectious disease. *Nat Rev Immunol*，2015，15（2）：87-103

（2）Ⅱ型干扰素：IFN-γ 主要由 CD4+/CD8+ T 细胞及 NK 细胞大量分泌。这两种细胞分别是机体适应性免疫和固有免疫发挥作用的主要效应细胞，因而 IFN-γ 或可用于机体免疫系统激活情况的整体评估[44]。和Ⅰ型干扰素一样，IFN-γ 也可以抑制病毒复制，但其主要功能是对适应性免疫反应的调节。IFN-γ 还能刺激多种体细胞上调 MHC Ⅰ类和 MHC Ⅱ类分子的表达和抗原提呈，诱导 Th0 向 Th1 细胞分化并诱导巨噬细胞向 M1 方向分化，促进巨噬细胞释放大量的 IL-1、TNF-α 和 IL-6 等细胞因子，在 MAS 和肿瘤治疗引起的 CRS 中起到重要作用[40, 45]。同时，IFN-γ 可通过抑制幼稚 Th0 细胞向 Th17 分化，促进内皮细胞等表达 PD-L1 抑制活化的 T 细胞功能等，减少 T 细胞对心肌细胞的攻击。但也有研究显示，过高水平的 IFN-γ 可以引起自身细胞损伤，并通过影响细胞因子表面受体产生负性肌力作用,影响心肌细胞的功能(图 3-5)[46]。

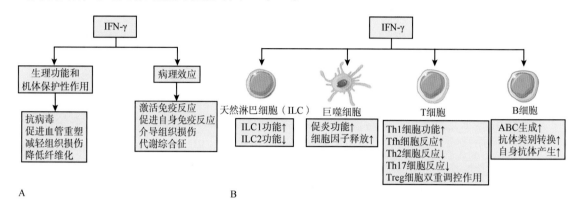

图 3-5　IFN-γ 的稳态调节作用和病理性作用(A);IFN-γ 对免疫细胞的调控(B)

2. 白细胞介素(interleukin,IL)　是一类作用广泛的细胞因子,其在传递信息,激活与调节免疫细胞,介导 T 细胞和 B 细胞的活化、增殖与分化及在炎症反应中起重要作用。其中,IL-1β、IL-2、IL-6、IL-10 等在暴发性心肌炎患者血浆中含量明显增高。

(1)IL-1 家族(IL-1F):IL-1F 目前有 11 个成员,包括 IL-1α、IL-1β、IL-1Ra、IL-18、IL-33、IL-36α、IL-36β、IL-36γ、IL-36Ra、IL-37、IL-38。其中,以 IL-1 和 IL-33 与暴发性心肌炎关系较为密切。

IL-1 有 IL-1α 和 IL-1β 两种不同的分子形式,主要由活化的单核巨噬细胞产生,内皮细胞、成纤维细胞和其他类型细胞在应答感染时也可以分泌 IL-1。IL-1α 和 IL-1β 虽由不同的基因编码,但是通过相同的受体介导相似的生理学功能。IL-1 在与其受体结合后,可以诱导细胞产生大量的炎症介质,广泛参与了多种急、慢性炎症反应[32, 47, 48]。

IL-1 与心血管疾病关系密切。在败血症中,IL-1 被认为是"可溶性心肌抑制分子"[49, 50]。有研究显示,IL-1β 可通过受体介导的百日咳毒素(PTX)敏感 G 蛋白调节通路影响 L 型 Ca^{2+} 电流($I_{Ca, L}$),降低 L 型钙离子通道对 β 肾上腺素能受体刺激的反应性,使心肌的收缩功能受损[51]。IL-1 还可以促进 NO 生成,影响线粒体产生 ATP,并通过减少钙稳态蛋白肌质网 / 内质网钙 -ATP 酶的 mRNA 和蛋白表达影响心肌细胞对钙离子的重摄取等多种途径从而影响心肌收缩力(图 3-6)[52, 53]。IL-1β 的负性肌力作用与其释放并活化 IL-1 家族的另一成员 IL-18 也有一定关系,但具体机制尚不明确[54]。动物试验显示,给健康小鼠注射 IL-1β(3μg/kg)会引起小鼠心脏可逆性的收缩功能障碍,降低小鼠的左心室收缩能力储备[55]。而给予 IL-1β 抗体或人 IL-1 受体拮抗剂预处理后的小鼠,心功能障碍情况明显改善[56]。在暴发性心肌炎的发生发展中 IL-1 也起了重要作用。有报道使用 IL-1 受体拮抗剂阿那白滞素(anakinra)成功治疗 PVB19 导致的暴发性心肌炎[57]。有研究表明,在体外膜肺氧合(ECMO)无效的暴发性心肌炎患者和心肌炎导致的终末期心力衰竭患者使用 IL-1 受体拮抗剂治疗可在 24 小时内迅速改善心肌收缩力[58, 59]。

IL-33 是 IL-1 家族成员,经典活化的 IL-33 作为一种"警报素",通过对多种免疫细胞的调节参与机体免疫调控(图 3-7)[61-63]。通常认为,M2 型巨噬细胞在心肌炎中起到保护作用[19],IL-33 可以刺激心肌组织中的 $ST2L^+F4/80^+$ 巨噬细胞和 $ST2L^+CD4^+$ T 细胞表达

IL-4，通过促进 M2 型巨噬细胞极化减轻心脏炎症反应[64]。

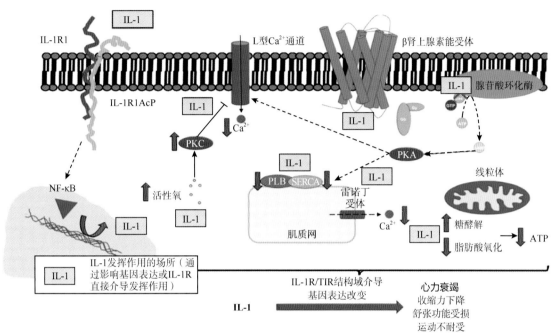

图 3-6 IL-1 通过多种途径影响心功能[60]

PKA，蛋白激酶 A；PKC，蛋白激酶 C；TIR，Toll/IL-1 受体；PLB，受磷蛋白；SERCA，肌质网 Ca^{2+}-ATP 酶

引自 Buckley LF，Abbate A. Interleukin-1 blockade in cardiovascular diseases：a clinical update. *Eur Heart J*，2018，39（22）：2063-2069

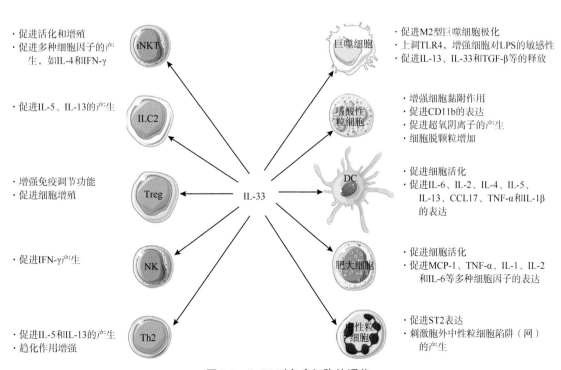

图 3-7 IL-33 对免疫细胞的调节

iNKT，恒定自然杀伤细胞

IL-33 的受体 ST2 包括两种亚型：跨膜受体 ST2L 和可溶性受体 sST2。前者被认为是激活下游通路的功能型受体，而后者通常被认为是"诱饵受体"[62]。在不同刺激如炎症等因素的影响下，IL-33 无法与 ST2L 结合，IL-33 的心肌正向作用被阻断，sST2 含量增加。升高的 sST2 或可作为心力衰竭失代偿期 1 年病死率的预测指标[65]。最新研究显示，血浆 sST2 水平在暴发性心肌炎患者中升高，并且与暴发性心肌炎急性期严重程度相关。ROC 分析显示 sST2 对暴发性心肌炎的诊断效能比 cTnI 和 NT-proBNP 更敏感（图 3-8）。给予重组 ST2 处理的 A/J 小鼠出现了心脏收缩和舒张功能受损，心肌细胞凋亡增加。此外，ST2 抗体治疗可以缓解 CVB3 诱导的暴发性心肌炎小鼠的心功能失代偿，减轻心脏炎症浸润并减少心肌细胞凋亡。因此，sST2 或可作为暴发性心肌炎诊断的生物标志物和潜在治疗靶点。

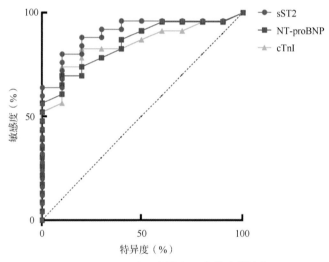

图 3-8 sST2 对暴发性心肌炎的诊断效能

（2）IL-2：又称 T 细胞生长因子（TCGF），主要由活化的 CD4+ T 细胞分泌，CD8+ T 细胞和 NK T 细胞也可分泌 IL-2[66]。IL-2 是促进 T 细胞增殖的主要生长因子，可以活化 T 细胞，促进细胞因子的产生。此外，IL-2 还可以刺激 NK 细胞增殖，增强 NK 细胞杀伤活性及产生细胞因子，激活巨噬细胞，促进 B 细胞增殖和分泌抗体等（图 3-9）。

有研究发现在心肌炎和扩张型心肌病患者中，IL-2 和可溶性 IL-2 受体水平升高，而且其升高水平往往和疾病进程相关[67, 68]。IL-2 引起心肌损伤和炎症浸润可能的机制是 IL-2 通过激活 T 细胞直接引起组织损伤，活化的炎症细胞及释放的细胞因子与内皮细胞相互作用导致毛细血管渗漏，进一步促进炎症细胞向受损心肌组织的迁移，导致微循环紊乱、组织水肿，引起细胞毒性损伤和心肌细胞坏死[69]。

IL-2 可以活化 T 细胞并促进 T 细胞对肿瘤组织的杀伤，因而在肿瘤治疗的应用中较为常见。临床上有许多因为使用 IL-2 治疗转移性黑色素瘤、肝癌等疾病而引起暴发性心肌炎的报道[70-72]。

（3）IL-6 家族（IL-6F）：包括 IL-6、IL-11、IL-27、抑瘤素 M（oncostatin M，OSM）、白血病抑制因子（leukemia inhibitory factor，LIF）、睫状神经营养因子（ciliary neurotrophic factor，CNTF）、心肌营养素（cardiotrophin 1，CT-1）、心肌营养素样细胞因子1（cardiotrophin-like cytokine factor 1，CLCF1）、IL-35和IL-39[73]，其中以IL-6与暴发性心肌炎关系最为密切。

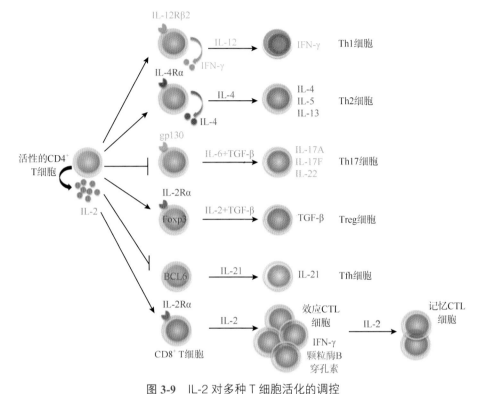

图 3-9　IL-2 对多种 T 细胞活化的调控

引自 Liao W，Lin JX，Leonard WJ. Interleukin-2 at the crossroads of effector responses，tolerance，and immunotherapy. *Immunity*，2013，38（1）：13-25

IL-6是一种兼具促炎和抑炎作用的多效性细胞因子，主要由单核巨噬细胞、Th2细胞、血管内皮细胞和成纤维细胞产生。既往认为，IL-6有两种信号转导途径。经典的IL-6信号通路中，IL-6与表达于肝细胞、单核细胞和淋巴细胞膜表面的受体 mIL-6R 直接结合，在gp130分子的介导下激活胞内信号通路发挥多种生物学效应，通过激活JAK-STAT3和JAK-MAPK信号通路介导IL-6的抗炎机制，如促进肝脏急性期蛋白的释放。在跨信号转导途径中，IL-6与可溶性的IL-6R（sIL-6R）形成循环复合物，再与表达于几乎所有细胞表面的gp130结合，从而增加对IL-6起反应的细胞种类。IL-6的促炎作用大多由sIL-6R介导，因此IL-6/sIL-6R复合物是重要的促炎症介质[74]。近期研究显示，IL-6还存在反式提呈信号转导途径[75]。IL-6先结合于表达在树突状细胞表面的mIL-6R，再与表达gp130的细胞结合，激活病理性Th17细胞。反式呈递途径在病毒性肺炎的急性呼吸窘迫综合征（ARDS）及CSS的发生中起到重要作用[76]。

在炎症反应急性期，IL-6可以平衡机体免疫反应而起到抑制和机体保护作用。研究显示，IL-6可以影响心肌炎小鼠的病毒复制，减少心脏炎症浸润[77, 78]。但持续高水平的IL-6除了促进B细胞活化和分化并诱导抗体（特别是IgM和IgG）的产生、促进T细胞增殖、增加NK细胞和巨噬细胞的活性并促进细胞因子释放以外，还可以触发Th17系统的自动攻击性反应，并通过破坏细胞因子网络平衡和干扰病毒清除、影响内皮细胞引起血管渗漏、诱导血栓形成，参与心肌功能障碍相关的各种病理功能等促进心肌损害并引起组织水肿、多器官功能障碍和弥散性血管内凝血（图3-10）[77, 79-81]。细胞因子释放综合征导致的心肌损害，也常被认为与IL-6的升高有关[82]。此外，由于TNF和IL-1β均可刺激IL-6的产生，IL-6可间接反映这两种细胞因子的表达情况，外周血IL-6水平常被用于评估患者系统性细胞因子反应的强度[83]。在心肌炎和充血性心力衰竭中，IL-6水平的增高往往提示预后不良[84, 85]。

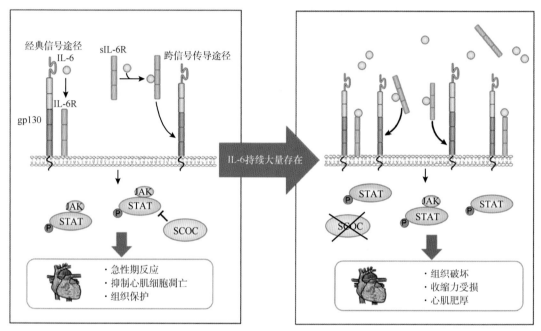

图3-10　IL-6的作用机制

JAK，Janus kinase，Janus激酶；STAT，signal transducer and activator of transcription，信号转导及转录激活因子；SCOC，short coiled coil protein，短螺旋蛋白

（4）IL-10：主要由Th2细胞和单核巨噬细胞产生，活化的树突状细胞（DC）、Treg细胞和一些NK细胞亚群等也可产生IL-10。IL-10通常被认为是抑炎性细胞因子，可以通过抑制MHC Ⅰ类分子的表达等方式抑制抗原提呈细胞（APC）的活化，并通过阻断NF-κB等炎症信号通路、抑制免疫细胞的活化、影响炎症细胞释放细胞因子等降低机体的炎症反应强度，抑制机体发生过强的免疫反应（图3-11）[86]。

细胞因子风暴后期升高的IL-10是广泛启动抗炎反应的表现，标志着机体在大量分泌细胞因子抑制免疫反应，也标志着循环血液中中性粒细胞和单核细胞功能的下调[87]。有研究显示，在病毒性心肌炎的治疗中给予IL-10可以减少促炎因子的产生，对心肌起到保护作用[88]。血浆中IL-10的水平还可以作为暴发性心肌炎患者预后的指标，高IL-10水平的患者更易出现严重血流动力学紊乱[89, 90]。

3. 趋化因子（chemokine，ChK）家族　是细胞因子中最大的一个家族，是指能够吸引白细胞（中性粒细胞、单核/巨噬细胞和淋巴细胞）移行到感染部位的一些低分子量蛋白质，在炎症反应中具有重要作用。

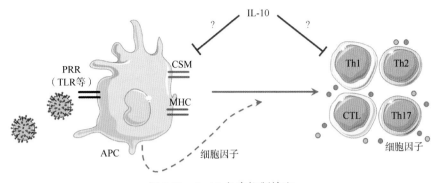

图 3-11 IL-10 免疫抑制效应

CSM，共刺激因子；CTL，细胞毒性 T 细胞；PRR，模式识别受体

引自 Li MO，Flavell RA. Contextual regulation of inflammation：a duet by transforming growth factor-beta and interleukin-10. *Immunity*，2008，28（4）：468-476

目前认为，细胞因子风暴形成的核心因素是多种炎症细胞在免疫调节紊乱的情况下释放了过量的炎症因子。引导炎症细胞到达感染灶的趋化因子在细胞因子风暴的形成中起了重要的始动作用，这一过程如果不受调控就会导致组织损伤。因此，针对趋化因子及其受体的用药可能是治疗包括细胞因子风暴在内的多种炎症反应的可行策略。目前多种趋化因子受体拮抗剂被广泛研发，但由于临床试验中存在诸多问题，这些药物的应用尚十分局限[91]。

4. 肿瘤坏死因子（tumor necrosis factor，TNF） 分为 TNF-α 和淋巴毒素（lymphotoxin，LT）两种。肿瘤坏死因子超家族（TNFSF）目前至少有 19 个成员，它们在调控适应性免疫、杀伤靶细胞和诱导细胞凋亡等过程中发挥了重要作用。其中，TNF-α 与暴发性心肌炎关系密切。TNF-α 是一种多效能促炎因子，许多不同的免疫和非免疫细胞都可释放 TNF-α。TNF-α 可以刺激多种炎症因子和趋化因子的产生。

有研究显示，TNF 通过即时和延时两条通路影响心脏功能。升高的 TNF 在数分钟内即可通过激活中性鞘磷脂酶通路抑制左心室功能。随后，在数小时至数天的时间范围内，TNF 还可以通过 NO 介导，影响 β 肾上腺素能信号传导，产生负性肌力作用[54]。持续的高水平 TNF 可激活胶原水解基质金属蛋白酶（MMP），引起胶原蛋白降解和左心室扩张，并通过增强成纤维细胞对肥大细胞释放的炎症介质的敏感性，引起细胞外基质降解及心肌纤维化，促进左心室重塑（图 3-12）[92]。这也是心肌特异性高表达 TNF-α 的小鼠出现扩张型心肌病表型的原因[93]。然而，使用 TNF-α 拮抗剂治疗心力衰竭患者的临床试验并未获得很好的疗效[94]。此外，有病例报道使用 TNF-α 拮抗剂阿达木单抗治疗复发性多软骨炎导致了嗜酸性粒细胞性心肌炎[95]。尽管有研究表明 TNF-α 通过促进炎症反应损伤心肌功能，但也有研究发现 TNF 敲除小鼠的心肌病毒载量和小鼠死亡率均增加，而使用重组 TNF 逆转了这种现象。可能是黏附分子的表达和将白细胞募集到炎症部位依赖于 TNF-α，因此 TNF-α 的缺乏会引起病毒清除障碍[96]。由此可见，TNF-α 对暴发性心肌炎疾病的发生发展可能起着双重作用。

（二）暴发性心肌炎细胞因子风暴的病理生理过程

炎症反应是人体组织受到感染时的首要防御机制，经典的自身限制性炎症反应分为 4 个阶段：识别阶段、集结阶段、效应阶段和恢复阶段。细胞因子风暴的成因在于机体不能对整个炎症反应过程进行有效的调控，导致了全身性的炎症反应，并对周围组织造成了灾难性的损伤。

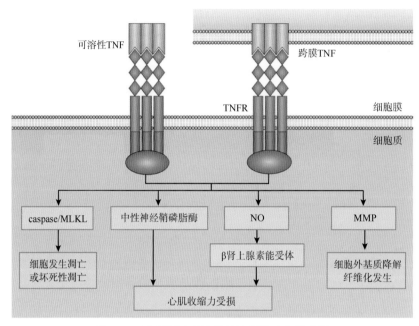

图 3-12 TNF 通过多种信号途径影响心脏功能

MLKL，混合系列蛋白激酶结构域样蛋白；caspase，含半胱氨酸的天冬氨酸蛋白水解酶

引自 Kalliolias GD，Ivashkiv LB. TNF biology, pathogenic mechanisms and emerging therapeutic strategies. *Nat Rev Rheumatol*，2016，12（1）：49-62

不同病因导致的暴发性心肌炎中细胞因子风暴的作用各异（图 3-13）。细胞因子风暴的类型与其触发因素有关，即使都表现为暴发性心肌炎，不同的病因引起的细胞因子风暴也并不完全相同。虽然目前临床上以 CVB3、PVB19 等病毒引起的暴发性心肌炎最为常见，但这些病毒如何引起了细胞因子风暴，目前尚不明确。免疫检查点抑制剂等肿瘤治疗引起细胞因子风暴 / 细胞因子释放综合征的过程可能会给我们一些启发。

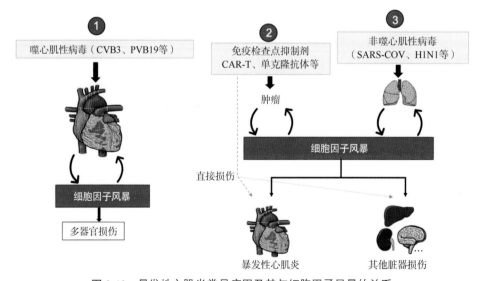

图 3-13 暴发性心肌炎常见病因及其与细胞因子风暴的关系

引自 Chen C，Li H，Hang W，et al. Cardiac injuries in coronavirus disease 2019（COVID-19）. *J Mol Cell Cardiol*，2020，145：25-29

研究显示，IL-6、IL-10 和 IFN-γ 是肿瘤免疫治疗引起的细胞因子风暴的核心细胞因子。活化的 T 细胞与肿瘤细胞相接触后，会触发大量 IFN-γ 和 TNF-α 的释放。这些细胞因子可以引起发热、寒战、头痛、眩晕、乏力等症状。IFN-γ 可以活化以巨噬细胞为主的多种炎症细胞，诱导炎症细胞释放 IL-6、TNF-α 和 IL-10 等多种炎症因子。IL-6 等细胞因子又可以反过来促进 T 细胞产生 IFN-γ 和 TNF-α，形成正反馈效应。大量分泌的 IL-6 可能是肿瘤治疗引起的细胞炎症风暴致使心肌损伤并进一步引发暴发性心肌炎的罪魁祸首之一。除了炎症细胞的参与，研究显示，内皮细胞可能也参与了细胞因子风暴的调控，细胞因子风暴的患者血液中常可以见到血管生成素 -2（Ang-2）和血管性血友病因子（von Willebrand factor，vWF）的升高，通过 S1PS 激动剂调控内皮细胞上 S1P1 的表达可以抑制细胞因子风暴和先天性免疫细胞的聚集，抑制细胞因子风暴的进一步发展（图 3-14）[97]。

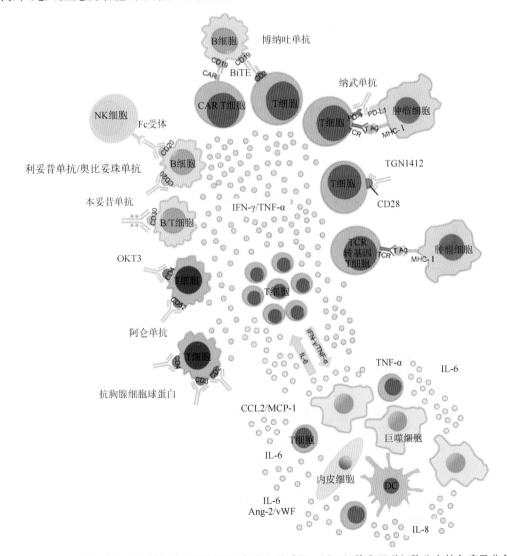

图 3-14　单抗及肿瘤治疗引起的细胞因子风暴的病理生理过程。以 T 细胞和巨噬细胞为主的免疫及非免疫细胞与 IL-6、IL-10 和 IFN-γ 等细胞因子之间正反馈的形成是单抗及肿瘤治疗引起的细胞因子风暴的主要成因
引自 Shimabukuro-Vornhagen A，Godel P，Subklewe M，et al. Cytokine release syndrome. *J Immunother Cancer*，2018，6：56

　　CVB3 等病毒如何引起的细胞因子风暴有待进一步的研究。但其根本原因在于机体促炎反应和抑炎反应的调节失衡。失调的免疫反应使得固有免疫细胞、适应性免疫细胞及非免疫细胞（如内皮细胞）与细胞因子之间形成正反馈循环并引起了细胞因子的过量释放。现有研究发现，暴发性心肌炎患者外周血中有大量细胞因子表达增高，并且可以相互影响（图 3-15）。

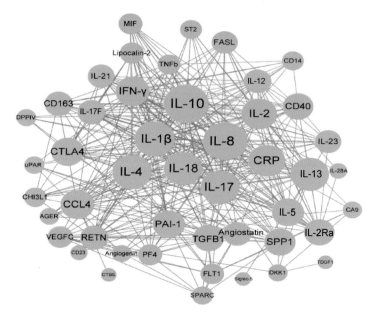

图 3-15　暴发性心肌炎患者外周血中增高的细胞因子及其相互作用

　　但是在诸多升高的细胞因子中，哪些细胞因子在正反馈环路的形成中发挥了至关重要的作用尚不得而知。寻找其中的关键细胞因子对于暴发性心肌炎的治疗具有重要意义。同样值得注意的是，细胞因子风暴的形成是免疫失衡的表现，正常免疫初期各种细胞与细胞因子之间也存在正反馈作用以促进机体对病原体的清除。但这个过程是可控的，并不引起机体广泛的损伤[98]。因而寻找 CVB3 等病毒如何干预免疫系统导致机体免疫失调的原因或可从根本上调控细胞因子风暴的发生（图 3-16）[86, 99]。

（三）细胞因子风暴引起心功能受损的可能原因

　　T 细胞大量激活引起了心肌细胞的破坏。在暴发性心肌炎患者的心脏组织中常可以见到大量的 T 细胞浸润[31, 100-102]。CD8$^+$ 的 Tc 细胞是直接介导组织损伤的主要免疫细胞之一。免疫细胞释放的 IL-2 等细胞因子诱导 T 细胞的大量激活引起了组织的广泛破坏。正常情况下，活化的 T 细胞会受到多种负性调节（图 3-17）[86]。当 T 细胞负性调控受损时，活化的 T 细胞就会导致大量组织损伤。

　　TNF-α、IL-1β、IL-6 和 IL-18 等细胞因子通过多种信号途径影响心肌细胞的收缩功能，TNF-α 还可诱导心肌细胞发生凋亡，导致心功能受损。

促炎机制

抑炎机制

细胞因子：IL-1、IL-2、IL-6、ST2、TNF-α、
　　　　　IFNs、趋化因子
化学介质：前列腺素、组胺、环氧酶
活性反应组分：活性氧和活性氮
蛋白酶：基质金属蛋白酶（MMP）

细胞：Treg细胞
细胞因子：IL-1Rα、sTNFR-1、IL-10
化学介质：消退素、保护素、半乳凝素（galectin）
抑制性受体：PD-1、LAG-3、TIM-3、CTLA-4
固有免疫调节蛋白
　TLR信号抑制剂：A20、IRAKM、SOCS1和
　　　　　　　　　SOCS3
　RLR调节剂：RNF125、泛素连接酶、DUBA、
　　　　　　　NLRX1
　NLR抑制剂：p202

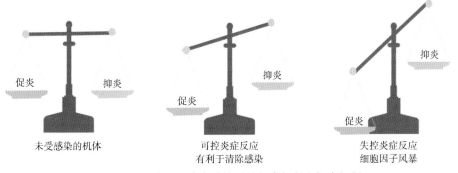

促炎　　　抑炎

未受感染的机体

抑炎

促炎

可控炎症反应
有利于清除感染

抑炎

促炎

失控炎症反应
细胞因子风暴

图 3-16　机体应对病毒感染时的促炎机制和抑炎机制

DUBA，deubquitinase A；IRAKM，白介素 -1 受体相关激酶 -M；NLRX1，NLR family member X1；SOCS1，细胞因子信号转导抑制分子 1；TLR，Toll 样受体；RLR，RIG‑Ⅰ‑ 样受体

引自 Chen C，Li H，Hang W，et al. Cardiac injuries in coronavirus disease 2019（COVID-19）. *J Mol Cell Cardiol*，2020，145：25-29

各种病因导致暴发性心肌炎的患者都常伴发心律失常，如房性或室性心动过速、房室传导阻滞甚至发生心搏骤停[103-105]。IL-2、IL-6、IL-17A 和 IL-18 等细胞因子可以延长动作电位时程，TNF-α、IL-1β 和 IL-18 可以影响 L 型 Ca^{2+} 通道，IL-2 可以抑制快 Na^+ 通道而 IL-17A 和 VEGF-B 对 K_{ir} 通道有特殊作用。多种细胞因子综合作用，引起心脏心电功能的紊乱，导致了暴发性心肌炎病程中多种心律失常的发生[106]。

炎症细胞释放的 TNF-α、IL-1、IL-6 和 IFN 等细胞因子进入血液循环，刺激白细胞、红细胞、血小板、血管内皮细胞等产生血小板聚集因子（PAF）、前列腺素、过氧化物合成酶、白三烯和 NO 等因子，引起血液中 CRP（急性期反应蛋白）、$α_2$- 巨球蛋白及纤维蛋白原等浓度增加，而白蛋白和转铁蛋白降低，造成整个心脏大循环的高排低阻。加之外周血管扩张，造成外周组织灌流不足，微循环障碍。

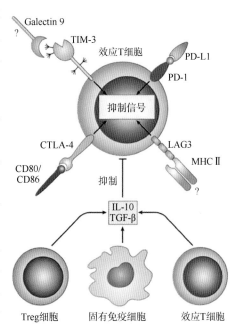

图 3-17　T 细胞的负性调节机制

引自 Rouse BT，Sehrawat S. Immunity and immunopathology to viruses：what decides the outcome? *Nat Rev Immunol*，2010，10：514-526

上述因素与病毒的直接损伤等因素一起导致了噬心肌性病毒引起的暴发性心肌炎心功能的急剧恶化。免疫检查点抑制剂等肿瘤治疗引起暴发性心肌炎也与上述因素有关。但不同的是，T 细胞在心脏的浸润除了 IL-2 等细胞因子的刺激外，靶标抗原如 CTLA-4 等也在正常组织表达，免疫检查点抑制剂与正常组织的抗原结合，引起了 T 细胞的浸润及补体介导的组织损伤（图 3-18）。此外，心肌组织与肿瘤可能存在抗原表位共享，也导致了 T 细胞"敌我不分"的对心肌组织的攻击[107]。非噬心肌性病毒等引起心功能减低主要是病毒直接介导损伤、炎症因子引起心脏收缩功能异常和心电功能紊乱的综合作用，而心脏浸润的炎症细胞相对较少。但由于其他器官（主要是肺脏）直接受到病毒攻击而功能严重受损，机体抵抗力低下。一旦出现细胞因子风暴并累及心脏，即使心脏炎症浸润较少也可出现明显心功能障碍，严重威胁患者生命。

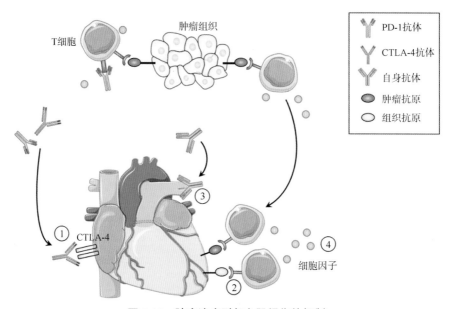

图 3-18　肿瘤治疗引起心肌损伤的机制

如机体自身抵抗力较强，或得到及时干预治疗，外周组织器官的功能尚处于代偿期阶段，在生命支持治疗、药物及自身抗炎因子等的对抗下，机体功能可以得到逐步恢复。反之，在心肌细胞持续破坏、残存心肌收缩力下降、外周组织供血不足的综合作用下，最终会出现循环衰竭，危及患者生命。

三、展望

在暴发性心肌炎的病程中，细胞因子风暴的具体作用尚未完全明确，亟须进一步深入研究。

细胞因子风暴的出现是导致暴发性心肌炎患者死亡的重要原因，因此，对其病理生理学机制、临床标志物及治疗方式的探究对降低患者的死亡率尤其重要。但目前暴发性心肌炎的炎症风暴检测主要依赖于外周血中细胞因子的监测。多数细胞因子的极短半衰期使得其生物学效应仅限于自分泌和旁分泌作用于局部组织。只有某些细胞因子如 IL-1、IL-6、TNF-α 和 IFN 等在特定条件下，如机体被感染时，其血中浓度才可显著升高，作用于远处的靶细胞，呈现为内分泌效应。这就造成了外周血和组织局部细胞因子的偏差，也为我们理解心脏中发生的细胞因子风暴带来了困难。近年来，单细胞测序、空间转录组学等新技术的日渐成熟为我们进一步探究细胞因子风暴的奥秘提供了新的思路，也为我们更加精准地寻找细胞因子风暴中的核心分子提供了可能。

细胞因子风暴在暴发性心肌炎的病理生理过程中发挥了极其重要的作用，因此，通过调节细胞因子水平等免疫机制的方法或可为治疗暴发性心肌炎提供可行的思路。在我们目前的暴发性心肌炎"以生命支持为依托的综合救治方案"中，采用糖皮质激素、人免疫球蛋白等免疫调节治疗通过抑制过度激活的免疫反应、减轻炎症细胞浸润、抑制炎症因子释放减轻其毒性和攻击作用、减少异常抗原抗体结合等方面调节免疫，已在临床上广泛应用并获得了非常有益的临床结果。更多针对性的细胞因子调节治疗方法仍有待进一步的研究。值得注意的是，细胞因子并非全无益处，一味地进行免疫抑制治疗并不可取。如何平衡机体的生理性免疫反应与病理性细胞因子风暴的发生是治疗过程中亟待解决的问题。未来仍需通过临床样本的密切跟踪与检测，结合更深入的基础实验探究来认识与治疗暴发性心肌炎，最终使患者获益。

关键知识点

1. 细胞因子风暴的形成是暴发性心肌炎起病急、病情重的重要因素。

2. 细胞因子风暴是指过度激活的免疫细胞可分泌出一系列炎性因子，进一步激活更多的免疫细胞，使得体液中多种细胞因子迅速大量产生。

3. 目前最常用 CVB3 干预 A/J 小鼠诱导暴发性心肌炎模型。

参 考 文 献

[1] Dennert R, Crijns HJ, Heymans S. Acute viral myocarditis. Eur Heart J, 2008, 29(17): 2073-2082

[2] Van Linthout S, Tschöpe C. Viral myocarditis: a prime example for endomyocardial biopsy-guided diagnosis and therapy. Curr Opin Cardiol, 2018, 33(3): 325-333

[3] Kindermann I, Kindermann M, Kandolf R, et al. Predictors of outcome in patients with suspected myocarditis. Circulation, 2008, 118(6): 639-648

[4] Pollack A, Kontorovich AR, Fuster V, et al. Viral myocarditis: diagnosis, treatment options, and current controversies. Nat Rev Cardiol, 2015, 12(11): 670-680

[5] Molina KM, Garcia X, Denfield SW, et al. Parvovirus B19 myocarditis causes significant morbidity and mortality in children. Pediatr Cardiol, 2013, 34(2): 390-397

[6] Corsten MF, Schroen B, Heymans S. Inflammation in viral myocarditis: friend or foe? Trends Mol Med, 2012, 18(7): 426-437

[7] Huber SA, Stone JE, Wagner DH Jr, et al. gamma delta+ T cells regulate major histocompatibility complex class II(IA and IE)-dependent susceptibility to Coxsackievirus B3-induced autoimmune myocarditis. J Virol, 1999, 73(7): 5630-5636

[8] Knowlton KU, Badorff C. The immune system in viral myocarditis: maintaining the balance. Circ Res, 1999, 85(6): 559-561

[9] Rose NR. Myocarditis: infection versus autoimmunity. J Clin Immunol, 2009, 29(6): 730-737

[10] Huber SA, Pfaeffle B. Differential Th1 and Th2 cell responses in male and female BALB/c mice infected with Coxsackievirus group B type 3. J Virol, 1994, 68(8): 5126-5132

[11] Weinzierl AO, Szalay G, Wolburg H, et al. Effective chemokine secretion by dendritic cells and expansion of cross-presenting

CD4–/CD8+ dendritic cells define a protective phenotype in the mouse model of Coxsackievirus myocarditis. J Virol, 2008, 82(16): 8149-8160

[12] Jäkel S, Kuckelkorn U, Szalay G, et al. Differential interferon responses enhance viral epitope generation by myocardial immunoproteasomes in murine enterovirus myocarditis. Am J Pathol, 2009, 175(2): 510-518

[13] Yajima T. Viral myocarditis: potential defense mechanisms within the cardiomyocyte against virus infection. Future Microbiol, 2011, 6(5): 551-566

[14] Zaragoza C, Ocampo C, Saura M, et al. The role of inducible nitric oxide synthase in the host response to Coxsackievirus myocarditis. Proc Natl Acad Sci U S A, 1998, 95(5): 2469-2474

[15] Chow LH, Gauntt CJ, McManus BM. Differential effects of myocarditic variants of Coxsackievirus B3 in inbred mice. A pathologic characterization of heart tissue damage. Lab Invest, 1991, 64(1): 55-64

[16] Godeny EK, Gauntt CJ. Involvement of natural killer cells in Coxsackievirus B3-induced murine myocarditis. J Immunol, 1986, 137(5): 1695-1702

[17] Lee JK, Zaidi SH, Liu P, et al. A serine elastase inhibitor reduces inflammation and fibrosis and preserves cardiac function after experimentally-induced murine myocarditis. Nat Med, 1998, 4(12): 1383-1391

[18] Klingel K, Hohenadl C, Canu A, et al. Ongoing enterovirus-induced myocarditis is associated with persistent heart muscle infection: quantitative analysis of virus replication, tissue damage, and inflammation. Proc Natl Acad Sci U S A, 1992, 89(1): 314-318

[19] Li K, Xu W, Guo Q, et al. Differential macrophage polarization in male and female BALB/c mice infected with Coxsackievirus B3 defines susceptibility to viral myocarditis. Circ Res, 2009, 105(4): 353-364

[20] Huber SA, Kupperman J, Newell MK. Hormonal regulation of CD4(+) T-cell responses in Coxsackievirus B3-induced myocarditis in mice. J Virol, 1999, 73(6): 4689-4695

[21] Frisancho-Kiss S, Coronado MJ, Frisancho JA, et al. Gonadectomy of male BALB/c mice increases Tim-3[+] alternatively activated M2 macrophages, Tim-3[+] T cells, Th2 cells and Treg in the heart during acute Coxsackievirus-induced myocarditis. Brain Behav Immun, 2009, 23(5): 649-657

[22] Frisancho-Kiss S, Nyland JF, Davis SE, et al. Sex differences in Coxsackievirus B3-induced myocarditis: IL-12Rbeta1 signaling and IFN-gamma increase inflammation in males independent from STAT4. Brain Res, 2006, 1126(1): 139-147

[23] Frisancho-Kiss S, Davis SE, Nyland JF, et al. Cutting edge: cross-regulation by TLR4 and T cell Ig mucin-3 determines sex differences in inflammatory heart disease. J Immunol, 2007, 178(11): 6710-6714

[24] Kawai C. From myocarditis to cardiomyopathy: mechanisms of inflammation and cell death: learning from the past for the future. Circulation, 1999, 99(8): 1091-1100

[25] Hazini A, Pryshliak M, Brückner V, et al. Heparan sulfate binding Coxsackievirus B3 strain PD: a novel avirulent oncolytic agent against human colorectal carcinoma. Hum Gene Ther, 2018, 29(11): 1301-1314

[26] Jensen LD, Marchant DJ. Emerging pharmacologic targets and treatments for myocarditis. Pharmacol Ther, 2016, 161: 40-51

[27] Althof N, Goetzke CC, Kespohl M, et al. The immunoproteasome-specific inhibitor ONX 0914 reverses susceptibility to acute viral myocarditis. EMBO Mol Med, 2018, 10(2): 200-218

[28] Schulert GS, Grom AA. Pathogenesis of macrophage activation syndrome and potential for cytokine- directed therapies. Annu Rev Med, 2015, 66: 145-159

[29] Mehta P, Porter JC, Manson JJ, et al. Therapeutic blockade of granulocyte macrophage colony-stimulating factor in COVID-19-associated hyperinflammation: challenges and opportunities. Lancet Respir Med, 2020, 8(8): 822-830

[30] Clark IA. The advent of the cytokine storm. Immunol Cell Biol, 2007, 85(4): 271-273

[31] Abe S, Okura Y, Hoyano M, et al. Plasma concentrations of cytokines and neurohumoral factors in a case of fulminant myocarditis successfully treated with intravenous immunoglobulin and percutaneous cardiopulmonary support. Circ J, 2004, 68(12): 1223-1226

[32] Noji Y. Anakinra in fulminant myocarditis: targeting interleukin-1 and the inflammasome formation. Crit Care Med, 2016, 44(8): 1630-1631

[33] Hay KA, Hanafi LA, Li D, et al. Kinetics and biomarkers of severe cytokine release syndrome after CD19 chimeric antigen receptor-modified T-cell therapy. Blood, 2017, 130(21): 2295-2306

[34] Hay KA. Cytokine release syndrome and neurotoxicity after CD19 chimeric antigen receptor-modified (CAR-) T cell therapy. Br J Haematol, 2018, 183(3): 364-374

[35] Kindler E, Thiel V, Weber F. Interaction of SARS and MERS coronaviruses with the antiviral interferon response. Adv Virus Res,

2016, 96: 219-243

[36] Channappanavar R, Fehr AR, Vijay R, et al. Dysregulated type I interferon and inflammatory monocyte-macrophage responses cause lethal pneumonia in SARS-CoV-infected mice. Cell Host Microbe, 2016, 19(2): 181-193

[37] Channappanavar R, Perlman S. Pathogenic human coronavirus infections: causes and consequences of cytokine storm and immunopathology. Semin Immunopathol, 2017, 39(5): 529-539

[38] Bermejo-Martin JF, de Lejarazu RO, Pumarola T, et al. Th1 and Th17 hypercytokinemia as early host response signature in severe pandemic influenza. Crit Care, 2009, 13(6): R201

[39] Huang CL, Wang YM, Li XW, et al. Clinical features of patients infected with 2019 novel coronavirus in Wuhan, China. Lancet, 2020, 395(10223): 497-506

[40] Grom AA, Horne A, de Benedetti F. Macrophage activation syndrome in the era of biologic therapy. Nat Rev Rheumatol, 2016, 12(5): 259-268

[41] Esfandiarei M, McManus BM. Molecular biology and pathogenesis of viral myocarditis. Annu Rev Pathol, 2008, 3: 127-155

[42] McNab F, Mayer-Barber K, Sher A, et al. Type I interferons in infectious disease. Nat Rev Immunol, 2015, 15(2): 87-103

[43] Kühl U, Pauschinger M, Schwimmbeck PL, et al. Interferon-β treatment eliminates cardiotropic viruses and improves left ventricular function in patients with myocardial persistence of viral genomes and left ventricular dysfunction. Circulation, 2003, 107(22): 2793-2798

[44] Hou HY, Zhou Y, Yu J, et al, 2018. Establishment of the reference intervals of lymphocyte function in healthy adults based on IFN-γ secretion assay upon phorbol-12-myristate-13-acetate/ionomycin stimulation. Frontiers in Immunology, 9: 172

[45] Lee DW, Gardner R, Porter DL, et al. Current concepts in the diagnosis and management of cytokine release syndrome. Blood, 2014, 124(2): 188-195

[46] Balci SO, Col-Araz N, Baspinar O, et al. Cytokine gene polymorphisms in childhood dilated cardiomyopathy: interferon- gamma, tumor necrosis factor-alpha and transforming growth factor - beta 1 genes are associated with the disease in Turkish patients. Iran J Pediatr, 2013, 23(5): 603-604

[47] Dinarello CA. Interleukin-1 in the pathogenesis and treatment of inflammatory diseases. Blood, 2011, 117(14): 3720-3732

[48] Dinarello CA, Simon A, van der Meer JW. Treating inflammation by blocking interleukin-1 in a broad spectrum of diseases. Nat Rev Drug Discov, 2012, 11(18): 633-652

[49] Kumar A, Thota V, Dee L, et al. Tumor necrosis factor alpha and interleukin 1beta are responsible for in vitro myocardial cell depression induced by human septic shock serum. J Exp Med, 1996, 183(3): 949-958

[50] Muller-Werdan U, Buerke M, Ebelt H, et al. Septic cardiomyopathy – a not yet discovered cardiomyopathy? Exp Clin Cardiol, 2006, 11(3): 226-236

[51] Liu S, Schreur KD. G protein-mediated suppression of L-type Ca^{2+} current by interleukin-1 beta in cultured rat ventricular myocytes. Am J physioll, 1995, 268(2 Pt 1): C339-349

[52] Combes A, Frye CS, Lemster BH, et al. Chronic exposure to interleukin 1beta induces a delayed and reversible alteration in excitation-contraction coupling of cultured cardiomyocytes. Pflügers Archiv, 2002, 445(2): 246-256

[53] Van Tassell BW, Toldo S, Mezzaroma E, et al. Targeting interleukin-1 in heart disease. Circulation, 2013, 128(17): 1910-1923

[54] Mann DL. Innate immunity and the failing heart: the cytokine hypothesis revisited. Circ Res, 2015, 116(7): 1254-1268

[55] Van Tassell BW, Seropian IM, Toldo S, et al. Interleukin-1β induces a reversible cardiomyopathy in the mouse. Inflamm Res, 2013, 62(7): 637-640

[56] Van Tassell BW, Arena RA, Toldo S, et al. Enhanced interleukin-1 activity contributes to exercise intolerance in patients with systolic heart failure. PLoS One, 2012, 7(3): e33438

[57] Butin M, Mekki Y, Phan A, et al. Successful immunotherapy in life-threatening parvovirus B19 infection in a child. Pediatr Infect Dis J, 2013, 32(7): 789-792

[58] Cavalli G, Foppoli M, Cabrini L, et al. Interleukin-1 receptor blockade rescues myocarditis-associated end-stage heart failure. Front Immunol, 2017, 8: 131

[59] Cavalli G, Pappalardo F, Mangieri A, et al. Treating life-threatening myocarditis by blocking interleukin-1. Crit Care Med, 2016, 44(8): e751-754

[60] Buckley LF, Abbate A. Interleukin-1 blockade in cardiovascular diseases: a clinical update. Eur Heart J, 2018, 39(22): 2063-2069

[61] Schmitz J, Owyang A, Oldham E, et al. IL-33, an interleukin-1-like cytokine that signals via the IL-1 receptor-related protein ST2

and induces T helper type 2-associated cytokines. Immunity, 2005, 23(5): 479-490

[62] Griesenauer B , Paczesny S. The ST2/IL-33 axis in immune cells during inflammatory diseases. Front Immunol, 2017, 8: 475

[63] Ghali R, Altara R, Louch WE, et al. IL-33 (interleukin 33)/sST2 axis in hypertension and heart failure. Hypertension, 2018, 72(4): 818-828

[64] Wang C, Dong CS, Xiong SD. IL-33 enhances macrophage M2 polarization and protects mice from CVB$_3$-induced viral myocarditis. J Mol Cell Cardiol, 2017, 103: 22-30

[65] Anand IS, Rector TS, Kuskowski M, et al. Prognostic value of soluble ST2 in the valsartan heart failure trial. Circ Heart Fail, 2014, 7(3): 418-426

[66] Liao W, Lin JX, Leonard WJ. Interleukin-2 at the crossroads of effector responses, tolerance, and immunotherapy. Immunity, 2013, 38(1): 13-25

[67] Limas CJ, Goldenberg IF, Limas C. Soluble interleukin-2 receptor levels in patients with dilated cardiomyopathy. Correlation with disease severity and cardiac autoantibodies. Circulation. 1995, 91(3): 631-634

[68] Adamopoulos S, Parissis JT, Kremastinos DT. A glossary of circulating cytokines in chronic heart failure. Eur J Heart Fail, 2001, 3(5): 517-526

[69] Zhang J, Yu ZX, Hilbert SL, et al. Cardiotoxicity of human recombinant interleukin-2 in rats. A morphological study. Circulation, 1993, 87(4): 1340-1353

[70] Thavendiranathan P, Verhaert D, Kendra KL, et al. Fulminant myocarditis owing to high-dose interleukin-2 therapy for metastatic melanoma. Br J Radiol, 2011, 84(1001): e99-e102

[71] Wu S, Sarcon A, Do K, et al. A case of myocarditis and near-lethal arrhythmia associated with interleukin-2 therapy. J Investig Med High Impact Case Rep, 2018, 6: 2324709617749622

[72] Chow S, Cove-Smith L, Schmitt M, et al. High-dose interleukin 2-induced myocarditis: can myocardial damage reversibility be assessed by cardiac MRI? J Immunother, 2014, 37(5): 304-308

[73] Murakami M, Kamimura D, Hirano T. Pleiotropy and specificity: insights from the interleukin 6 family of cytokines. Immunity, 2019, 50(4): 812-831

[74] Hunter CA, Jones SA. IL-6 as a keystone cytokine in health and disease. Nat Immunol 2015, 16(5): 448-457

[75] Heink S, Yogev N, Garbers C, et al. Trans-presentation of IL-6 by dendritic cells is required for the priming of pathogenic T$_H$17 cells. Nat Immunol, 2017, 18(1): 74-85

[76] Kang S, Tanaka T, Narazaki M, et al. Targeting interleukin-6 signaling in clinic. Immunity, 2019, 50(4): 1007-1023

[77] Poffenberger MC, Horwitz MS. IL-6 during viral-induced chronic autoimmune myocarditis. Ann N Y Acad Sci , 2009, 1173(1): 318-325

[78] Kanda T, McManus JE, Nagai R, et al. Modification of viral myocarditis in mice by interleukin-6. Circ Res, 1996, 78(5): 848-856

[79] Fontes JA, Rose NR, Čiháková D. The varying faces of IL-6: from cardiac protection to cardiac failure. Cytokine, 2015, 74(1): 62-68

[80] Tanaka T, Kanda T, McManus BM, et al. Overexpression of interleukin-6 aggravates viral myocarditis: impaired increase in tumor necrosis factor-alpha. J Mol Cell Cardiol, 2001, 33(9): 1627-1635

[81] Tanaka T, Narazaki M, Kishimoto T. IL-6 in inflammation, immunity, and disease. Cold Spring Harb Perspect Biol, 2014, 6(10): a016295

[82] Pathan N, Hemingway CA, Alizadeh AA, et al. Role of interleukin 6 in myocardial dysfunction of meningococcal septic shock. Lancet, 2004, 363(9404): 203-209

[83] Abraham E, Glauser MP, Butler T, et al. p55 Tumor necrosis factor receptor fusion protein in the treatment of patients with severe sepsis and septic shock. A randomized controlled multicenter trial. Ro 45-2081 Study Group. JAMA, 1997, 277(19): 1531-1538

[84] Kanda T, Takahashi T. Interleukin-6 and cardiovascular diseases. Jpn Heart J, 2004, 45(2): 183-193

[85] Tsutamoto T, Hisanaga T, Wada A, et al. Interleukin-6 spillover in the peripheral circulation increases with the severity of heart failure, and the high plasma level of interleukin-6 is an important prognostic predictor in patients with congestive heart failure. J Am Coll Cardiol, 1998, 31(2): 391-398

[86] Rouse BT, Sehrawat S. Immunity and immunopathology to viruses: what decides the outcome? Nat Rev Immunol, 2010, 10(7): 514-526

[87] Tisoncik JR, Korth MJ, Simmons CP, et al. Into the eye of the cytokine storm. Microbiol Mol Biol Rev, 2012, 76(1): 16-32

[88] Nishio R, Matsumori A, Shioi T, et al. Treatment of experimental viral myocarditis with interleukin-10. Circulation, 1999, 100(10):

1102-1128

[89] Knowlton KU, Yajima T. Interleukin-10: Biomarker or pathologic cytokine in fulminant myocarditis? J Am Coll Cardiol, 2004, 44(6): 1298-1300

[90] Nishii M, Inomata T, Takehana H, et al. Serum levels of interleukin-10 on admission as a prognostic predictor of human fulminant myocarditis. J Am Coll Cardiol, 2004, 44(6): 1292-1297

[91] Garin A, Proudfoot AE. Chemokines as targets for therapy. Exp Cell Res, 2011, 317(5): 602-612

[92] Zhang WL, Chancey AL, Tzeng HP, et al. The development of myocardial fibrosis in transgenic mice with targeted overexpression of tumor necrosis factor requires mast cell-fibroblast interactions. Circulation, 2011, 124(19): 2106-2116

[93] Tang ZH, McGowan BS, Huber SA, et al. Gene expression profiling during the transition to failure in TNF-alpha over-expressing mice demonstrates the development of autoimmune myocarditis. J Mol Cell Cardiol, 2004, 36(4): 515-530

[94] Mann DL, McMurray JJV, Packer M, et al. Targeted anticytokine therapy in patients with chronic heart failure: results of the Randomized Etanercept Worldwide Evaluation (RENEWAL). Circulation, 2004, 109(13): 1594-1602

[95] Adamson R, Yazici Y, Katz ES, et al. Fatal acute necrotizing eosinophilic myocarditis temporally related to use of adalimumab in a patient with relapsing polychondritis. J Clin Rheumatol, 2013, 19(7): 386-389

[96] Huang CH, Vallejo JG, Kollias G, et al. Role of the innate immune system in acute viral myocarditis. Basic Res Cardiol, 2009, 104(3): 228-237

[97] Shimabukuro-Vornhagen A, Gödel P, Subklewe M, et al. Cytokine release syndrome. J Immunother Cancer, 2018, 6(1): 56

[98] Medzhitov R. Inflammation 2010: new adventures of an old flame. Cell, 2010, 140(6): 771-776

[99] Münz C, Lünemann JD, Getts MT et al. Antiviral immune responses: triggers of or triggered by autoimmunity? Nat Rev Immunol, 2009, 9(4): 246-258

[100] Martinez-Calle N, Rodriguez-Otero P, Villar S, et al. Anti-PD1 associated fulminant myocarditis after a single pembrolizumab dose: the role of occult pre-existing autoimmunity. Haematologica, 2018, 103(7): e318-e321

[101] Ganatra S, Neilan TG. Immune checkpoint inhibitor-associated myocarditis. Oncologist, 2018, 23(8): 879-886

[102] Johnson DB, Balko JM, Compton ML, et al. Fulminant myocarditis with combination immune checkpoint blockade. N Engl J Med, 2016, 375(18): 1749-1755

[103] Peretto G, Sala S, Rizzo S, et al. Arrhythmias in myocarditis: state of the art. Heart Rhythm, 2019, 16(5): 793-801

[104] Du YZ, Tu L, Zhu PJ, et al. Clinical features of 85 fatal cases of COVID-19 from Wuhan: A retrospective observational study. Am J Respir Crit Care Med, 2020, 201(11): 1372-1379

[105] Ball S, Ghosh RK, Wongsaengsak S, et al. Cardiovascular toxicities of immune checkpoint inhibitors: JACC review topic of the week. J Am Coll Cardiol, 2019, 74(13): 1714-1727

[106] Kazanski V, Mitrokhin VM, Mladenov MI, et al. Cytokine effects on mechano-induced electrical activity in atrial myocardium. Immunol Invest, 2016, 46(1): 22-37

[107] Sury K, Perazella MA, Shirali AC. Cardiorenal complications of immune checkpoint inhibitors. Nat Rev Nephrol, 2018, 14(9): 571-588

第四章　心肌炎及暴发性心肌炎病理学改变

虽然人们对于心肌炎（myocarditis）的认识，以及在诊断和治疗等方面已取得了显著的成绩，但心肌炎的病理学诊断仍是一个难题，其原因在于心肌炎诊断标准、分类及传染病模式的不断演变。1837 年 Sobernheim 首次提出心肌炎的诊断，1858 年德国著名病理学家 Virchow 开始推广普及心肌炎的诊断，1912 年 Herrick 认识到缺血性心肌坏死的形态特征后，心肌炎的诊断率大幅下降。1962 年经静脉心内膜活检技术的问世，改变了人们对心肌炎病理生理学、病因学和治疗学的认识。1984 年由 8 位心脏病理学家组成的小组在美国达拉斯市（Dallas）召开会议，为心内膜活检样本心肌炎的诊断制定了形态学标准和 Dallas 分类标准。随后，Dallas 标准被美国国立卫生研究院使用并推广，迄今仍然是病理学家判定心肌炎的标准。1991 年 Lieberman 根据心肌活检的组织学改变与临床表现，将心肌炎分为暴发性心肌炎、急性心肌炎、慢性活动性心肌炎和慢性迁延性心肌炎。

一、心肌炎及暴发性心肌炎病理概述

根据现行的 Dallas 标准，心肌炎是炎症细胞浸润与邻近的心肌细胞损伤和坏死两者均出现的心肌病变，但其心肌损伤与典型的缺血性心脏病形态不同。根据心肌间质炎细胞的不同类型，可将心肌炎分为淋巴细胞型、嗜酸性粒细胞型、中性粒细胞型、巨细胞型、肉芽肿型或混合细胞型等不同亚型；根据炎症细胞浸润区域又可将其分为间质型、血管周围型和心内膜型；根据心肌病变的严重程度分为轻微、轻度、中度和重度心肌炎，而根据炎症细胞浸润程度可分为灶性、融合性或弥漫性心肌炎。交界性心肌炎是心肌间质灶性炎症细胞浸润但心肌坏死不明显的类型。按照 Dallas 标准 [1]，将心肌炎分为活动性、复发性、康复性和边缘性心肌炎四类，并将心脏中持续存在病毒感染但缺乏炎症细胞浸润定义为非炎性病毒性心肌病。

心肌炎是常见的心脏性猝死疾病之一，尤其是儿童及青年人猝死病因的重要原因。国内报道尸检中心肌炎检出率为 2.8%，国外为 4% ～ 9%，儿童猝死病因中心肌炎可达 20% 左右。

根据病因，心肌炎被分为感染性和非感染性两大类，不同病因所致心肌炎的发病机制及病理改变具有各自的特点（表 4-1）[2, 3]。

（一）感染性心肌炎

病原包括病毒、细菌、真菌、寄生虫等各种病原微生物，其中病毒性心肌炎和细菌性心肌炎是最为常见的心肌炎类型 [4]。感染性心肌炎的主要病原包括以下类别。

1. 病毒类　柯萨奇病毒、埃可病毒、腺病毒、巨细胞病毒、水痘 - 带状疱疹病毒、单纯疱疹病毒、EB 病毒、流感病毒（A 和 B）、麻疹病毒、风疹病毒、脊髓灰质炎病毒、流行性脑炎病毒、呼吸道合胞病毒、沙粒病毒、登革热病毒、肝炎病毒、人类免疫缺陷病毒、胡宁病毒、新型冠状病毒、狂犬病病毒、黄热病毒、天花病毒等。

2. 细菌类 链球菌、葡萄球菌、肺炎球菌、脑膜炎球菌、分枝杆菌、白喉杆菌、布氏菌、淋球菌、嗜血菌、霍乱弧菌、李斯特菌、放线菌、土拉弗朗西斯菌、沙门氏菌、惠普尔菌、弯曲杆菌等。

3. 螺旋体类 钩端螺旋体、回归热螺旋体、伯氏疏螺旋体、梅毒螺旋体。

4. 立克次体 导致 Q 热、落基山斑疹热、恙虫病的立克次体。

5. 真菌 念珠菌、毛霉菌、曲菌、球孢菌、芽生菌、隐球菌、组织胞浆菌等。

6. 原虫 / 蠕虫 锥虫、弓形虫、囊虫、肉孢子虫、血吸虫、棘球蚴、并殖吸虫、旋毛虫、丝虫、蛔虫等。

（二）非感染性心肌炎

1. 系统性疾病相伴或免疫反应性心肌炎 包括系统性红斑狼疮、风湿病、类风湿病、药物过敏性心肌炎、结节性多发性动脉炎、皮肌炎、川崎病、围生期心肌病、血栓性血小板减少性紫癜等疾病伴随的心肌炎。

2. 理化因素引起的心肌炎 如药（毒）物、重金属、生物毒性物质、代谢紊乱（尿毒症、低钾血症）及物理损伤等所致的心肌炎。

3. 其他 如结节病、特发性巨细胞性心肌炎等。

心肌炎临床表现多样，从无症状至出现严重心律失常、急性心功能不全、心源性休克甚至死亡，但心内膜心肌组织活检是临床确诊心肌炎的"金标准"。

心肌炎在病理损害方面有很大差异，有的表现为弥漫性损害如心肌松弛、缺乏弹性、心室壁张力及顺应性降低、心脏增大、心腔扩张，有的表现为心肌细胞水肿、溶解、坏死、间质内炎症细胞浸润等，导致急性心功能衰竭、肺水肿、心源性休克及死亡。如病变累及心脏传导系统，则可引起不同程度的房室传导阻滞，甚至室颤而导致阿 - 斯综合征或猝死。

一般情况下，心肌炎的典型组织病理学变化为心肌结构紊乱，可见局灶性单核细胞、淋巴细胞浸润，心肌细胞的细胞膜被炎症细胞破坏而呈典型的虫蚀样改变，部分心肌细胞断裂伴胞质残留或裸核，重者炎症细胞弥漫性浸润甚至完全取代心肌细胞，心肌细胞广泛性溶解坏死的情形则极为少见。Masson 三色染色受损的心肌细胞胞质呈嗜碱性着色有助于心肌细胞损伤的诊断[4]。

需要注意的是，在病理诊断方面，对于心肌内炎症细胞浸润的解释必须慎重，因为 5%～10% 的非心肌炎死亡（如机械性损伤、中毒等）的组织学切片上心肌间质可见到或多或少的小灶性炎症细胞浸润，但心肌无变性坏死改变，只有病变达到足够的强度，足以造成相应临床症状时才能考虑心肌炎。生理状态下，心内膜下也可出现少量淋巴细胞，但通常少于 5 个 /mm² 炎症细胞。1999 年，世界心脏联合会共识会议通过量化的免疫组织病理学标准，将心肌炎定义为 > 14 个 /mm² 炎症细胞浸润[5]。暴发性或急性进展性心肌炎通常表现为临床进展急剧和活检标本炎症细胞弥漫性浸润，暴发性心肌炎的最新诊断标准将其定义为 > 50 个 /mm² 炎症细胞浸润伴明显心肌细胞坏死[6]。

还应注意区别心肌炎和心肌炎性反应是两类性质不同的病理改变，如心肌梗死、心肌变性时清除坏死心肌的过程中也会有炎性反应，但一般小灶性梗死灶与冠状动脉分布具有相关性。全身性白细胞增多的某些疾病，如白血病及寄生虫感染可导致嗜酸性粒细胞增多，心肌间质或小血管内白细胞增多，甚至在心肌间质散在或小灶性白细胞聚集，但一般不伴心肌坏死。此外，针对病毒、细菌、真菌及寄生虫心肌炎的急性期病理形态学特点，尤其是心肌病灶内的病原学检测，则能更有效地进行心肌炎的确诊和鉴别诊断。

表 4-1　心肌炎类型及病因特点 [2, 3]

心肌炎类型	病因	最重要的心肌炎类型
感染性心肌炎	病毒	柯萨奇病毒性心肌炎
	化脓性细菌	脓毒败血症性心肌炎
	特殊细菌	结核性心肌炎
		白喉毒素性心肌炎
	真菌	真菌性心肌炎
	立克次体	立克次体心肌炎
	寄生虫	Chagas 病心肌炎
		弓形虫病心肌炎
		旋毛虫心肌炎
非感染性心肌炎		
系统性疾病相伴的心肌炎	结缔组织病	系统性红斑狼疮
	急性风湿热	风湿性心肌炎
	妊娠	围生期心肌炎
肉芽肿性心肌炎	结节病	特发性巨细胞性心肌炎
药（毒）物引起的心肌炎	抗生素、利尿剂、抗肿瘤药物（检查点抑制剂等）、儿茶酚胺	过敏性心肌炎
	化学毒物或重金属（磷化氢、砷、铅等）	中毒性心肌炎
	生物毒素（毒蛇、蜘蛛、蝎子、蜂蜇伤）	
其他	物理因素（辐射）	
	心脏移植性心肌炎	

二、不同病因心肌炎的病理特点

（一）病毒性心肌炎

病毒性心肌炎（viral myocarditis）是淋巴细胞性心肌炎最常见的病理类型。许多病毒均可引起不同程度的心肌炎，其中最常见的是柯萨奇病毒 A 组和 B 组、埃可病毒和腺病毒[2, 4]。病毒性心肌炎的损伤机制包括病毒直接损伤心肌细胞，也可通过自身免疫反应、白介素 -6及干扰素等炎症介质诱导的病毒特异性免疫反应引起心肌炎症。病程在 3 个月内者称为急性病毒性心肌炎。

病理变化：心脏大体检查，心脏外形可以正常或增大，心腔扩张（以左心室明显），重量轻度增加。心室壁厚度增加不明显，乳头肌及肉柱变扁平，心肌质地柔软、松弛，切面色泽浅淡，间质水肿，可见灰白色或灰黄色斑点状病灶，以及灶性出血或出血性坏死（图4-1）[7]。一般左心室病变较右心室为重，心室病变重于心房，内层心肌病变略重于外层，多数病例病变自内向外分布广泛而弥散，多伴发纤维素性心包炎和渗出性心包积液。心耳或心室内膜血栓不常见。慢性期心脏可呈代偿性肥大。

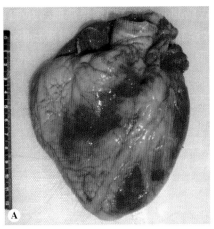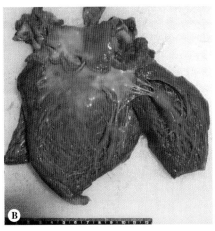

图 4-1　暴发性病毒性心肌炎（女性，30 岁，发病 3 天后死亡）

A. 心脏重量 320g，体积轻度增大、质地柔软；B. 为 A 图心脏切面，示左心室扩张，乳头肌及肉柱变扁平，切面色泽浅淡

心脏组织病理学检查：急性期，心肌细胞变性、坏死，可呈单一心肌细胞或小群心肌纤维坏死。心肌细胞呈片状崩解或部分溶解，也可呈较为广泛的心肌细胞坏死，心肌间质和小血管周围可见单核、淋巴细胞及浆细胞为主的炎症细胞浸润（图 4-2），偶可见中性粒细胞或嗜酸性粒细胞。慢性期表现为肉芽组织形成，间质纤维化（图 4-3），主要集中在肌束间和小血管周围，并延伸至心内膜，可有散在小瘢痕（图 4-4），可伴代偿性心肌细胞肥大或退行性钙化。部分病例可出现少量单核、淋巴细胞为主的炎症细胞浸润。而暴发性心肌炎的心肌细胞坏死更加明显及广泛，心肌间质增宽、组织水肿，多发片状或弥漫性炎症细胞浸润。

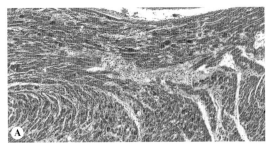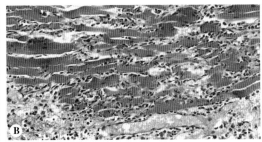

图 4-2　病毒性心肌炎急性期（男性，13 岁，猝死）

A. 心肌细胞坏死，间质大量单核、淋巴细胞浸润（HE 40×）；B. 心肌细胞坏死，间质大量单核、淋巴细胞浸润（HE 400×）

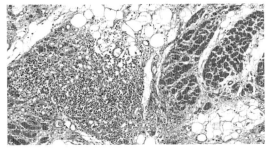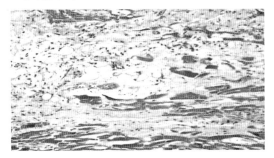

图 4-3　病毒性心肌炎亚慢性期（女性，26 岁，猝死）

心肌细胞溶解坏死，代之肉芽组织形成及单核、淋巴细胞浸润（HE 200×）

图 4-4　病毒性心肌炎慢性期（男性，28 岁，猝死）

心肌间质纤维化伴单核、淋巴细胞浸润（HE 200×）

　　我们对一组病毒性心肌炎死亡病例的心脏标本进行炎症细胞种类的免疫组化研究，结果显示几乎所有的病例均有 CD68 阳性的巨噬细胞浸润，CD3、CD4/8 阳性 T 细胞存在于大多数的病例，可见数量不一的 CD56 阳性自然杀伤细胞及髓过氧化物酶（MPO）阳性中性粒细胞，而 CD19 阳性 B 细胞浸润少见或缺乏（图 4-5）。

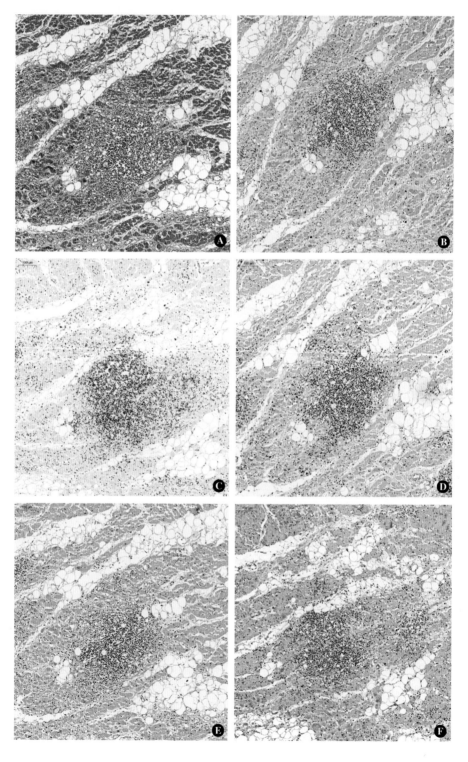

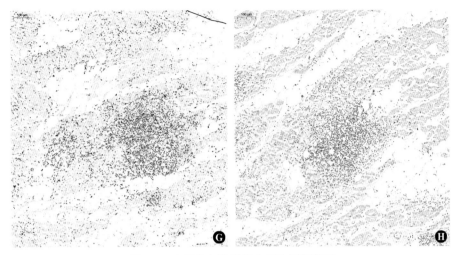

图 4-5 病毒性心肌炎炎症细胞浸润类型

心肌坏死伴大量 CD3、CD4、CD8 标记的 T 细胞及 CD68 标记的巨噬细胞浸润，少量 CD19、CD56 标记的淋巴细胞及 MPO
标记的中性粒细胞浸润

A. HE 染色；B. CD3；C.CD4；D. CD8；E. CD19；F. CD56；G. CD68；H. MPO

　　成人病毒性心肌炎病变多累及心房后壁、室间隔和心尖区，有时累及心脏传导系统。由于房室结区及心内膜下心肌受累，心脏传导系统检查可在房室结、房室束（His 束）及其分支发现炎症细胞浸润，心脏传导细胞可发生水肿、凝固性坏死。部分心肌炎猝死病例，其传导系统的窦房结、房室束及左右束支的炎症较心肌炎症病变严重（图 4-6，图 4-7），甚至心脏传导系统或邻近区域的局灶性心肌炎（图 4-8），也可导致严重的心律失常或猝死。我们对病毒性心肌炎死亡病例的心脏传导系统进行炎症细胞种类的免疫组化研究，结果也显示多种单核、淋巴细胞浸润（图 4-9）。

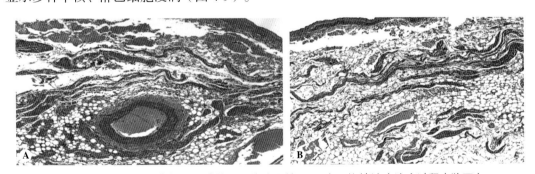

图 4-6 病毒性心肌炎侵犯心脏传导系统（男性，52 岁，抗精神病治疗过程中猝死）

A. 窦房结动脉周围单核、淋巴细胞浸润伴出血（HE 40×）；B. 窦房结水肿，传导细胞周围单核、淋巴细胞浸润伴出血（HE 40×）

　　病毒进入人体后引起病毒血症（viremia，virusemia），随后可侵入全身器官或其靶器官，部分病毒性心肌炎患者也可合并脑、肝、肺等器官的病理性损伤，引起相应组织细胞的炎症、水肿、坏死等改变，如病毒性脑炎（图 4-10）、病毒性肝炎[8]（图 4-11）或病毒性肺炎等[9]。

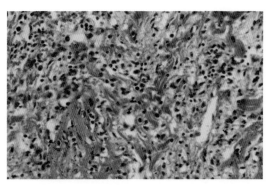

图 4-7 病毒性心肌炎（男性，25 岁，突然晕倒后猝死）

房室结传导细胞变性、坏死，单核、淋巴细胞浸润（HE 250×）

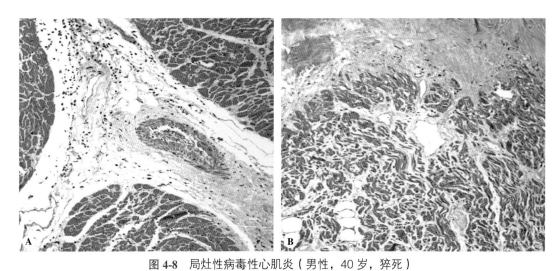

图 4-8 局灶性病毒性心肌炎（男性，40 岁，猝死）

A. His 束下方、室间隔顶部局灶性单核、淋巴细胞浸润（HE 100×）；B. 邻近心脏传导系统 His 束，未见炎症细胞浸润
（HE 100×）

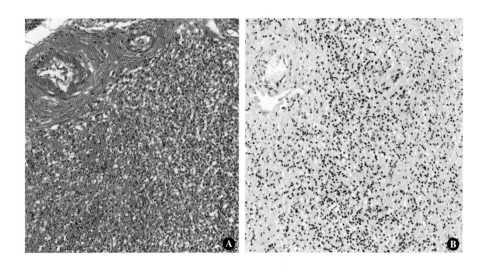

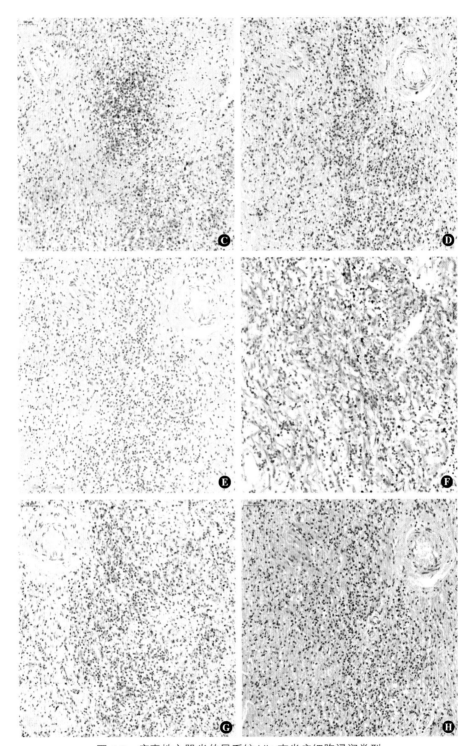

图 4-9　病毒性心肌炎传导系统 His 束炎症细胞浸润类型

心肌坏死伴大量 CD3、CD4、CD8 标记的 T 细胞及 CD68 标记的巨噬细胞浸润，少量 CD19、CD56 标记的淋巴细胞及 MPO
标记的中性粒细胞浸润

A. HE 染色；B. CD3；C. CD4；D. CD8；E. CD19；F. CD56；G. CD68；H. MPO

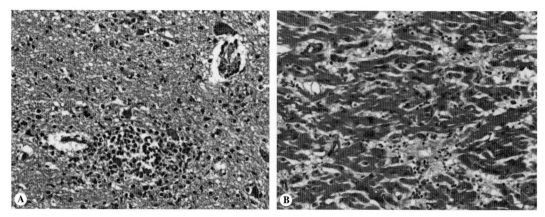

图 4-10　病毒性脑炎合并心肌炎（男性，2 岁，发热 3 天后死亡）
A. 病毒性脑炎（延脑）（HE 200×）；B. 病毒性心肌炎（HE 200×）

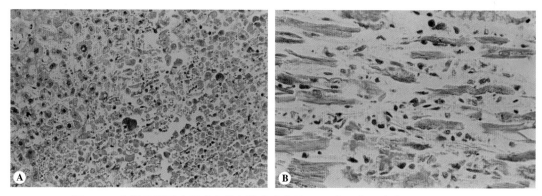

图 4-11　急性乙型重症肝炎合并心肌炎（女性，53 岁，右上腹痛 2 天后死亡）
A. 重症病毒性肝炎，广泛肝细胞坏死（HE 200×）；B. 病毒性心肌炎，心肌细胞坏死伴单核、淋巴细胞浸润（HE 400×）

　　交界性心肌炎指心内膜活检仅见少量淋巴细胞为主的炎症细胞浸润而不伴有心肌细胞损伤，重复活检显示持续性淋巴细胞浸润者称为持续性心肌炎，如浸润的炎症细胞稀疏表明是心肌炎的恢复期，缺乏炎症细胞浸润则表明心肌炎已经痊愈。

　　心内膜活检需要注意排除假阳性或其他病变。常见的情形包括：正常心肌间质内可见少量出现的淋巴细胞，但数量 < 5 个 /mm²[10]；将内皮细胞、平滑肌细胞、肥大细胞等心肌间质的正常细胞误认为淋巴细胞；将在缺血性心脏病变的坏死区域出现的髓外造血细胞诊断为心肌炎的淋巴细胞[11]；扩张型心肌病心肌间质和纤维化区出现的单核、淋巴细胞为主的炎症细胞局灶性浸润，可通过是否伴有心肌细胞损伤进行鉴别；嗜铬细胞瘤瘤细胞过度分泌的血管加压素 / 儿茶酚胺可使心肌细胞断裂，心肌间质出现少量以单核、淋巴细胞为主的炎症细胞浸润，呈现类似心肌炎的病理改变[12]，可通过损伤区域分布及炎症细胞种类进行鉴别，血管加压素 / 儿茶酚胺病变的特点为心肌损伤主要表现在心肌间质小动脉周围并伴中性粒细胞、淋巴细胞等混合性炎症细胞浸润；利用 Masson 三色染色可区别心肌细胞点状病理性钙化与弓形虫心肌炎；心内膜下心肌活检一般不会发现肿瘤转移，白血病、淋巴瘤等淋巴造血系统恶性肿瘤会使心内膜下心肌细胞出现不典型改变，但发生心肌坏死较少，免疫组织化学染色和基因检测有助于与心肌炎鉴别并确定疾病的良恶性。

临床上确定病毒性心肌炎较为困难，血清病毒滴度升高有一定的提示作用，心内膜活检虽可进行确诊，但限于标本取材的局限，也存在一定的难度。心内膜活检标本分离病毒阳性率较低，但利用原位核酸杂交、聚合酶链反应 - 单链构象多态性分析（PCR-SSCP）及巢式 PCR（nested PCR）等技术，可以提高病毒检测的阳性率。

（二）细菌性心肌炎

细菌性心肌炎（bacterial myocarditis）系细菌直接感染心肌，或由于细菌产生的毒素对心肌的作用，或细菌产物所致变态反应引起的心肌炎性病变。大多数细菌性心肌炎为化脓性心肌炎，此外，结核杆菌、白喉杆菌及伤寒杆菌等致病菌也可导致心肌炎。细菌性心肌炎较病毒性心肌炎少见，其发生机制与细菌直接入侵、细菌毒素和免疫反应等因素相关[13]。

近年来由于免疫系统受损患者增多，细菌性心肌炎患者持续增加[14]。通常情况下，根据临床检验结果怀疑细菌性心肌炎的病例，很少能被确诊[15]。尽管心内膜心肌活检具有很高的特异性，但其敏感性较低，因此细菌性心肌炎极少能在患者生前确诊[16]。

根据病变范围的大小，细菌性心肌炎可分为弥漫性心肌炎和局限性心肌炎；按组织病理学，可分为以心肌变性为主的实质性心肌炎和以间质损害为主的间质性心肌炎；按病情又可分为急性细菌性心肌炎和慢性细菌性心肌炎两种。细菌性心肌炎的愈合一般都由肉芽组织修复而形成瘢痕。

下面将对常见的细菌性心肌炎中的化脓性心肌炎、结核性心肌炎的病理改变进行描述。

1. 化脓性心肌炎（suppurative myocarditis，pyogenic myocarditis）　也称为心肌脓肿（myocardial abscess），指在心肌内有大量中性粒细胞并有脓液形成为特征的心肌炎，通常是其他部位化脓性细菌感染的并发症。主要由金黄色葡萄球菌、链球菌、肺炎双球菌及脑膜炎双球菌引起，大多数为脓毒败血症的后果，包括急性咽峡炎、扁桃体炎、肺炎、流行性脑脊髓膜炎、尿路感染、子宫炎、乳腺炎，甚至术后细菌感染等[17]。细菌性心内膜炎也可引起化脓性心肌炎。多数化脓性心肌炎行细菌培养和（或）镜下能见到细菌。

病理变化：心脏大体检查，心脏表面及切面可见多发性、大小不一的脓肿形成。通常心肌脓肿多而体积小，直径一般在 1cm 以内，多数为小圆形、大头针状黄绿色病灶，甚至在镜下才能发现；少数可见条索状的化脓带，脓肿周围可见暗红色出血反应带。大脓肿内可见脓液，并侵及心室壁全层，甚至发生心脏破裂，也有的痊愈后形成一层纤维组织薄壁，在心室的压力下逐渐膨出而形成心壁瘤，可因心室壁急性破裂或慢性心壁瘤破裂致急性心脏压塞而死亡。另外，心肌壁内的脓肿也可累及心外膜，心外膜局部有纤维蛋白附着，也可破入心包腔导致化脓性心包炎。

心脏组织病理学检查：镜下心肌间质中性粒细胞弥漫性浸润或有多发性小脓肿形成，有时可在脓肿中央发现细菌菌落。这些细菌来源于脓毒败血症时的转移性细菌菌落，或来自细菌性心内膜炎时的化脓性血栓栓子（图 4-12）。心肌间质水肿明显，细小血管处可见血栓形成或各种类型栓子，如细菌栓子、脓栓、透明血栓等，受累心肌细胞常发生变性、坏死（图 4-12D）。部分病例可见细菌性心内膜炎或瓣膜炎，侵袭心脏传导系统或形成小脓肿则可导致猝死（图 4-13）。如病程迁延，可见心肌组织纤维化、机化，肉芽组织修复形成心肌瘢痕。

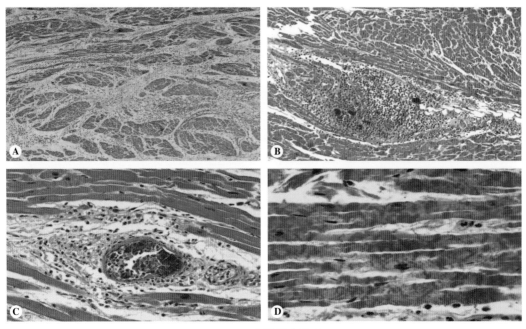

图 4-12　化脓性心肌炎

A.心肌间质大量中性粒细胞弥漫性浸润并聚集（HE 40×）；B.心肌小脓肿形成伴心肌细胞坏死，可见细菌菌落及出血带（HE 200×）；C.心肌小血管内脓栓及细菌栓子，血管周围炎症细胞浸润及组织水肿（HE 400×）；D.乳头肌收缩带坏死，散在少量中性粒细胞浸润（HE 400×）

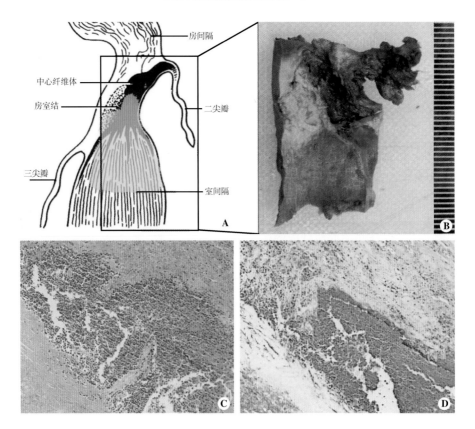

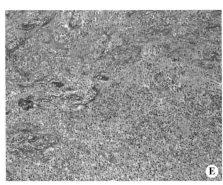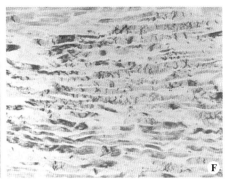

图 4-13　细菌性心内膜炎侵犯房室结区合并室间隔小脓肿

A. 房室间隔模式图及脓肿部位（黄色区域）；B. 室间隔顶部，示二尖瓣（MV）细菌性心内膜炎及室间隔灰白色小脓肿形成；C. 室间隔小脓肿，见广泛中性粒细胞为主的炎症细胞浸润（HE 100×）；D. 连续切片，中性粒细胞标记物 MPO 免疫组化染色（SABC 100×）；E. 心脏传导系统房室结（AVN）传导细胞坏死，大量中性粒细胞浸润（Masson 100×）；F. 左心室心肌多发斑片状收缩带坏死（PTAH 100×）

2. 结核性心肌炎（tubercular myocarditis）　又称心肌结核，是由结核杆菌引起的一种特殊类型的心肌炎，临床较少见，多数来源于原发性肺结核的血源性播散，或结核性心包炎、心外膜炎的直接扩散。病变部位可见特征性的结核结节，主要影响心包，而心脏瓣膜和心肌细胞受累非常少。结核性心肌炎生前诊断非常困难，死后尸检方能发现，结核病尸检发现心肌结核者占 0.25%～0.28%。

病理变化：结核性心肌炎分为结节型、粟粒型及弥漫型，但以结节型最多。

（1）结节型：又称结核瘤。多位于右心房，结节呈圆形或卵圆形，直径为 1～7cm，灰黄色，质坚实，可由不同程度纤维包绕，中心主要是黄白色干酪样坏死物，结节可以单个或多个。累及心内膜时可有溃疡或血栓形成。镜下结节中央主要由干酪样坏死物构成，坏死灶边缘有少量朗汉斯巨细胞（Langhans giant cell），外层有纤维组织包绕。纤维组织和邻接的心肌内有淋巴细胞浸润。

（2）粟粒型：常见于粟粒性结核患者。结节数量多少不等，多位于心外膜及心内膜，灰黄色，半透明，直径为 1～3mm。结节多在镜下才能发现，位于肌束间结缔组织内，多沿血管分布，结节中央有干酪样坏死或数个朗汉斯多核巨细胞，周围有大量类上皮细胞增生及淋巴细胞浸润，周围心肌细胞可以出现坏死（图 4-14）。

（3）弥漫型：少见，一般由心包结核扩展而来。病变处心肌呈灰黄色，条纹状分布。镜下，心肌结核性肉芽组织弥漫增生，主要由类上皮细胞、淋巴细胞、多核巨细胞组成，并有数量不等的干酪样坏死，常可检出结核杆菌。

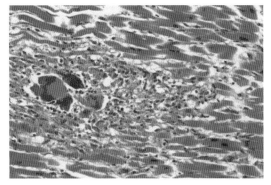

图 4-14　结核性心肌炎（男性，40 岁，死于全身粟粒性结核病）

心肌结核结节，中央见干酪样坏死及朗汉斯多核巨细胞，周围心肌细胞坏死（HE 400×）

（三）真菌性心肌炎

真菌性心肌炎（fungal myocarditis）一般是真菌感染累及心肌导致的炎症性病变，多见于长期使用抗生素、肾上腺皮质激素及免疫抑制剂患者，故真菌性心肌炎往往是全身性真菌感染的一部分。致病菌以念珠菌及毛霉菌为主，原发性真菌性心肌炎则极为罕见。真菌毒素引起心肌细胞坏死，从而导致心肌的炎症。

病理变化：心脏大体检查，各种真菌性心肌炎心肌病变与发生在心外器官的真菌性感染并无实质性区别，多数病例心脏可见大小不等的脓肿或出血坏死灶。

心脏组织病理学检查：早期炎症病灶散布于心肌间质，进而扩散、融合。病变可因菌种的不同而有所差别，有的出血、坏死明显，炎症反应轻微；有的以中性粒细胞浸润为主，伴有组织坏死、脓肿形成。心肌坏死灶中央迅速发生液化形成脓腔，可见大量中性粒细胞浸润及残存的血管，病灶内含多量真菌丝和芽孢，如曲菌、念珠菌、毛霉菌等。急性期一般较易找到真菌菌丝；慢性期可有明显的巨噬细胞浸润，出现肉芽肿样变，多核巨细胞偶见，甚至呈结核结节样形态，但坏死不如结核完全，也找不到结核杆菌，这是两者的主要鉴别点（图 4-15）。

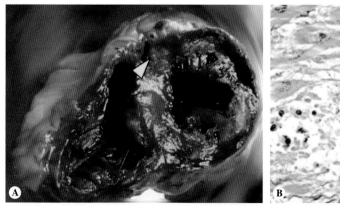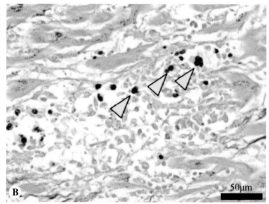

图 4-15 真菌性心肌炎（男性，79 岁，抗生素治疗 21 天后血、尿培养出白色念珠菌，继而死亡）[18]
A. 心肌切面白色小结节（黄箭）；B. 黄箭示心肌结节内真菌聚集（六胺银染色法）

常见的真菌具有一定的显微特征，如曲菌菌丝主要为菌丝体，HE 染色呈蓝紫色，粗细均匀，直径 7 ～ 10μm，菌丝分支呈 45° 锐角，放射状排列；念珠菌可见孢子与菌丝，孢子呈圆形或卵圆形，菌丝直而细长，有分隔，用革兰氏染色或银染色更为清晰；毛霉菌易侵犯血管，菌丝多分布在血管壁或血管腔内，菌丝粗大，无分隔，直径为 6 ～ 40μm，宽窄不均，并形成较多皱褶，分支少而钝，常呈直角分布，无孢子。

（四）系统性疾病相伴的心肌炎

心肌炎也可发生于一些全身性自身免疫性疾病和围生期妇女。前者多见于结缔组织病，如系统性红斑狼疮（systemic lupus erythematosus，SLE）、类风湿关节炎、多发性肌炎 / 皮肌炎、血栓性血小板减少性紫癜、韦氏肉芽肿病（Wegener 肉芽肿），以及偶见的强直性脊柱炎和混合性结缔组织病，其中系统性红斑狼疮、类风湿关节炎、多发性肌炎 / 皮肌炎导致的心肌炎较为常见；后者即为围生期心肌炎，也被称为围生期心肌病。

许多免疫介导的心肌炎，心肌显示大量单核、淋巴细胞浸润的病理特点。下面我们将对狼疮性心肌炎、风湿性心肌炎、围生期心肌炎分别进行描述。

1. 狼疮性心肌炎（lupus myocarditis）　是系统性红斑狼疮病情严重的表现，它可以是疾病的首发表现，也可能在随访期间发生，在系统性红斑狼疮未经治疗的患者中尤为常见。系统性红斑狼疮的心脏病变包括心包炎、心肌炎、心内膜炎和血管病变，其中以狼疮性心包炎最为常见（图 4-16）。其心脏病变发生率虽然较皮肤及肾损害的发生率低，但也高达 50% 以上。

系统性红斑狼疮的发病机制是以免疫复合物引起的细胞损伤为特征的系统性紊乱，其中抗核抗体起着至关重要的作用。抗核抗体能攻击变性或胞膜受损的细胞，它与白细胞的细胞核接触后，可导致细胞核肿胀、碎裂和溶解，形成一种均匀无结构的圆形小体，并被挤出胞体，HE 染色呈紫红色，被称为狼疮小体或苏木素小体（hematoxylin body），为诊断系统性红斑狼疮的特征性依据。狼疮小体对中性粒细胞和巨噬细胞有趋化作用，在补体存在时可促进细胞的吞噬作用。吞噬了狼疮小体的细胞被称为狼疮细胞（lupus erythematosus cell 或 lupus cell）（图 4-16A）。系统性红斑狼疮的病变差异较大，但除狼疮细胞外，并无其他特异性改变。急性坏死性小动脉、细动脉炎是本病的基本病变，活动期病变以纤维素样坏死为主，慢性期血管壁纤维化明显，管腔狭窄，血管周围有淋巴细胞浸润伴水肿及基质增加。

病理变化：心脏大体检查，狼疮性心肌炎心脏普遍增大，可伴有心包积液及绒毛心等（图 4-16B），心内膜局灶性增厚，心瓣膜可呈非细菌性疣赘性心内膜炎（Libman-Sacks endocarditis），赘生物常累及二尖瓣或三尖瓣[19]。

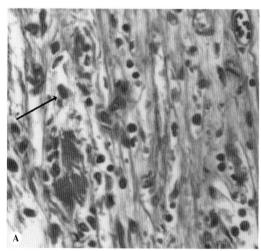
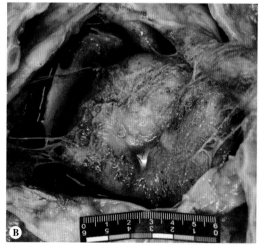

图 4-16　系统性红斑狼疮（女性，64 岁，患 SLE 十余年，病情加重于输液中猝死）

A. 心外膜偶见狼疮细胞（黑箭）（HE 400×）；B. 绒毛心及心包积液

心脏组织病理学检查：心外膜呈纤维素性心包炎，镜下特征为纤维素性坏死，伴有混合性炎症细胞浸润并可见肉芽组织（图 4-17）；心肌呈淋巴细胞性心肌炎改变，类似病毒性或特发性心肌炎，心肌细胞广泛性变性，间质水肿及淋巴细胞浸润等（图 4-18）[19]。

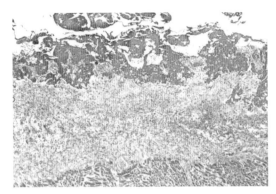

图 4-17　狼疮性心包炎及狼疮性心肌炎

心外膜纤维素性坏死伴大量炎症细胞浸润及肉芽肿形成

（HE 50×）

纤维素性血管炎是系统性红斑狼疮的另一个组织学特征，病变主要累及小、中动脉，可见血管壁被无定形纤维素样物质所取代。狼疮性心肌炎在心肌间质壁间小动脉可见纤维素性血管炎，即血管壁纤维素性坏死并伴有淋巴细胞浸润，血管周围水肿，其特征是抗原永久存在而免疫复合物不被清除，免疫荧光检查可显示免疫球蛋白、补体和纤维蛋白原沉积，提示该病由免疫复合物介导，依此可与病毒性心肌炎相鉴别。晚期心肌壁间小动脉可呈"洋葱皮"样动脉病（"onion-skin" arteriopathy），甚至累及心脏传导系统动脉而导致严重心律失常或猝死（图 4-19）。

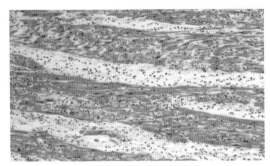

图 4-18　狼疮性心肌炎（男性，24 岁，患 SLE 7 个月后因发热加重猝死）

左心室心肌细胞局灶性坏死，间质水肿，大量单核、淋巴细胞浸润（HE 200×）

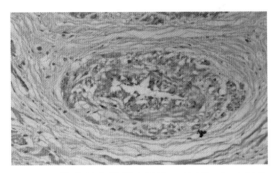

图 4-19　狼疮性心肌炎（男性，16 岁，与人摔跤时猝死）

窦房结动脉闭塞，管壁水肿呈"洋葱皮"样动脉病外观（HE 100×）

心内膜镜下局灶性纤维化伴单核、淋巴细胞浸润（图 4-20），可合并心瓣膜非细菌性疣赘性心内膜炎，镜下瓣膜的赘生物由纤维蛋白及坏死碎屑和炎症细胞组成。

狼疮性心肌炎患者，多因冠状动脉炎而导致动脉内膜增厚、管腔狭窄，甚至造成弥漫小灶性心肌梗死等病变。

应注意狼疮性心肌炎与药物相关的中毒性心肌炎相鉴别，特别是使用奎尼丁治疗的系统性红斑狼疮患者。此外，如果组织病理学没有发现狼疮小体或狼疮细胞，则狼疮性心肌炎与类风湿性心肌炎难以区分。纤维素性血管炎也并非系统性红斑狼疮特有的病理改变，也可见于类风湿、结节性多动脉炎等疾病，这些均需要进行鉴别诊断。

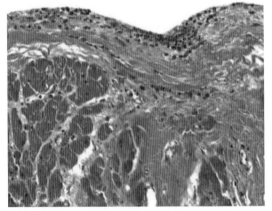

图 4-20　狼疮性心内膜炎（男性，24 岁，患 SLE 7 个月后因发热加重突然死亡）

心内膜局灶性增厚伴少量单核、淋巴细胞浸润（HE 400×）

2. 风湿性心肌炎（rheumatic myocarditis）　是风湿性心脏病（rheumatic heart disease）急性期风湿性心脏炎（rheumatic carditis）的主要病理表现，其他还包括风湿性心内膜炎、风湿性心包炎等。风湿性心脏病是世界上最常见的获得性心脏病，是发展中国家儿童伤残死亡的重要原因之一[20]，它是由 A 组乙型溶血性链球菌导致的上呼吸道感染（急性咽峡炎、扁桃体炎）及风湿热所引起，当细菌糖类细胞壁与瓣膜组织发生交叉反应时，就会发生包括风湿性心肌炎在内的急性风湿性心脏病[21]。高达 55% 的风湿热患者，在心内膜下组织中存在抗原抗体复合物，在心肌血管周围的结缔组织和心肌细胞的肌节也有补体沉积。65% ～ 80% 的儿童风湿热患者有风湿性心脏炎的临床表现。

病理变化：心脏大体检查，早期心肌病变不明显，如合并风湿性心内膜炎，则可见心瓣膜肿胀、透明性下降，瓣膜表面可见粟粒大小（1 ～ 3mm）、灰白色、半透明的疣状赘生物（白色血栓），常呈串珠状单行排列于瓣膜闭锁缘。如果反复发作，则最终导致慢性风湿性心瓣膜病，最常见为二尖瓣损伤，其次为主动脉瓣，瓣叶和腱索呈弥漫性纤维增生，并相互融合致瓣口狭窄和（或）关闭不全，左心室及左心房心内膜灶性增厚、纤维化，附壁血栓形成，乳头肌及肉柱扁平，心脏肥大、心腔扩张等在晚期也较常见。

心脏组织病理学检查：风湿性心肌炎最重要的病变特征是心肌间质出现的风湿性肉芽肿（Aschoff 小体），其次是弥漫性间质性心肌炎表现（图 4-21A、B）。

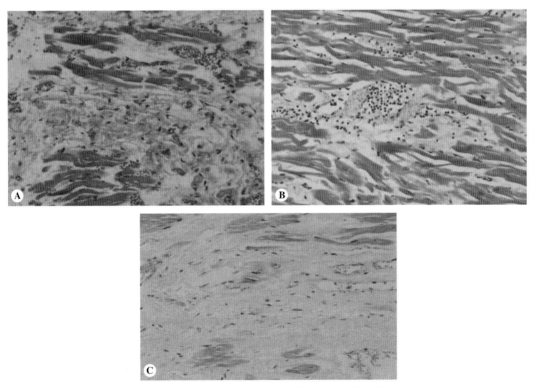

图 4-21　风湿性心肌炎（男性，48 岁，猝死）

A. 心肌间质纤维素性坏死并形成风湿小体（HE 200×）；B. 心肌间质淋巴细胞浸润并聚集（HE 200×）；C. 心肌间质逐渐纤维化，可见风湿细胞（HE 200×）

Aschoff 小体的形成有一系列的病变过程，首先为胶原纤维的纤维素性坏死，继之形成肉芽肿，最后发生纤维化，所以心肌炎依病程的发展也呈现对应的时序性病理变化特点，包括胶原纤维的纤维素样坏死，血管周围的 Aschoff 小体，细斑状心肌纤维化伴血管周围瘢痕。

风湿性心肌炎的早期，即变性坏死期，此时心肌细胞肿胀，间质水肿，可见纤维素样坏死或黏液样变。临床症状出现后的 1 ～ 2 个月即进入肉芽肿期，纤维素坏死灶内或周围，特别是小血管周围可形成具有病理特征性、具有诊断意义的 Aschoff 小体，镜下表现为卵圆形巨噬细胞及淋巴细胞、浆细胞等聚集在心肌间质小血管附近，其中巨噬细胞吞噬纤维素样坏死物质后转变为风湿细胞（Aschoff cell）。风湿细胞体积大，圆形或多角形，胞质丰富、均质，核大，圆形或卵圆形，核膜清晰，染色质集中于中央并呈细丝状向核膜放散，因而核的横切面似枭眼状，称枭眼细胞（awl-eye cell），长形核的纵切面像毛虫，称毛虫细胞（caterpillar cell）。风湿细胞除上述单核外，也可见双核或多核者，有人称其为 Aschoff 巨细胞。免疫组化证实风湿细胞为单核巨噬细胞来源，而非心肌细胞来源。肉芽肿期持续 2 ～ 3 个月后进入纤维化期，此时纤维素样坏死物被溶解吸收，风湿细胞的细胞核可变得浓染或结构不清，并转变为成纤维细胞，肉芽肿逐渐纤维化，形成梭形小瘢痕，最终被胶原瘢痕组织所取代（图 4-21C）。多数患者最终发展为慢性风湿性心脏病（尤其是心瓣膜病）。

儿童患者有心肌细胞水肿及脂肪变，左心房心肌细胞条束状纤维素坏死，心肌间质水肿显著，可呈弥漫性间质性心肌炎病变，伴较多淋巴细胞、嗜酸性粒细胞甚至中性粒细胞浸润。

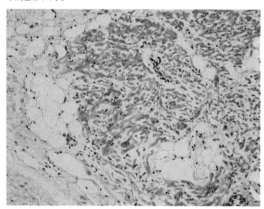

图 4-22 风湿性心肌炎累及心脏传导系统（男性，48 岁，猝死）
His 束见巨噬细胞及淋巴细胞浸润（HE 40×）

Aschoff 小体在风湿性心肌炎病理诊断中具有特异性，心肌、心内膜和心外膜均可出现，尤其左心室壁、二尖瓣附着处与主动脉起始处之间的结缔组织三角区及乳头肌内多见，可累及心脏传导系统（图 4-22）。这可能是风湿性心肌炎出现异位兴奋灶伴有过速型心律失常和心房纤维性颤动的原因。

3. 围生期心肌炎 或称围生期心肌病（peripartum cardiomyopathy，PPCM），是一种罕见的疾病，一般发生于妊娠最后 1 个月或产后 5 个月的妇女，其心肌功能失常及心脏扩张，继发于左心室收缩功能不全，且排除其他病因的心力衰竭的患者。其发生率为 1 ：4000 ～ 1 ：300，多见于 30 岁后的产妇，危险因素包括肥胖、心肌炎病史、吸烟、酗酒、多胎妊娠、高龄产妇、营养不良、妊娠高血压综合征或子痫、代谢紊乱（如妊娠糖尿病）等。可能的病因包括病毒感染、营养缺乏、小血管冠状动脉病，以及对胎儿和子宫肌层抗原的免疫反应。近期研究认为，该病发病机制与妊娠期心肌微血管生成失衡导致的心肌缺血性损伤有关。围生期心肌病患者中 5% ～ 30% 合并淋巴细胞性心肌炎，偶见扩张型心肌病并发心肌炎。尚不清楚围生期心肌炎 / 心肌病是否为独立于特发性扩张型心肌病或特发性淋巴细胞性心肌炎之外的一种不同类型的心脏疾病。

病理变化：心脏大体检查，病理改变无特异性，通常心脏增大，心腔扩张，病变为局灶性、不规则，可能仅累及左心室，也可能累及双侧心室，切面心肌或苍白或见少量灰白色条纹。PPCM通常累及左心室，右心室累及与室性快速型心律失常相关[22]。

心脏组织病理学检查：心肌细胞肥大、水肿及灶性坏死，胞质可见圆形空泡，间质水肿、灶性出血及灶性纤维化，心肌间质散在少量中性粒细胞、淋巴细胞和浆细胞浸润及小血管周围炎等（图4-23）。

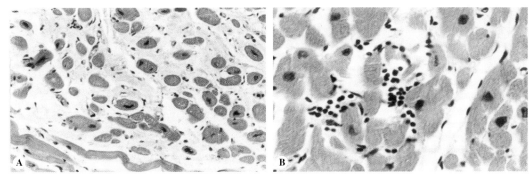

图4-23　围生期心肌炎（女性，21岁，孕8个月，猝死）[23]

A. 心肌细胞肥大、间质水肿、纤维化，散在单核、淋巴细胞浸润（HE 400×）；B. 心肌细胞肥大，间质散在单核、淋巴细胞聚集（HE 400×）

（五）肉芽肿性心肌炎

肉芽肿性心肌炎为心肌的炎性病灶内出现巨细胞，并有肉芽肿形成为特征的一类心肌炎，包括心脏结节病和巨细胞性心肌炎两种类型。

1. 心脏结节病　结节病（sarcoidosis）是一种原因不明、多器官多系统性受累的肉芽肿性疾病，其特征在于形成非干酪性肉芽肿，临床症状无特异性，容易误诊及漏诊。有研究表明在结节病肉芽肿的局部环境中存在免疫异常，提示与某种未识别抗原的细胞介导的免疫反应相关，此外还与系统性免疫异常及遗传相关。虽然90%的结节病主要累及肺，但20%～30%的结节病伴发心脏病变而称为心脏结节病（sarcoidosis of heart）。心脏结节病患者大多数呈亚临床表现，其中只有不到5%的患者出现临床症状，少数仅有心脏病变而无全身性疾病。该病变累及心肌，可导致心脏传导阻滞或心律不齐，房室传导阻滞和心动过速占患者心律失常的75%，甚至可导致约2%的患者猝死。

病理变化：心脏大体检查显示，心肌切面可见质韧、灰白色小结节状的肉芽肿形成的病灶，主要分布于室间隔、左心室壁及乳头肌，需与心脏转移性肿瘤及纤维性肿瘤相鉴别，而且右心室心内膜下心肌活检的阳性率通常小于50%。弥漫性心肌受累时心脏普遍增大、纤维化，类似于扩张型心肌病，少数表现类似于限制型心肌病。

心脏组织病理学检查：根据结节病的心内膜下心肌活检有几种病理学组织类型，即典型非干酪性肉芽肿、淋巴细胞性心肌炎、扩张型心肌病和正常心肌。镜下组织病理学特点与心脏外结节病的病变相似，但心内结节可孤立存在，或者互相融合形成大片状病变区域，形成以非干酪样坏死为主的上皮样细胞肉芽肿（图4-24）。肉芽肿较小、大小规则，结

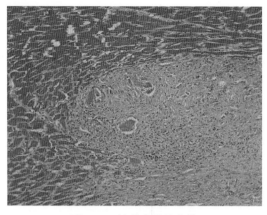

图 4-24　结节病累及心脏

非干酪样坏死为主的上皮样细胞肉芽肿形成，并见多核巨细胞及淋巴细胞（HE 100×）

节中央坏死并不明显，含有密集的上皮样组织细胞和多核巨细胞，排列成圆形或卵圆形肉芽肿结构。多核巨细胞的胞质内有空泡形成，并可见被染成红色的星状小体（asteroid body）。星状小体呈嗜酸性，中心有一小而色深、呈放射状排列的芒刺状体，但并非结节病的特异性病变。肉芽肿周围组织纤维化明显，散在单核、淋巴细胞浸润，少见嗜酸性粒细胞浸润。多个分散的肉芽肿可以融合，或者周围纤维组织增生包裹肉芽肿。随着时间的推移，被纤维组织包裹的肉芽肿最终转变为玻璃样变的纤维瘢痕。免疫组化表明结节病的肉芽肿主要由表达 CD68 的上皮样组织细胞组成，浸润的淋巴细胞主要为 CD4$^+$ T 细胞，极少见到 B 细胞浸润。病变也可累及心内膜和心包，多数病例心肌细胞肥大、间质纤维化，少数病例心内膜增厚。

鉴别诊断通常涉及心脏感染性肉芽肿性疾病、巨细胞性心肌炎、过敏性心肌炎和急性风湿热。在免疫健全人群中感染性肉芽肿少见，一般需要常规进行真菌、结核分枝杆菌染色等检验鉴别，感染性病变通常表现为坏死性肉芽肿，如心脏结核。特发性巨细胞性心肌炎的特点是心肌间质出现多核巨细胞，通常无肉芽肿样病变。过敏性心肌炎往往以胶原纤维为中心，可见较多嗜酸性粒细胞浸润，多核巨细胞及纤维化较少见。急性风湿热的肉芽肿样病变往往不显著，所形成的巨细胞与结节病的多核巨细胞相比通常较小。反复进行活检的患者，在导管鞘周围区域可见到异物型巨细胞。缺血性梗死的边缘修复区域可观察到肌源性巨细胞，瘢痕组织内可见淋巴细胞及含铁血黄素。脂质肉芽肿病、草酸盐沉积症及痛风等代谢性疾病可出现肉芽肿；风湿性心脏病、韦氏肉芽肿病（Wegener 肉芽肿）和 Churg-Strauss 综合征等结缔组织病也可出现肉芽肿。但由于心脏结节病的肉芽肿通常呈灶状分布，因此即使活检阴性也不能完全排除诊断。

2. 特发性巨细胞性心肌炎（isolated giant cell myocarditis）　也称为孤立性心肌炎（isolated myocarditis）或 Fiedler 心肌炎，是一种少见的特殊类型的心肌炎。心肌间质炎症中有巨细胞并形成肉芽肿，其原因不明，多见于 20 ～ 50 岁、既往健康的青年及中年人，临床发病急剧，具有急性和进行性经过，通常为致命性心肌炎，暴发型者常由于心脏扩张发生急性心功能衰竭和（或）心律失常而死亡。

特发性巨细胞性心肌炎预后不良，尤其伴有心肌局灶性，甚至广泛性坏死的患者。20% 的患者伴有自身免疫性疾病，如溃疡性结肠炎、类风湿关节炎、重症肌无力、甲状腺功能亢进症和甲状腺功能低下，其他伴随疾病还包括药物过敏、胸腺瘤、结节病等。

病理变化：心脏大体检查，心脏增大，重量增加，主要病变集中于心肌，心内膜和心包也可受累。心脏切面，尤其左心室壁和室间隔可见灰黄色或暗红色、直径约为 2mm 或更大的病灶，为融合性或多灶性坏死区域。4 个心腔大多受累，部分病例可见附壁血栓。晚期或修复期可弥漫性瘢痕化而导致心室壁变薄。由于其纤维瘢痕组织内仍可见岛状心肌细胞，故并非真正意义上的室壁瘤。

心脏组织病理学检查：特征性病理变化为广泛的炎症细胞浸润灶内出现多核巨细胞（由巨噬细胞融合形成）及心肌细胞坏死（图4-25）。心肌间质呈多发灶性至弥漫性炎症细胞浸润，主要为淋巴细胞、浆细胞、嗜酸性粒细胞和巨噬细胞浸润，混杂有多核巨细胞。多核巨细胞大小可达 90μm×20μm，每个细胞有多达 20 个细胞核，通常邻近坏死的心肌细胞肌膜。心肌细胞坏死明显，可呈局灶性，甚至地图状或广泛性坏死，伴有不同程度的纤维化。坏死心肌组织被肉芽组织

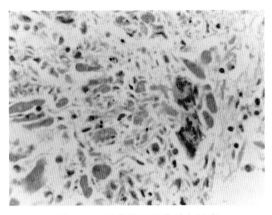

图 4-25　特发性巨细胞性心肌炎
心肌细胞坏死，间质淋巴细胞及多核巨细胞浸润（HE 400×）

取代，存活心肌组织与坏死心肌组织之间的界线不显著。

免疫组化检测显示多核巨细胞为 CD68 阳性的巨噬细胞，而肌动蛋白、结蛋白和肌球蛋白阴性。淋巴细胞主要为 CD3[+] T 细胞，而 B 细胞很少见。急性期 CD8[+] T 细胞明显多于 CD4[+] T 细胞。修复期在炎症边缘偶见肌动蛋白阳性的巨细胞，提示炎症损伤了心肌细胞。

若年轻患者病理表现为心肌细胞坏死和多核巨细胞反应，在排除传染性病原后应考虑该病的可能。

临床诊断特发性巨细胞性心肌炎需要与心脏结节病做鉴别诊断，两者的临床特征及病理学形态较为相似，经常合并在一起，但两者是不同的疾病，其组织病理学特征和预后存在显著差异。首先，有无肉芽肿是两者组织病理学的主要鉴别要点。其次，心脏结节病较特发性巨细胞性心肌炎心肌纤维化通常更为明显，而且心脏结节病很少见到嗜酸性粒细胞浸润。两者的心肌坏死也各有特点，心脏结节病心肌坏死呈团块状，而特发性巨细胞性心肌炎心肌坏死呈带状。

（六）过敏性心肌炎

过敏性心肌炎（allergic myocarditis），也称为超敏性心肌炎（hypersensitive myocarditis），是药物诱导、具有心肌损害特征的超敏反应性心肌炎症，在使用药物后迅速发生，是一种常见的药物不良反应。现已确定致敏的药物有 40 多种，通常为抗生素、利尿药、抗过敏药物[24]，其中抗生素，如氨苄西林、氯霉素、磺胺；消炎药，如保泰松、吲哚美辛；抗抑郁药，如阿米替林；抗癫痫药，如苯妥英钠；利尿药，如螺内酯。7% 的心脏移植患者可出现过敏性心肌炎，其心肌炎的发生可能与长期使用多巴酚丁胺相关[24-28]。过敏性心肌炎临床表现为皮疹、发热、末梢血嗜酸性粒细胞增多，偶发心律失常，通常无剂量依赖性，可发生于用药的任何时间。这种不良反应通常为良性，严重者可导致慢性心功能衰竭或猝死。

病理变化：心脏大体检查，病变多见于左心室壁部分和室间隔，导致心肌质软似面团，伴黄红色斑。

心肌组织病理学改变：病变呈一过性的间质性心肌炎，主要病变为心内膜下细小血管

周围及心肌间质见数量不等的以嗜酸性粒细胞为主的炎症细胞浸润，也可见淋巴细胞、浆细胞及肥大细胞，肥大细胞有脱颗粒现象（图4-26），但心肌细胞变性、坏死较轻，偶见局灶性坏死，停药后可以自行消退，甚至不遗留明显纤维化，纤维素性坏死少见。过敏性心肌炎常出现血管炎或血管周围炎，但坏死性血管炎罕见。浸润的淋巴细胞主要为T细胞，B细胞较少。

过敏性心肌炎缺乏巨细胞浸润，这是其与药物引起的巨细胞性心肌炎的鉴别要点；过敏性心肌炎与嗜酸性粒细胞性心肌炎（eosinophilic myocarditis）的区别，在于后者心肌细胞广泛性坏死、大量嗜酸性粒细胞及炎症细胞浸润和缺乏全身过敏症状[29, 30]。

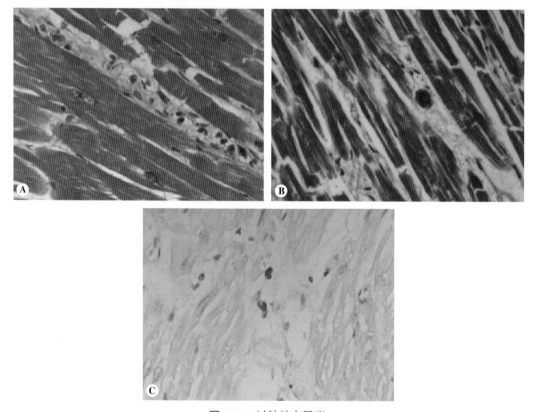

图4-26　过敏性心肌炎

A. 心肌间质嗜酸性粒细胞浸润（HE 400×）；B. 肥大细胞浸润及脱颗粒现象（HE 400×）；C. 肥大细胞浸润及脱颗粒现象（瑞氏染色　400×）

嗜酸性粒细胞性心肌炎（图4-27），有时也被称为特发性嗜酸性心内膜炎[31]。但对于部分嗜酸性粒细胞性心肌炎，当在心肌组织学中检测到较多嗜酸性粒细胞时也应考虑过敏性心肌炎，特别是对药物治疗有反应的心肌炎。在某些情况下，免疫组织化学染色可能提供IgE和过敏反应的证据，如在肺组织中发现肥大细胞增多。如有可能应调查触发过敏原的证据，嗜酸性粒细胞性心肌炎可能是"药物诱导超敏综合征"（drug-induced hypersensitivity syndrome，DIHS）的一部分，也称为"伴有嗜酸性粒细胞增多和全身症状的药物皮疹"（drug rash with eosinophilia and systemic symptoms，DRESS）。这是一种严重的反应，通常以发热、皮疹和多器官衰竭为特征，发生在用药物后的1～8周。它是一种涉及巨噬细胞、T 淋巴细胞的激活和细胞因子释放的免疫反应，尽管其病因尚未达成共识。

（七）蛇毒中毒性心肌炎

多种毒蛇咬伤后蛇毒毒素可导致中毒性心肌炎及其他多器官的损害，其中蝮蛇，尤其五步蛇咬伤后中毒性心肌炎较为严重，伤者可因心力衰竭、心律失常及多器官功能衰竭而死亡[32]。蛇毒中毒性心肌炎的机制与

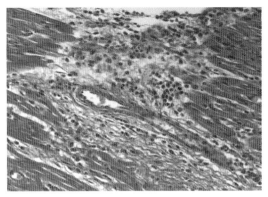

图 4-27　嗜酸性粒细胞性心肌炎

心肌细胞坏死、大量嗜酸性粒细胞浸润及纤维化（HE 200×）

蝮蛇毒素中含多种毒性成分相关，如抗凝及促凝血毒素、出血毒素、蛋白水解酶及卵磷脂酶 A 等毒性酶，这些毒素既可导致局部出血、肿胀，也可导致心肌损伤。因此，患者的临床表现除咬伤局部出血不止、有水疱外，也会出现气促、胸闷、进行性心悸等心肌受损的表现，生化检验心肌酶谱升高，心电图有 ST-T 改变和（或）心律改变等。

病理变化：心脏大体检查，心肌淤血、水肿，心外膜及切面可见多发点状出血。

心脏组织病理学检查：镜下心外膜少量单核、淋巴细胞浸润，部分心肌细胞肌浆溶解，部分心肌细胞肌浆嗜酸性增强、收缩带或凝固性坏死，心肌间质水肿、点片状出血伴以中性粒细胞为主的炎症细胞浸润（图 4-28），血管淤血显著。心脏传导系统窦房结、房室结及房室束传导细胞变性、坏死，间质可伴出血及少量炎症细胞浸润（图 4-29）。

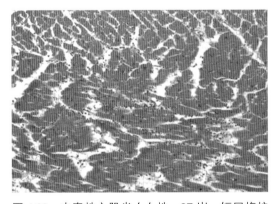

图 4-28　中毒性心肌炎（女性，67 岁，短尾蝮蛇咬伤致死）

心肌细胞广泛性坏死伴心肌间质中性粒细胞浸润（HE 100×）

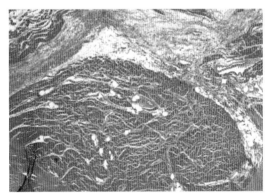

图 4-29　中毒性心肌炎（男性，20 岁，五步蛇咬伤 1 天后死亡）

His 束心肌间质出血、水肿伴炎症细胞浸润（HE 40×）

参 考 文 献

[1] Aretz HT, Billingham ME, Edwards WD, et al. Myocarditis. A histopathologic definition and classification. Am J Cardiovasc Pathol, 1987, 1(1): 3-14

[2] U-N·里德，M·维尔纳，H-E·舍费尔 . 里德病理学 . 5 版 . 武忠弼，译 . 上海：上海科学技术出版社，2007

[3] Leone O, Pieroni M, Rapezzi C, et al. The spectrum of myocarditis: from pathology to the clinics. Virchows Arch, 2019, 475(3): 279-301

[4] Mills SE , Greenson JK , Hornick JL，et al. 斯滕伯格诊断外科病理学 . 6 版 . 回允中，译 . 北京：北京大学医学出版社，2017

[5] Aretz HT. Myocarditis: The Dallas criteria. Hum Pathol, 1987, 18(6): 619-624

[6] Richardson P, McKenna W, Bristow M, et al. Report of the 1995 World Health Organization/International Society and Federation of Cardiology Task Force on the definition and classification of cardiomyopathies. Circulation. 1996, 93: 841-842

[7] Xing JJ, Liu D, Shen S, et al. Pathologic studies of fatal encephalomyelitis in children caused by enterovirus 71. Am J Clin Pathol, 2016 , 146(1): 95-106

[8] Guarner J, Bhatnagar J, Shieh WJ, et al. Histopathologic, immunohistochemical, and polymerase chain reaction assays in the study of cases with fatal sporadic myocarditis. Hum Pathol, 2007, 38(9): 1412-1419

[9] 周亦武，邓伟年，黄光照 . 急性重症乙型肝炎合并心肌炎引起猝死一例 . 中国法医学杂志，1994, 9(1): 43-44

[10] Tazelaar HD, Billingham ME. Myocardial lymphocytes. Fact, fancy, or myocarditis? Am J Cardiovasc Pathol, 1987, 1(1): 47-50

[11] Tazelaar HD, Billingham ME. Leukocytic infiltrates in idiopathic dilated cardiomyopathy. A source of confusion with active myocarditis. Am J Surg Pathol, 1986, 10(6): 405-412

[12] van Vliet PD, Burchell HB, Titus JL. Focal myocarditis associated with pheochromocytoma. N Engl J Med, 1966, 274(20): 1102-1108

[13] Ashigaki N, Suzuki J, Aoyama N, et al. The periodontal pathogen aggregatibacter actinomycetemcomitans affects experimental autoimmune myocarditis in mice. Int Heart J, 2013, 54(6): 412-416

[14] Kühl U, Pauschinger M, Noutsias M, et al. High prevalence of viral genomes and multiple viral infections in the myocardium of adults with "idiopathic" left ventricular dysfunction. Circulation, 2005, 111(7): 887-893

[15] Komuro J, Ueda K, Kaneko M, et al. Various cardiac abnormalities caused by bacterial myocarditis. Int Heart J, 2018, 59(1): 229-232

[16] Uribarri A, Martínez-Sellés M, Yotti R, et al. Acute myocarditis after urinary tract infection by *Escherichia coli*. Int J Cardiol, 2011, 152(2): e33-e34

[17] Sanson J, Slodki S, Gruhn JG. Myocardial abscesses. Am Heart J, 1963, 66: 301-308

[18] Honjo S, Masui K, Komatsu A, et al. Candida albicans myocarditis and renal abscess. Intern Med, 2018, 57(9): 1333-1334

[19] Duan YJ, Liu L, Liu Y, et al. Sudden death due to lupus-induced pancarditis diagnosed after necropsy: a case report. Forensic Sci Int, 2013, 232(1-3): e9-e11

[20] Global Burden of Disease Study 2013 Collaborators. Global, regional, and national incidence, prevalence, and years lived with disability for 301 acute and chronic diseases and injuries in 188 countries, 1990—2013: a systematic analysis for the Global Burden of Disease Study 2013. Lancet, 2015, 386(9995): 743-800

[21] Longmore M, Wilkinson I, Baldwin A , et al. The Oxford handbook of clinical medicine. 9th ed. New York: Oxford University Press, 2014

[22] Sliwa K, Fett J, Elkayam U. Peripartum cardiomyopathy. Lancet, 2006 , 368(9536): 687-693.

[23] 周亦武，黄光照，刘良 . 两例围产期心肌病引起猝死的尸检报告 . 中国法医学杂志 . 1992, 7(1): 42-43

[24] Butany J, Ahn E, Luk A. Drug-related cardiac pathology. J Clin Pathol, 2009, 62(12): 1074-1084

[25] Gravanis MB, Hertzler GL, Franch RH, et al. Hypersensitivity myocarditis in heart transplant candidates. J Heart Lung Transplant, 1991, 10(5 Pt 1): 688-697

[26] Spear GS. Eosinophilic explant carditis with eosinophilia:? Hypersensitivity to dobutamine infusion. J Heart Lung Transplant, 1995, 14(4): 755-760

[27] Hawkins ET, Levine TB, Goss SJ, et al. Hypersensitivity myocarditis in the explanted hearts of transplant recipients. Reappraisal of pathologic criteria and their clinical implications. Pathol Annu, 1995, 30(Pt 1): 287-304

[28] Kanai-Yoshizawa S, Sugiyama Kato T, Mancini D, et al. Hypersensitivity myocarditis and outcome after heart transplantation. J Heart Lung Transplant, 2013, 32(5): 553-559

[29] Robert C, Thomas L, Bondarenko I, et al. Ipilimumab plus dacarbazine for previously untreated metastatic melanoma. N Engl J Med, 2011, 364(26): 2517-2526

[30] Mahmood SS, Fradley MG, Cohen JV, et al. Myocarditis in patients treated with immune checkpoint inhibitors. J Am Coll Cardiol, 2018, 71(16): 1755-1764

[31] 王晶，李嘉宁，梁悦，等 . 儿童嗜酸粒细胞性心肌炎合并生前溺水死亡法医学检验 . 刑事技术，2018, 43(6): 508-510

[32] 赵枢泉，张琳，邓伟年，等 . 免疫组织化学法鉴定蛇咬伤中毒 1 例 . 法医学杂志，2019, 35(4): 492-494

第五章 心肌炎及暴发性心肌炎临床表现与实验室检查

心肌炎系指各种原因引起的心肌炎性损伤，临床症状与心肌受损的程度相关。轻者仅表现为心率增快、心脏收缩或舒张功能轻度减低，重者可发生心源性休克、心力衰竭、恶性心律失常乃至猝死[1]。

根据病因可将心肌炎分为感染性心肌炎和非感染性心肌炎。其中，感染性心肌炎以病毒感染最为常见，细菌、真菌、螺旋体、立克次体、原虫和蠕虫等虽可引起心肌炎，但相对少见。非感染性心肌炎的病因包括药物、毒物、放射、结缔组织病、血管炎、巨细胞性心肌炎和结节病等。

根据临床病程心肌炎可分为暴发性心肌炎、急性心肌炎、慢性活动性心肌炎和慢性迁延性心肌炎。

暴发性心肌炎是心肌炎中最为严重和特殊的类型，其发病机制主要为病毒的直接作用和病毒与机体的免疫反应共同作用。直接作用可造成对心肌的直接损害，而病毒介导的免疫损伤主要由 T 淋巴细胞介导。此外，还有多种炎症因子参与心肌损害和微血管损伤，这些变化均可损害心肌组织和结构。暴发性心肌炎起病急骤，病情进展极其迅速，患者很快出现血流动力学异常（泵衰竭和循环衰竭）及严重心律失常，并可伴有呼吸衰竭和肝肾功能衰竭，早期病死率极高，但患者经过积极救治后，一旦度过急性危险期，大部分长期预后良好。本病一年四季均可发病，冬春季节较多；各年龄段均可发病，但以平时身体健康、无基础器质性疾病的青壮年多见；无明显性别差异。

一、临床表现

暴发性心肌炎的临床表现差异很大，从呼吸道感染的前驱症状到轻度的胸痛、心悸、短暂心电图改变，再到威胁生命的心源性休克、恶性心律失常、多器官功能不全等，以起病急骤、进展迅速为特点。

（一）诱发因素

各种导致全身或呼吸道局部防御功能降低的原因，如受凉、淋雨、气候突变和过度疲劳等可使原已存在于上呼吸道的或从外界侵入的病毒或细菌迅速繁殖，从而诱发本病。诱因可存在于疾病的不同阶段：第一种是存在于疾病发生之前，最常见的诱因是持久或强烈的应激，如劳累。第二种情况是已经患病但还在早期或者病情较轻的状态下，继续从事较高强度劳作而导致病情急性加重，通常诱发严重心律失常、休克和猝死。常见于体育课时、入学军训时和马拉松等剧烈运动时。

（二）早期症状

正确认识和理解早期症状对于我们及早诊断本病极其重要，不同患者早期可有不尽相同的表现[2]：

1. 呼吸道症状 可以类似感冒，表现为鼻塞、流涕、发热和头痛等不适，继而可有咳嗽[3]。发热程度不一，37～39℃不等，也有患者自述仅有短暂的畏寒不适而未诉发热。但随后通常有胸闷、胸痛和气短等不适。注意，仅约50%的患者有呼吸道感染的表现[4]。

2. 消化道症状 部分患者有腹泻症状，常为稀便，可持续2～3天，另一部分患者表现为食欲缺乏，不思饮食，甚至恶心、呕吐、腹胀和腹痛[5,6]。

3. 全身症状 主要表现为发热、疲倦、乏力和肌痛，随着时间推移，患者表现出明显少言懒动，进食减少。部分患者由于低血压，坐位或站立时有明显头晕，因而愿意平卧[7]。

4. 心肌受损症状 少数患者以胸痛起病，继而胸闷，为持续性，类似心肌梗死表现。胸痛系炎症累及心包和（或）胸膜所致，而胸闷气短可能系心肌受累表现；部分患者心悸、黑矇，通常是心动过速、过缓等心律失常所致，严重时可表现为晕厥或猝死[7]。

（三）进展期症状

在短暂的前驱症状后，患者通常病情加重，迅速出现高度乏力、不思饮食、头晕、胸闷和心悸。患者通常愿意卧床不动以节省体力，甚至让患者睁眼都感到乏力；部分患者很快出现反复晕厥、心律失常。

1. 心肌受损症状 前驱症状后的数日或1～3周，发生呼吸困难、胸闷或胸痛、心悸、头晕、极度乏力、食欲明显下降等症状，为患者就诊的主要原因。欧洲的一项统计提示72%的患者发生呼吸困难，32%的患者发生胸痛，18%的患者出现心律失常。笔者所在医院的统计结果表明，约90%的暴发性心肌炎患者因呼吸困难就诊/转诊，10%的患者因晕厥或心肺复苏后就诊或转诊。

（1）胸痛：大多数患者在发病时疼痛剧烈，难以忍受，有濒临死亡的感觉，疼痛常出现在心前区、胸骨后及前胸部两侧，左手腕部及手指也可产生麻木感或刺痛感。这种疼痛呈持续性，药物及休息不能缓解。有些患者，特别是老年人，表现为胸部紧缩感、急性左心衰竭等症状。

（2）无痛性心肌炎：无痛性心肌炎的患者占少数部分，多见于老年人、糖尿病、重症感染、围手术期的患者，大多数合并心源性休克、严重心律失常或心力衰竭，可引起猝死。还有一些患者的疼痛会被充血性心力衰竭、极度虚弱、恐惧和精神紧张、急性消化不良、脑血管意外、晕厥和躁狂等症状所掩盖。

（3）心律失常：在暴发性心肌炎患者中，各种心律失常均可见到，快速型心律失常包括心房扑动（房扑）、心房颤动（房颤）、房性心动过速（房速），室性心动过速（室速）、心室颤动（室颤）；心肌的炎症水肿可累及心脏传导系统，引起窦性停搏、室内传导阻滞和房室传导阻滞；患者可表现为心悸、头晕、冷汗、晕厥，甚至阿-斯综合征（Adams-Stokes syndrome），极少数患者起病后发展迅速，出现血流动力学障碍甚至心搏骤停。

2. 血流动力学障碍　是暴发性心肌炎区别于急性心肌炎的重要特点。部分患者迅速发生急性左心衰或心源性休克，出现肺循环淤血或休克表现。

（1）急性心力衰竭：患者可出现严重的呼吸困难、端坐呼吸、咳粉红色泡沫痰，同时呼吸急促、焦虑不安、大汗、少尿或无尿、水肿、肝脏迅速增大等。

（2）心源性休克：患者可表现为皮肤湿冷、苍白、发绀、呈花斑样改变，四肢肢端凉，脉搏细弱；血压极低时，周围血压测不出，患者末梢循环差，反应迟钝，意识模糊或昏睡[8, 9]。

（3）阿-斯综合征：少数发生晕厥或猝死，多伴有严重的心律失常。

值得注意的是，在心肌收缩力、前负荷、后负荷三个心排血量基本决定因素中，心脏泵功能异常导致的心源性休克是其发生低血压的主要原因，血容量和血管阻力多为参与因素。由于暴发性心肌炎患者多无器质性心脏病基础，故心脏泵功能异常仅仅表现为弥漫性心肌收缩减弱、射血分数下降。然而，正是由于无基础心脏病，心肌代偿机制来不及建立，病情进展极为迅速，心源性休克非常容易被忽视。

3. 其他组织器官受累表现　暴发性心肌炎可引起多器官功能损害或衰竭，包括肝功能异常、肾功能损伤、凝血功能异常及呼吸系统受累等。这种多器官功能的异常除了继发于心脏损害外，病毒侵蚀及免疫损伤导致的损害也起着十分重要的作用。

（1）合并肺部感染或急性呼吸窘迫综合征（ARDS）：不同类型的肺炎症状表现不同，具体如下。细菌性肺炎占成人各类病原体肺炎的80%，在儿童、老年人和免疫抑制患者中病死率极高。多有畏寒、发热、咳嗽、咳痰、胸痛等症状，少数有咯血和呼吸困难，其他症状包括恶心、呕吐、周身不适、肌肉酸痛等。病毒性肺炎是由多种病毒感染引起的支气管肺炎，多发生于冬春季节。临床表现主要为干咳、发热、呼吸困难、发绀和食欲减退。支原体肺炎是由肺炎支原体引起的肺炎，该病起病缓慢，有发热、阵发性刺激性咳嗽、少量黏液性或脓痰，偶有血痰。部分患者肺损害严重而表现出严重气体交换障碍，导致低氧血症、呼吸困难甚至是ARDS。

（2）合并肝功能异常：由于肝脏损害可以出现黄疸，转氨酶的升高可达8000 U/L，严重时出现胆/酶分离；蛋白合成减少出现低蛋白血症导致全身水肿，甚至多浆膜腔积液；凝血因子合成减少出现凝血功能障碍等。

（3）合并肾功能异常：暴发性心肌炎患者多由于严重的感染以及心排血量的不足和肾脏的灌注不足引起急性肾损伤。部分患者在全身症状得到有效控制后，经过少尿期、多尿期，肾功能逐步恢复至正常水平，但仍有部分患者肾脏功能可演变为慢性肾功能不全。

（4）合并弥散性血管内凝血（DIC）：合并有DIC的临床表现复杂多样，但主要表现是出血、休克、器官功能障碍和贫血。DIC的发生与休克时间长、救治不及时或方法不正确，如长时间使用升血压药物去甲肾上腺素或垂体后叶素等有直接关系，因此应该积极避免。

（5）合并甲状腺炎：有多种类型，且多起病隐匿，常不被察觉，有时体检时偶然发现，或出现相关临床症状时就诊发现。最常见为桥本甲状腺炎，可有甲状腺弥漫性肿大，质地硬，无痛或轻压痛，表面光滑，可有结节，局部压迫和全身症状不明显，偶有咽部不适，甲状腺功能正常或异常。合并有甲亢者会有怕热、多汗、手抖、体重下降等甲亢高代谢症状；甲状腺肿大，可有血管杂音。

总之，需要注意的是这些症状的表现个体差异较大，许多患者早期仅有低热、明显乏力、不思饮食或伴有轻度腹泻等。这些症状可持续 3～5 天，多由于原发病症状轻而被忽视，也不是患者就诊的主要原因，但却是诊断心肌炎的重要线索，故此详细询问病史至关重要。如果患者有上述症状，用药或者不采取特别治疗 2～3 天后好转，考虑应为普通感冒，如果不好转，尤其是症状加重，特别是出现高度乏力、胸闷、心悸、头晕等症状时，一定要考虑到暴发性心肌炎的可能，并通过相关检查进行排查或者转往上级医院诊治。

二、体征

（一）生命体征

患者生命体征通常有明显变化，血压、呼吸、心率这些指标异常提示血流动力学不稳定，是暴发性心肌炎最为显著的表现，也是病情严重程度的指征。

1. 发热　部分患者可有体温升高，但许多患者发热并不明显。原发的病毒感染一般体温不会太高，但并发肺部或其他部位的细菌感染时体温可达 39℃ 以上，极少数患者还可发生体温不升的情况（低于 36℃），是病情危重的表现。

2. 低血压　暴发性心肌炎患者可因严重的心功能不全及全身毒性反应引起血管舒缩异常而导致低血压，血压低于 90/60mmHg 或者高血压患者血压降低幅度大于基础血压的 30%，严重时血压测不出。患者出现低血压或休克，通常伴有心率增快，然而，也有患者血压低但心率并不显著增快，但随着病情的进展，患者血压会明显降低，出现休克。患者在严重低血压时会反复发生室性心动过速或室颤，极易导致死亡。

3. 呼吸变化　呼吸急促（频率可达 20～30 次／分）或呼吸浅慢（严重时频率小于 10 次／分），以及血氧饱和度低于 90%；部分表现为呼吸困难，这时应积极给予机械通气支持治疗。

4. 心律变化　心动过速（常大于 120 次／分）或心动过缓（可低于 50 次／分）。窦性心动过速是暴发性心肌炎患者显著的特点之一，一半患者会有明显的心率增快，安静状态下心率在 80～100 次／分以上，通常为 100～150 次／分，少数更高。与体温升高不相称的心动过速（＞ 10 次／℃）虽然并不特异，但为考虑心肌炎诊断的重要临床线索，需要引起高度重视。除窦性心动过速外，还可以出现各种类型的心律失常，包括室性或室上性期前收缩（早搏），室性和室上性心动过速、室颤等，也可由于传导系统损害而出现心动过缓和传导阻滞，其中以室性心动过速和室颤最为严重[10, 11]。

（二）心脏相关体征

1. 心界大小　心界通常不增大（即心脏不大），但有极少数患者早期即出现心脏增大[12]。有心脏扩大者，可致二尖瓣或三尖瓣关闭不全，心尖部或胸骨左下缘收缩期杂音。

2. 心音改变　因心肌受累、心肌收缩力减弱导致心尖搏动弥散，早期即可出现心音减弱、低钝，常可闻及第三心音及奔马律；心尖区第一心音可减低或分裂，心音可呈胎心样；心包摩擦音的出现提示可能存在心包炎。一个训练有素的内科医师，尤其是心血管内科医师，无论患者胸壁厚薄，无论男女还是老幼，均应分辨出这种异常变化。可以闻及患者肺动脉瓣第二音（P₂）稍增强，但是通常不明显。为何心力衰竭如此严重，P₂却未明显增强？这是因为患者的左心和右心同时受累，肺动脉压未必显著增高。

3. 心功能不全　左心功能不全时可出现肺部啰音；右心功能不全时可出现颈静脉怒张、肝大、肝 - 颈静脉回流征阳性、双下肢水肿等，但这些表现常不显著。

（三）肺部体征

大部分患者能够或需要安静的平卧，也有部分患者有左心衰表现而需半卧位，由于患者有左心衰竭或者合并肺炎（早期主要为病毒性）而出现肺部干湿啰音。也有部分患者没有啰音，为左右心同时衰竭所致。

三、实验室检查

实验室检查对于及时做出暴发性心肌炎的诊断至关重要。

（一）心肌损伤标志物肌钙蛋白 I 或 T（cTnI 或 cTnT）

cTnI 和 cTnT 两者都是心肌细胞的特异性小分子蛋白（分子质量分别为 23.88kDa 和 37kDa）。它们仅存在于心肌细胞中，包括结合形式和游离形式两种。当心肌受损时，cTnI 和 cTnT 就会释放于血液循环中。目前相关的检测方法快速、灵敏，为我们及时检测和诊断提供了极大帮助。暴发性心肌炎患者 cTnI 或 cTnT 水平通常非常高，而且进展快，如果开始不是特别高，几小时后也将迅速升高。检验报告常见到 "50 000pg/ml" 以上，也即所谓 "爆表" 了 [13]。尽管急性心肌梗死也可见到 cTnI 或 cTnT 增高，但是暴发性心肌炎的 cTnI 或 cTnT 增高更明显，尤其是与心电图中显示的损伤部位和面积相比，即增高幅度与梗死面积不相称。另一个现象是，心肌梗死时肌酸激酶同工酶增高与 cTnI 或 cTnT 增高是对应的，而暴发性心肌炎时肌酸激酶同工酶增高通常不那么显著 [14]。

值得注意的是，与急性心肌梗死不同，暴发性心肌炎时 cTnI 或 cTnT 显著增高并不代表大量心肌坏死，而是免疫细胞和炎症风暴的存在使心肌细胞功能和代谢被抑制，小分子 cTnI 或 cTnT 漏出，由于全心均严重受损，所以其水平非常高。

（二）脑钠肽水平

脑钠肽（BNP 或 NT-proBNP）是心肌细胞在损伤后心脏功能减低和张力增高而释放的，是心脏功能损伤的标志物。和上述的肌钙蛋白水平一样，暴发性心肌炎患者的血浆 BNP 或 NT-proBNP 水平也非常高（通常会达到 10 000pg/ml 以上），显著高于一般心肌梗死患者。肌钙蛋白和脑钠肽分别是心肌损伤和心脏功能损伤的标志物，灵敏、可靠，在暴发性心肌炎时两者水平升高非常明显，且变化很快。肌钙蛋白和脑钠肽也是病情变化的风向标，当患者接受了合理的治疗病情好转时，它们的水平可迅速降低，1 ~ 2 周可达正常水平，但是如果治疗不当或不及时，它们会保持较高水平，或者说肌钙蛋白和脑钠肽水平持续较高是预后不良的征兆 [14]。

（三）血常规

患者早期血象可能正常，也可能有白细胞及中性粒细胞升高，但这并不代表合并细菌感染。我们的观察显示，约60%的患者血白细胞总数不同程度升高，70%的患者中性粒细胞增高，而相应地，部分患者降低。后期应注意可能合并细菌感染。少数患者（25%）见血小板数减低，这可能与炎症、休克导致血栓形成及血小板消耗有关[15]。

（四）普通生化检查

普通生化检查包括肝功能、肾功能、血液电解质等必查项目，在疾病早期需每天复查。部分暴发性心肌炎患者起病即合并有不同程度的肝损害和肾损害，这可能是疾病病因（病毒）同时累及了这些器官所致。肝酶（谷丙转氨酶和谷草转氨酶）可高达10 000U/L水平，其中似以谷草转氨酶升高稍显著[16]。同样，经过合理治疗后，肝酶水平可以迅速降低并早于肌钙蛋白恢复到正常水平。另外，血清白蛋白水平可以降低，这与患者肝脏受损，肝细胞合成能力降低有关。血乳酸水平是必查项目，它代表组织无氧代谢，即缺氧情况，对于我们选择治疗方法和判断治疗效果非常有帮助。

（五）凝血功能检测

凝血功能检测包括凝血酶原时间（PT）、活化部分凝血活酶时间（APTT）、D-二聚体（D-dimer）、活化凝血时间（ACT）、凝血酶时间（TT）、纤维蛋白原含量等指标。暴发性心肌炎患者极易合并DIC，患者使用循环支持治疗期间需要肝素化，所以须密切监测凝血功能的各项指标。当纤维蛋白原水平降低，血小板减少，PT、APTT和TT延长，D-二聚体增高时，即为DIC征象[17]。90%的暴发性心肌炎患者入院时即见D-二聚体不同程度升高，表明凝血过程已经启动。因此，检测凝血功能对于及时发现和诊断DIC非常重要。

（六）炎症指标

高敏C反应蛋白和红细胞沉降率（血沉）是衡量炎症状态的重要指标。暴发性心肌炎患者约27%有不同程度血沉增快，90%的患者C反应蛋白水平升高，少数患者升高非常明显。对于炎症指标明显升高的患者进行随访观察，患者病情得到控制后炎症指标很快下降。其他炎症因子和细胞因子如白细胞介素-1（IL-1）、白细胞介素-6（IL-6）、肿瘤坏死因子α（TNF-α）、可溶性白介素-33受体（sST2）等[18, 19]，我们的研究证明这些细胞因子和炎症介质均显著增高，它们是构成炎症风暴的一部分。降钙素原（PCT）在健康人体内会很快被裂解成降钙素，因此外周血循环中浓度很低，几乎不能被检出。但在炎症，特别是细菌感染状态下，机体各个组织、多种细胞类型均可产生PCT，且可以产生大量的不被降解的PCT，因此外周血中PCT的浓度会升高。暴发性心肌炎患者如果出现PCT升高则要考虑合并细菌感染的可能。

（七）病原学检测

病原学检测包含病原核酸检测、抗原检测和抗体检测几个部分，已在专门章节中讨论

（见第二章暴发性心肌炎病因学及其检测方法）。

（八）心电图检查

在暴发性心肌炎患者中，心电图的表现千变万化。其中，最常见的是 QRS 波群增宽、电压降低，ST 段上抬，类似急性心肌梗死[20]（可有导联选择性，也可没有选择性），也可出现类似非 ST 段抬高的心肌梗死心电图；心律失常非常常见，包括窦性心动过速和心动过缓，传导阻滞，各种早搏和房性或室性心动过速甚至室颤（见第八章心肌炎的心电图变化）。

四、病例介绍

病例 1：52 岁，男性，平素身体健康，从事文书工作。由于为家人办理丧事连续 3 天 3 夜未休息，办完丧事后倍感疲乏，连续睡眠近 24 小时，次日起床上厕所即昏倒，被家属送到医疗机构时，患者意识模糊，乏力，心率 100 次 / 分，血压 70/50mmHg，心电图示广泛前壁心肌梗死 $V_1 \sim V_5$ ST 段抬高表现，紧急冠状动脉造影显示正常，心脏超声显示左心室弥漫性运动减低，左心室射血分数 35%，心肌损伤标志物肌钙蛋白 I 显著增高。诊断为暴发性心肌炎，经过 12 天的治疗，病情显著好转，射血分数恢复至 62% 出院。

病例 2：33 岁，女性，管理人员，因为年终工作繁忙，连续工作，劳累后回家睡觉，次日 8 点被闹钟唤醒后又睡下，2 小时后接通同事电话后意识丧失，同事赶来紧急将其送来医院，入院心电图提示三度房室传导阻滞，血压 50/40mmHg，左心室弥漫性运动减低，左心室射血分数 30%，心肌损伤标志物肌钙蛋白 I 显著增高。诊断为暴发性心肌炎，经积极救治，康复出院。

病例 3：14 岁，女学生，在期末考试期间感疲乏数日，但仍坚持上课。某日进行 800m 长跑考试，跑步结束时突感胸闷不适，伴头晕、乏力，立即送学校医务室，发现脉搏无力，频率达 150 次 / 分，血压 40/20mmHg，予以升压药物后，辗转送到冠心病监护（CCU）病房，然而在转送途中心搏骤停，在推车上行心肺复苏，经历 8 分钟后到达 CCU 继续心肺复苏、气管插管和机械通气，并紧急行床边静 - 动脉体外膜肺氧合（VA-ECMO）置入，实现了心脏复跳。入院时查血 cTnI 4434.6pg/ml，NT-proBNP 452pg/ml。心脏超声检查见心脏房室腔大小和心室壁厚度正常，左心室收缩功能显著减低（EF 8%），6 小时后 cTnI 升高至 50 000pg/ml 以上，诊断为暴发性心肌炎。

关键知识点

1. 暴发性心肌炎的临床表现差异很大，从呼吸道感染的前驱症状到轻度的胸痛、心悸、短暂心电图改变，再到威胁生命的心源性休克、恶性心律失常、多器官功能不全等，以起病急骤、进展迅速为特点。

2. 血流动力学障碍是暴发性心肌炎区别于急性心肌炎的重要特点。由于暴发性心肌炎患者多无器质性心脏病基础，心肌代偿机制来不及建立，心源性休克发展极为迅速。

　　3. 心肌肌钙蛋白、脑钠肽、炎症因子、心电图和心脏彩超等实验室检查，结合临床表现，对于及时做出暴发性心肌炎的诊断至关重要。

参 考 文 献

[1] 中华医学会心血管病学分会精准医学学组，中华心血管病杂志编辑委员会，成人暴发性心肌炎工作组. 成人暴发性心肌炎诊断与治疗中国专家共识. 中华心血管病杂志, 2017, 45(9): 742-752

[2] Wang ZC, Wang YW, Lin HY, et al. Early characteristics of fulminant myocarditis vs non-fulminant myocarditis: a meta-analysis. Medicine, 2019, 98(8) : e14697

[3] Fairley SL, Herron B, Wilson CM, et al. Acute fulminant necrotising lymphocytic myocarditis in a patient with mixed connective tissue disease: a rapid clinical response to immunosuppression. Ulster MED J, 2014, 83(2): 119-120

[4] Kwon OH, Kim MN, Kim SA, et al. Fulminant lymphocytic myocarditis associated with orbital myositis and diaphragmatic paralysis. Cardiovasc Pathol, 2016, 25: 55-58

[5] 陈波，钟碧峰，王文娜. 应用体外膜肺氧合技术成功抢救暴发性心肌炎 1 例. 心电与循环, 2020, 39: 86-88

[6] 吴秋菊，蒋桔泉，夏啸，等. 暴发性心肌炎救治成功 1 例. 内科急危重症杂志, 2019, 25(6): 516-518

[7] McMullan DM. Expanding the availability of extracorporeal cardiopulmonary resuscitation. Pediatrics. 2013, 131: e934-e938.

[8] Yukiiri K, Mizushige K, Ueda T, et al. Fulminant myocarditis in polymyositis. Jpn Circ J, 2001, 65(11): 991-993

[9] 谢江波，温燕华，刘道江，等. 酷似急性心肌梗死的暴发性心肌炎 1 例. 中国动脉硬化杂志, 2020, 28(1): 65-66

[10] Tagawa M, Nakamura Y, Okura Y, et al. Successful treatment of acute fulminant eosinophilic myocarditis in a patient with ulcerative colitis using steroid therapy and percutaneous cardiopulmonary support. Internal Med, 2019, 58(8): 1111-1118.

[11] Yonenaga A, Hasumi E, Fujiu K, et al. Prognostic improvement of acute necrotizing eosinophilic myocarditis (ANEM) through a rapid pathological diagnosis and appropriate therapy. Int Heart J, 2018, 59(3): 641-646.

[12] Moriwaki K, Dohi K, Omori T, et al. A survival case of fulminant right-side dominant eosinophilic myocarditis. Int Heart J, 2017, 58(3): 459-462

[13] Allen SF, Godley RW, Evron JM, et al. Acute necrotizing eosinophilic myocarditis in a patient taking *Garcinia cambogia* extract successfully treated with high-dose corticosteroids. Can J Cardiol, 2014, 30(12): 1732. e1713-e1735

[14] 龙艳红，姚自鹏，孙威，等. 成人暴发性心肌炎 62 例临床分析. 中国实验诊断学, 2020, 24(2): 218-221

[15] 赵晗，刘文娴，任燕龙，等. 成人暴发性心肌炎患者住院期间死亡的影响因素分析. 中国医药, 2020, 15(1): 13-17

[16] Fukae S, Ashizawa N, Morikawa S, et al. A fatal case of fulminant myocarditis with human herpesvirus-6 infection. Internal Med, 2000, 39(8): 632-636

[17] 丁娟，周少明，谭卫群，等. 小儿暴发性心肌炎 10 例临床诊治分析. 中国中西医结合儿科学. 2012, 4(3): 254-256

[18] 贾晓怡，张晨美. 细胞因子在暴发性心肌炎中的作用. 浙江医学, 2019, 41(6): 614-617

[19] 朱斌，聂钰君. 连续性血液净化对暴发性心肌炎病人血清炎症细胞因子与血流动力学的影响. 中西医结合心脑血管病杂志, 2020, 18(2): 297-300

[20] Senderek T, Malecka B, Zabek A, et al. Fulminant heart failure due to giant cell myocarditis affecting the left ventricle. Postepy Kardiol Interwencyjnej, 2015, 11(4): 351-353

第六章　心内膜心肌活检在暴发性心肌炎中的诊断价值和临床应用

心肌炎是一种心肌炎症性疾病，临床上表现多样，可为无症状，也可出现严重心律失常和心功能不全等。心肌炎的病程后期可出现心功能下降和严重心力衰竭，甚至需要进行积极的循环支持[1]。心肌炎可进展为扩张型心肌病，这是心脏移植的常见指征，也是年轻患者猝死的主要原因之一。因此，临床上快速准确地诊断心肌炎极为重要。

20 世纪 60 年代初，Sekiguchi 和 Konno 首先将心内膜心肌活检技术（endocardial myocardial biopsy，EMB）引入临床实践[2]。1986 年提出的"Dallas 标准"将心内膜心肌活检作为心肌炎确诊的"金标准"。但由于心内膜心肌活检需要熟练的操作技术、可能出现严重的并发症，加上检查费用高昂，心肌活检术在国内并未广泛开展。也有研究报道，EMB 的结果存在取样和读片的误差[3, 4]，尤其是病毒性心肌炎和自身免疫介导的心肌炎，EMB 诊断阳性率很低[5]。近年来，随着心内膜心肌活检技术经验的不断积累，心内膜心肌活检的安全性不断提高，新兴技术（如免疫组织化学检测及病毒核酸扩增技术等）的兴起与广泛应用，诊断心肌炎的敏感性及特异性也不断提高。心内膜心肌活检在心肌炎中的诊断价值得到越来越多的重视和推广。本章主要阐述心内膜心肌活检对暴发性心肌炎的诊断价值和临床应用，希望进一步推广心肌活检在临床上的应用。

一、心内膜心肌活检术

心内膜心肌活检术最早出现在 1956 年，当时是使用特殊的穿刺针通过胸部进行取材。在 1962 年首次通过静脉进行心内膜心肌组织的采集。2007 年，美国心脏协会、美国心脏病学会和欧洲心脏病学会共同发表一份联合共识，认为心内膜心肌活检术可用于多种心脏疾病的诊断，包括新发不明原因伴有血流动力学障碍的心力衰竭、伴有室性心律失常的心力衰竭、常规治疗无效的心力衰竭和心肌炎等[6]。

（一）术前准备

EMB 需在患者局部麻醉下进行。操作时患者必须接受心电图、无创血压监测及氧饱和度监测。在进行 EMB 之前，患者凝血功能的国际标准化比值（INR）应小于 1.5，抗凝治疗在术前 16 小时及术后 12 小时停止。术前及刚刚结束 EMB 操作后需行心脏彩超检查，监测是否出现心包积液。如果条件允许，术后 12 ～ 24 小时应对患者进行心电监护。此外，活检之前应行经胸心脏超声，检查有无心肌病，评估左心室射血分数及左心室肥大情况，发现心肌结构的改变，以及筛查有无不适宜进行左心室 EMB 的情况（如左心室侧壁厚度小于 8mm、心肌致密化不全、左心室血栓、先天性主动脉瓣狭窄）[7]。

（二）入路选择及器械准备

临床医生早年为了便于心内膜心肌活检操作，通常是通过中心静脉，于右心室获取心内膜组织。然而，临床上有相当多的心脏疾病，其累及的部位位于左心室，如绝大部分的心肌病和心肌炎。一项针对 755 例疑似心肌炎患者的研究表明，左心室心肌活检的检出率是右心室心肌活检的 2 倍以上[8]。而另一项研究报道，在 2396 例同时对左心室和右心室进行心肌活检的患者中，于左心室中找到依据的比例为 96.3%，而右心室仅为 71.4%（$P < 0.01$）[9]。因而，目前推荐在左心室进行心肌活检的取材。

值得注意的是，尽管传统观点认为与右心室的取材部位相比，于左心室游离壁取材会有更高的风险，但目前并没有研究表明左心室心肌活检术发生并发症的风险高于右心室。

最近的一些研究表明，桡动脉入路已成为冠状动脉疾病诊断和介入治疗的首选途径，在此基础上也可适用于心肌活检。采用无鞘 6F 导管等现代技术和材料，经桡动脉入路进行左心室活检是十分安全并且成功率高的一种方式[10]。目前，临床上已有多种心肌活检钳装置可供选择使用（图 6-1）。

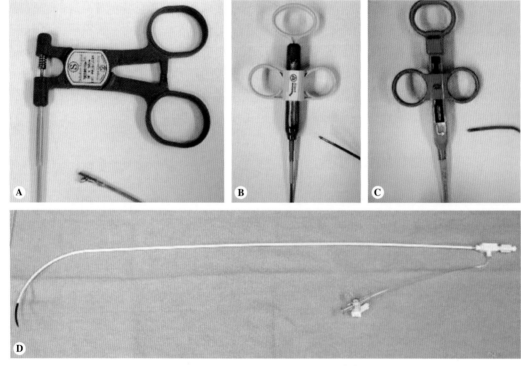

图 6-1　常见的心内膜心肌活检钳[12]

A. Sholten Surgical Instruments Inc. Lodi，CA；B. Argon Medical Devices Inc. Athens，TX；C. Cordis Corp. Miami Lakes，FL；
D. Medtronic Inc. Minneapolis，MN

在取材过程中，为了进一步提高敏感性，可以使用无创成像技术或解剖电成像技术来定位受疾病影响的心肌区域（图 6-2）。心脏磁共振成像可根据心室炎性区的分布情况，为心肌活检的位置提供建议，从而提高检测的敏感性[11]。在取材时，也可使用超声心动图进行定位和避免损伤心脏其他部位。

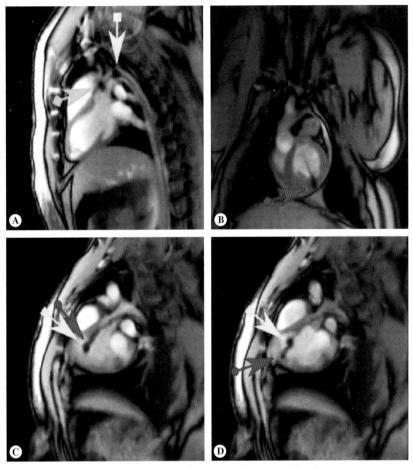

图 6-2　心脏磁共振指导下进行心肌活检[11]

A. 蓝色箭头示导丝，黄色箭头示指引导管；B. 紫色箭头示活检钳；C. 黄色箭头示指引导管，紫色箭头示活检钳；D. 黄色箭头示指引导管，紫色箭头示活检钳

除心肌活检的部位外，检出率也与心肌活检取材的数目有关。一般至少应取 3～5 枚组织做进一步的分析，如病理学、免疫组化和分子生物学分析（病毒 PCR 等）。电子显微镜可用于鉴别心肌线粒体疾病和贮积性疾病。

（三）常见的几种 EMB 操作流程

1. 经桡动脉左心室 EMB　患者局部麻醉后，将 6F 鞘管（Radifocus Introducer Ⅱ，10cm，Terumo，Japan）穿刺进入右桡动脉。在穿刺之前患者需接受 3000IU 普通肝素及 5mg 维拉帕米动脉注射，防止桡动脉闭塞或痉挛。将一个 5F 猪尾导管（Boston Scientific，USA）延伸至左心室，J- 导丝（260cm，0.035in）通过猪尾导管来确定心室的位置，然后将 6F 鞘管及猪尾导管撤去。将一个 7.5F 无鞘多用途指引导管（MP1.0，Asahi Intecc，Japan）沿导丝送入，当指引导管到达升主动脉时将扩张器撤去，随后指引导管细致地顺着导丝进入左心室室腔。将 J- 导丝撤去并且连接 Y- 连接器（Copilot，Abbott Vascular，USA）。在 20° 左前斜位（LAO）透视下检查指引导管尖端的位置，观察其尖端是否指向左心室侧壁（图 6-3A）。一旦位置确定后，注射 6ml 对比剂来显示指引导管尖端与左心室侧壁的距离，指引导管不应该接触到室壁。在心内膜心肌活检之前，应该通过检测活化凝血时间（ACT）范围在 200 ～ 250 秒来预防操作过程中血栓的形成。活检钳应该先在水中冲洗，防止空气栓塞，然后通过 Y- 连接器在 MP1.0 指引导管中逐渐进入。透视下活检钳逐渐前伸至指引导管的前端，然后逐渐细致地朝着左心室侧壁延伸。一旦感到阻抗力或者透视下看到活检钳抵达室壁，活检钳应夹闭取样并且马上从指引导管中撤出，放置好标本。在整个操作结束后，将无鞘指引导管撤出，使用血管闭合装置来止血。术后，每位患者服用小剂量阿司匹林 4 周来预防活检部位血栓的形成[7]。

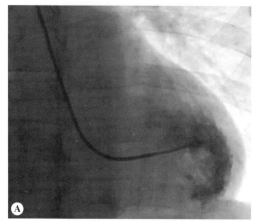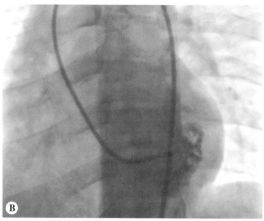

图 6-3　数字减影血管造影（DSA）指引下进行左心室心内膜心肌活检

注射 6ml 对比剂后，20°LAO 位下左心室造影，可显示 7.5F MP-1.0 指引导管在左心室中的位置（导管尖端指向左心室侧壁）[7]

A. 桡动脉径路；B. 股动脉径路

2. 经股动脉左心室 EMB　在局部麻醉下，将 8F 鞘管（Radifocus Introducer Ⅱ，10cm，Terumo，Japan）经右或左股动脉穿刺进入，同时患者接受 3000 ～ 4000IU 普通肝素（ACT：200 ～ 250 秒）。然后将 5F 猪尾导管（Boston Scientific，USA）延伸至左心。将一个长 J- 导丝（260cm，0.035in）通过猪尾导管来确定心室位置。将猪尾导管撤去，然后将一个 8F 多用途带边孔的指引导管（MP1.0 SH，Medtronic，USA）进入股动脉，顺着导丝细致地逐渐延伸至左心腔，之后将 J- 导丝撤去，与 Y- 连接器（Copilot，Abbott Vascular，USA）连接起来，透视下观察指引导管在心腔中的位置（图 6-3B）。接下来的步骤和经桡动脉左心室 EMB 操作相同[7]。

3. 经股静脉右心室 EMB　对于这个径路的操作，推荐无肝素化或者使用阿司匹林预防。局部麻醉下，将一个 8F 鞘管（Arrow Flex，30cm，Tereflex，USA）经右或左股静脉穿刺进入。我们使用较灵活的活检钳，可以按照患者个体的解剖来调整合适的方向。与其他径路不同，我们在操作时没有使用指引导管，因为可能会影响到灵活性并且会增加心脏穿孔的风险。原则上，不推荐右心室活检时使用任何一种坚硬不灵活的活检器材。在 0° 右前斜位（RAO）透视下，活检钳逐渐延伸至右心房。小心通过三尖瓣后活检钳到达右心室。在90°LAO位透视下可以确定最佳活检位置，不推荐在RAO位透视下进行右心室活检，因为不能判断活检钳是否仍在右心房或者是否接触到冠状动脉窦。在张开活检钳时，需要明确活检钳是否已经接触到心室壁，进而避免发生不可控的组织损伤。活检钳接触到心室壁后，回撤少许使活检钳在右心室张开，然后再前进到低位室间隔上钳取少许样本（图6-4）。在完成所有活检取样后，将8F鞘管撤出，人工按压穿刺点数分钟来止血[7]。

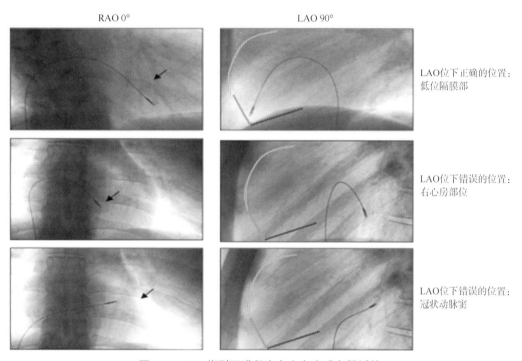

RAO 0°　　　　　　LAO 90°

LAO位下正确的位置：低位隔膜部

LAO位下错误的位置：右心房部位

LAO位下错误的位置：冠状动脉窦

图6-4　DSA指引下进行右心室心内膜心肌活检

0°RAO位和90°LAO位下右心室造影，透视显示活检钳在右心室的位置。图片引自Carsten Tschöpe[7]。黄色：隔膜的这个部位有增加出现短暂或永久的三度或二度Ⅱ型房室传导阻滞风险。绿色：最佳取样部位。红色：游离壁取样有穿孔风险

二、心肌内膜组织的处理及分析

一般而言，心肌组织的取材部位需要在2个以上，并至少取3～5枚样本，大小为1～2mm³。根据分析目的不同，取材后使用标本固定液（10%福尔马林）于室温进行固定[13]或-80℃液氮冰冻保存。取材时应特别注意操作镊子和切片机，以免出现组织压碎后产生伪影，影响病理诊断（图6-5）。通常情况下，样本可以先使用光学显微镜进行观察，如果有特殊需求（如需鉴别淀粉样变性、糖原贮积病、溶酶体贮积病等）可使用

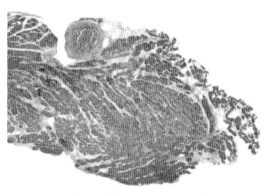

图6-5　心肌组织被压碎后的HE染色结果

透射电子显微镜进行分析。对于心肌炎、肿瘤分型、淀粉样蛋白分类等，可在取材后制作冰冻切片用于相应的分子生物学分析、免疫荧光和免疫组化分析等[14]。

（一）心肌内膜组织光学显微镜检查和染色

一般情况下，心肌活检取得的组织用石蜡包埋后切片于光学显微镜下检查[13]。对于怀疑是心肌炎的患者，可使用苏木精 - 伊红染色（HE 染色）观察炎症细胞，使用弹力纤维染色观察胶原纤维和弹力纤维组织，必要时可对男性和绝经后的妇女的心肌内膜组织加做铁染色。

（二）心肌内膜组织分子研究

过去由于缺乏心肌组织，针对心力衰竭和心肌病靶向治疗的研究受到了极大的阻碍。近年来随着检测技术的进步，大家逐渐认识到这类疾病存在转录和表观遗传的调控。有研究表明，在心力衰竭发生过程中，某些基因如心脏应激信号（心房利钠肽和脑钠肽）以及发育相关基因（如 *TBX5* 和 *HAND2*）出现了一些甲基化，并且 mRNA 转录水平发生了改变[15]。心肌活检技术的广泛应用，尤其是左心室的心肌活检，有可能推动心脏疾病的转录组、代谢组和蛋白质组学的研究，并最终找到这些疾病的新治疗靶点。

（三）心肌内膜组织病毒基因组的分子生物学检测

近年来，随着定量（实时荧光定量聚合酶链反应，qPCR）和定性（巢式 PCR）PCR技术的应用，目前已经可以检测出心肌组织中少于 10 个拷贝数的病毒。这些高灵敏度的技术，显著提高了心肌活检的诊断与应用价值。

在过去 20 年，由于巢式 PCR 技术的使用，人们研究发现了继发性心脏病患者中存在嗜心性病毒的证据。针对心肌炎或扩张型心肌病患者进行的多项研究发现，患者心肌组织中存在多种病毒，包括肠道病毒、腺病毒、细小病毒 B19、巨细胞病毒、流感病毒、呼吸道合胞病毒、单纯疱疹病毒、EB 病毒、人类疱疹病毒 6 和艾滋病病毒等[16-25]。其中，有研究使用巢式 PCR 技术扩增了 773 例患者（624 例心肌炎和 149 例扩张型心肌病）的心肌组织样本，发现超过 40% 的样本中存在相关病毒，主要为肠道病毒与腺病毒[20]。另有研究在扩张型心肌病或不明原因左心室功能不全的成人中检测到了肠道病毒、细小病毒 B19 和人类疱疹病毒 6 等[23]。目前，实时定量 PCR 技术已开始应用于嗜心性病毒的定量检测。有报道称细小病毒 B19 阳性的心肌炎患者的病毒载量在 5 万至 50 万拷贝数 / μg 之间[26]。

多种诱因均可引起心肌炎，常见的诱因为细菌和病毒感染、某些药物、辐射、代谢紊乱和免疫紊乱等。其中，病毒感染是急性心肌炎的主要病因[27]。肠道病毒，尤其是柯萨奇病毒 B（CVB），被认为是心肌炎的常见病因。有研究发现腺病毒、细小病毒 B19（PVB19）和人类疱疹病毒 6 也是导致心肌疾病的常见原因[27, 28]。研究表明，德国成年特发性扩张型心肌病患者心肌中最常见的病毒为细小病毒 B19（PVB19）[23]，而美国心肌炎患者中最常检测到的病毒为腺病毒和肠道病毒[27]。此外，有学者认为流感病毒，尤其是可引起大流行的毒株，可能引起暴发性心肌炎[29]，然而目前并没有明确的证据予以支持。

由于技术的限制，目前对于心肌组织的病毒检测仍有不小的假阴性率，因此，是否必须对心肌活检组织进行病毒基因组检测仍存在争议。

（四）心肌内膜组织的免疫组化

制作心肌内膜组织的冰冻切片，并使用免疫组化检测其中炎症细胞的亚群有助于提高心肌炎的诊断。有研究表明，CD3、CD11a（淋巴细胞功能相关性抗原 -1，LFA-1）、CD11b（整合素 -1，MAC-1）、CD45R0（记忆或活化淋巴细胞）、CD54（细胞黏附分子，ICAM）、CD106（血管细胞黏附分子，VCAM）和 HLA-1（人类白细胞抗原 -1）等在心肌炎的心肌组织中均有升高[30]。多项研究认为每平方毫米心肌细胞中出现大于 7 个 CD3[+] 或 CD2[+] 淋巴细胞，或者出现大于 14 个 CD45[+] 或 LCA[+] 白细胞可作为心肌炎的诊断依据之一[31-36]。也有研究认为某些黏附分子（CD56 和 CD106 等）的升高也可提示患有心肌炎[37-40]。在临床上对于心肌活检组织加做相关的免疫组化，可能有助于提高诊断的准确性。

三、心内膜心肌活检在暴发性心肌炎中的临床应用

心肌炎是以心肌的局限性或弥漫性炎性病变为主要表现的一类疾病。根据 1984 年 Dallas 标准，心肌炎症细胞浸润并伴有邻近的心肌细胞变性和坏死是心肌炎的主要组织学证据[41, 42]。此标准中将心肌炎分为两种类型：①活动性心肌炎，光镜下心肌组织中发现炎症细胞浸润和附近具有心肌细胞的损害，包括明确的细胞坏死，或空泡、细胞外形不整和细胞崩解。②临界性心肌炎，心肌组织炎症浸润稀疏，而光镜下未见明显的细胞损伤。若没有出现淋巴细胞浸润和心肌细胞溶解，则认为结果为阴性。此标准认为心肌组织活检是心肌炎确诊的"金标准"。

在组织病理学上，根据浸润细胞的主要类型又可将心肌炎分为淋巴细胞性心肌炎、嗜酸性粒细胞性心肌炎、巨细胞性或肉芽肿性心肌炎。淋巴细胞性心肌炎是心肌炎中最常见的病理类型，其特征主要为 CD4[+] 和 CD8[+] T 淋巴细胞的广泛浸润，以及伴有 CD68[+] 的巨噬细胞浸润，并极少出现 B 淋巴细胞（图 6-6）[43, 44]。嗜酸性粒细胞性心肌炎的主要表现为嗜酸性粒细胞在心肌中显著浸润和脱颗粒（图 6-7）[45, 46]。巨细胞性心肌炎的特征是心肌组织中出现典型的巨细胞浸润（图6-8），但要特别注意与结节病相鉴别（结节病主要病理表现为非坏死性的上皮样肉芽肿）。

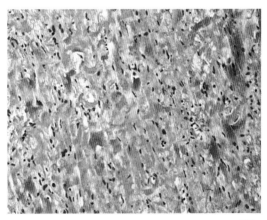

图 6-6　淋巴细胞性心肌炎心肌组织 HE 染色[44]

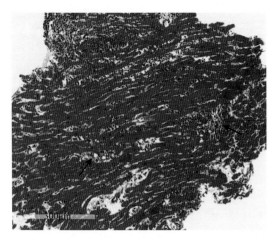

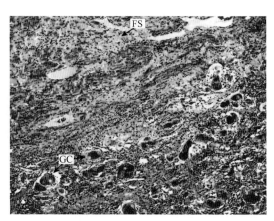

图 6-7　嗜酸性粒细胞性心肌炎心肌组织 HE 染色 [46]
箭头示嗜酸性粒细胞

图 6-8　巨细胞性心肌炎心肌组织 HE 染色 [47]
GC，巨细胞；FS，纤维瘢痕

对心肌炎进行组织学分型有助于指导临床的具体治疗，如嗜酸性粒细胞性心肌炎和肉芽肿性心肌炎可使用皮质类固醇进行治疗，而巨细胞性心肌炎则可能需要使用更强的免疫抑制剂。

对心肌活检标本进行组织病理学检测，不仅可以对心肌炎进行诊断与分型，还可以提示疾病的进展情况。一般而言，在心肌炎发病后几天内获得的标本主要表现为组织出现炎性的浸润和不同程度的心肌细胞损伤，如心肌细胞的坏死、空泡化、不规则的细胞轮廓或细胞破碎等 [42]。心肌细胞的损伤首先会触发先天性免疫反应，随后组织开始修复。在心肌炎发展过程中，受损的心肌细胞逐渐被巨噬细胞吞噬，并在此区域产生基质，随后形成富含毛细血管和肌成纤维细胞的肉芽组织。后期，随着炎症的结束，由于心肌细胞本身的再生能力有限，这个区域会被成熟的胶原纤维填充。这种愈合过程基本上与心肌梗死等无菌损伤后发生的组织修复过程类似 [48, 49]。

截至目前，尽管不同的指南对于心肌炎的诊断标准各有不同，但心内膜心肌活检一直是心肌炎诊断的"金标准" [50]。随着技术手段的进步，从过去对心肌活检组织只能进行简单的染色后病理检查，发展到如今多种检测方式（病毒学检查、免疫组化检查等） [51]。心肌活检的假阴性率越来越低，发挥的作用也越来越大。心内膜心肌活检是一项相对安全的检查，对于暴发性心肌炎的诊断有着重要作用，对于临床治疗也有显著意义。

关键知识点

1. 心内膜心肌活检是一项相对安全的检查，对于暴发性心肌炎的诊断有着重要作用，对于临床治疗也有显著意义。

2. 采用无鞘 6F 导管，经桡动脉入路进行左心室活检是十分安全并且成功率高的一种心内膜心肌活检方式。

3. 对心肌活检标本进行组织病理学检测，不仅可以对心肌炎进行诊断与分型，也可以提示疾病的进展情况。

参 考 文 献

[1] Magnani JW, Dec GW. Myocarditis: current trends in diagnosis and treatment. Circulation, 2006, 113(6): 876-890

[2] Sekiguchi M, Konno S. Diagnosis and classification of primary myocardial disease with the aid of endomyocardial biopsy. Jpn Circ J, 1971, 35(7): 737-754

[3] Chow LH, Radio SJ, Sears TD, et al. Insensitivity of right ventricular endomyocardial biopsy in the diagnosis of myocarditis. J Am Coll Cardiol, 1989, 14(4): 915-920

[4] Baughman KL. Diagnosis of myocarditis: death of Dallas criteria. Circulation, 2006, 113(4): 593-595

[5] Martin AB, Webber S, Fricker FJ, et al. Acute myocarditis. Rapid diagnosis by PCR in children. Circulation, 1994, 90(1): 330-339

[6] Cooper LT, Baughman KL, Feldman AM, et al. The role of endomyocardial biopsy in the management of cardiovascular disease: a scientific statement from the American Heart Association, the American College of Cardiology, and the European Society of Cardiology. Endorsed by the Heart Failure Society of America and the Heart Failure Association of the European Society of Cardiology. J Am Coll Cardiol, 2007, 50(19): 1914-1931

[7] Tschöpe C, Kherad B, Schultheiss HP. How to perform an endomyocardial biopsy? Turk Kardiyol Dern Ars, 2015, 43(6): 572-575

[8] Yilmaz A, Kindermann I, Kindermann M, et al. Comparative evaluation of left and right ventricular endomyocardial biopsy: differences in complication rate and diagnostic performance. Circulation, 2010, 122(9): 900-909

[9] Chimenti C, Frustaci A. Contribution and risks of left ventricular endomyocardial biopsy in patients with cardiomyopathies: a retrospective study over a 28-year period. Circulation, 2013, 128(14): 1531-1541

[10] Frey N, Meder B, Katus HA. Left ventricular biopsy in the diagnosis of myocardial diseases. Circulation, 2018, 137(10): 993-995

[11] Unterberg-Buchwald C, Ritter CO, Reupke V, et al. Targeted endomyocardial biopsy guided by real-time cardiovascular magnetic resonance. J Cardiovasc Magn Reson, 2017, 19(1): 45

[12] From AM, Maleszewski JJ, Rihal CS. Current status of endomyocardial biopsy. Mayo Clin Proc, 2011, 86(11): 1095-1102

[13] Cunningham KS, Veinot JP, Butany J. An approach to endomyocardial biopsy interpretation. J Clin Pathol, 2006, 59(2): 121-129

[14] Veinot JP. Diagnostic endomyocardial biopsy pathology–general biopsy considerations, and its use for myocarditis and cardiomyopathy: a review. Can J Cardiol, 2002, 18(1): 55-65

[15] Meder B, Haas J, Sedaghat-Hamedani F, et al. Epigenome-wide association study identifies cardiac gene patterning and a novel class of biomarkers for heart failure. Circulation, 2017, 136(16): 1528-1544

[16] Jin O, Sole MJ, Butany JW, et al. Detection of enterovirus RNA in myocardial biopsies from patients with myocarditis and cardiomyopathy using gene amplification by polymerase chain reaction. Circulation, 1990, 82(1): 8-16

[17] Grasso M, Arbustini E, Silini E, et al. Search for Coxsackievirus B3 RNA in idiopathic dilated cardiomyopathy using gene amplification by polymerase chain reaction. Am J Cardiol, 1992, 69(6): 658-664

[18] Weiss LM, Movahed LA, Billingham ME, et al. Detection of Coxsackievirus B3 RNA in myocardial tissues by the polymerase chain reaction. Am J Pathol, 1991, 138(2): 497-503

[19] Muir P, Nicholson F, Jhetam M, et al. Rapid diagnosis of enterovirus infection by magnetic bead extraction and polymerase chain reaction detection of enterovirus RNA in clinical specimens. J Clin Microbiol, 1993, 31(1): 31-38

[20] Bowles NE, Ni J, Kearney DL, et al. Detection of viruses in myocardial tissues by polymerase chain reaction: Evidence of adenovirus as a common cause of myocarditis in children and adults. J Am Coll Cardiol, 2003, 42(3): 466-472

[21] Bowles NE, Bayston TA, Zhang HY, et al. Persistence of enterovirus RNA in muscle biopsy samples suggests that some cases of chronic fatigue syndrome result from a previous, inflammatory viral myopathy, J Med. 1993, 24(2-3): 145-160

[22] Pauschinger M, Bowles NE, Fuentes-Garcia FJ, et al. Detection of adenoviral genome in the myocardium of adult patients with idiopathic left ventricular dysfunction. Circulation, 1999, 99(10): 1348-1354

[23] Kühl U, Pauschinger M, Noutsias M, et al. High prevalence of viral genomes and multiple viral infections in the myocardium of adults with "idiopathic" left ventricular dysfunction. Circulation, 2005, 111(7): 887-893

[24] Tschöpe C, Bock CT, Kasner M, et al. High prevalence of cardiac parvovirus B19 infection in patients with isolated left ventricular diastolic dysfunction. Circulation, 2005, 111(7): 879-886

[25] Matsumori A. Hepatitis C virus infection and cardiomyopathies. Circ Res, 2005, 96(2): 144-147

[26] Klein RM, Jiang H, Niederacher D, et al. Frequency and quantity of the parvovirus B19 genome in endomyocardial biopsies from patients with suspected myocarditis or idiopathic left ventricular dysfunction. Z Kardiol, 2004, 93(4): 300-309

[27] Trachtenberg BH, Hare JM. Inflammatory cardiomyopathic syndromes. Circ Res, 2017, 121(7): 803-818

[28] Weintraub RG, Semsarian C, MacDonald P. Dilated cardiomyopathy. Lancet, 2017, 390(10092): 400-414

[29] Hékimian G, Jovanovic T, Brechot N, et al. When the heart gets the flu: Fulminant influenza B myocarditis: a case-series report and review of the literature. J Crit Care, 2018, 47: 61-64

[30] Escher F, Tschöepe C, Lassner D, et al. Myocarditis and inflammatory cardiomyopathy: From diagnosis to treatment. Turk Kardiyol Dern Ars, 2015, 43(8): 739-748

[31] D'Ambrosio A, Patti G, Manzoli A, et al. The fate of acute myocarditis between spontaneous improvement and evolution to dilated cardiomyopathy: a review. Heart, 2001, 85(5): 499-504

[32] Richardson P, McKenna W, Bristow M, et al. Report of the 1995 world health organization/international society and federation of cardiology task force on the definition and classification of cardiomyopathies. Circulation, 1996, 93(5): 841-842

[33] Zee-Cheng CS, Tsai CC, Palmer DC, et al. High incidence of myocarditis by endomyocardial biopsy in patients with idiopathic congestive cardiomyopathy. J Am Coll Cardiol, 1984, 3(1): 63-70

[34] Westphal JG, Rigopoulos AG, Bakogiannis C, et al. The MOGE(S) classification for cardiomyopathies: current status and future outlook. Heart Fail Rev, 2017, 22(6): 743-752

[35] Ferreira VM, Schulz-Menger J, Holmvang G, et al. Cardiovascular magnetic resonance in nonischemic myocardial inflammation: expert recommendations. J Am Coll Cardiol, 2018, 72(24): 3158-3176

[36] Noutsias M, Pauschinger M, Schultheiss H, et al. Phenotypic characterization of infiltrates in dilated cardiomyopathy - diagnostic significance of T-lymphocytes and macrophages in inflammatory cardiomyopathy. Med Sci Monit, 2002, 8(7): CR478- CR487

[37] Kasner M, Aleksandrov A, Escher F, et al. Multimodality imaging approach in the diagnosis of chronic myocarditis with preserved left ventricular ejection fraction (MCpEF): The role of 2D speckle-tracking echocardiography. Int J Cardiol, 2017, 243: 374-378

[38] Kilian JG, Kerr K, Lawrence C, et al. Myocarditis and cardiomyopathy associated with clozapine. Lancet, 1999, 354(9193): 1841-1845

[39] Merken J, Hazebroek M, van Paassen P, et al. Immunosuppressive therapy improves both short- and long-term prognosis in patients with virus-negative nonfulminant inflammatory cardiomyopathy. Circ Heart Fail, 2018, 11(2): e004228

[40] Kolbeck PC, Steenbergen C, Wolfe JA, et al. The correlation of mononuclear cell phenotype in endomyocardial biopsies with clinical history and cardiac dysfunction. Am J Clin Pathol, 1989, 91(1): 37-44

[41] Aretz HT. Diagnosis of myocarditis by endomyocardial biopsy. Med Clin North Am, 1986, 70(6): 1215-1226

[42] Aretz HT, Billingham ME, Edwards WD, et al. Myocarditis: A histopathologic definition and classification. Am J Cardiovasc Pathol, 1987, 1(1): 3-14

[43] Bracamonte-Baran W, Čiháková D. Cardiac autoimmunity: myocarditis. Adv Exp Med Biol, 2017, 1003: 187-221

[44] Segawa T, Arita Y, Akari T, et al. Fulminant myocarditis. BMJ Case Rep, 2018, 2018: bcr2017223973

[45] Yamamoto H, Hashimoto T, Ohta-Ogo K, et al. A case of biopsy-proven eosinophilic myocarditis related to tetanus toxoid immunization. Cardiovasc Pathol, 2018, 37: 54-57

[46] Callan PD, Baltabaeva A, Kamal M, et al. Acute fulminant necrotizing eosinophilic myocarditis: early diagnosis and treatment. ESC Heart Fail, 2017, 4(4): 660-664

[47] Senderek T, Małecka B, Ząbek A, et al. Fulminant heart failure due to giant cell myocarditis affecting the left ventricle. Postepy Kardiol Interwencyjnej, 2015, 11(4): 351-353

[48] Hasumi M, Sekiguchi M, Yu ZX, et al. Analysis of histopathologic findings in cases with dilated cardiomyopathy with special reference to formulating diagnostic criteria on the possibility of postmyocarditic change. Jpn Circ J, 1986, 50(12): 1280-1287

[49] Yu ZX, Sekiguchi M, Hiroe M, et al. On the interstitial fibrotic changes in acute and convalescent myocarditis obtained by serial endomyocardial biopsy. Jpn Circ J, 1985, 49(12): 1270-1276

[50] Veronese G, Ammirati E, Chen C, et al. Management perspectives from the 2019 Wuhan international workshop on fulminant myocarditis. Int J Cardiol, 2020, S0167-5273(20)34050-X. doi: 10. 1016/j. ijcard. 2020. 10. 063

[51] Hang W，Chen C，Seubert JM，et al. Fulminant myocarditis: a comprehensive review from etiology to treatments and outcomes. Signal Transduct Target Ther，2020，5(1):287

第七章　暴发性心肌炎组织学改变及与临床的联系

心肌炎即心肌细胞中发生的炎症性改变，在病理学上可见到单个核细胞在心肌浸润。病变常可呈局灶性或弥散性。因此，心肌炎发病的核心机制为炎症反应所引起的病理生理变化[1]。暴发性心肌炎则会迅速地导致大量炎症细胞在心脏中浸润（图 7-1）。

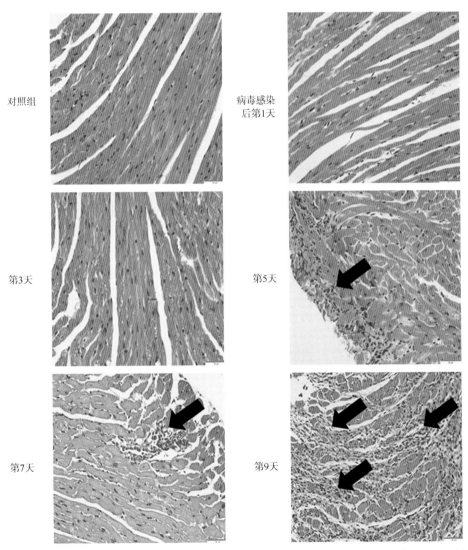

对照组

病毒感染后第1天

第3天

第5天

第7天

第9天

图 7-1　HE 染色证实暴发性心肌炎小鼠心脏中可见心肌细胞排列紊乱，大量炎症细胞浸润（如箭头所示成团蓝染处）

根据浸润的细胞类型，心肌炎主要分为淋巴细胞型（lymphocytic）、嗜酸性粒细胞型（eosinophilic）和巨细胞型（giant cell）[2]。根据临床病程分型，心肌炎可分为暴发性、急性、慢性活动性和慢性迁延性[3]。总体来说，不同类型心肌炎的病理生理过程类似。病毒感染是导致心肌炎的最主要的病因，目前研究得最为透彻的是肠道病毒感染，特别是柯萨奇病毒 CVB3 感染导致心肌炎的病理生理过程[4]。在细胞学水平，心肌炎的病理生理过程主要分为三个阶段：急性期病毒定植复制、亚急性期炎症细胞浸润和慢性期心室重塑（图 7-2）[5]。大病分病毒都定植于心肌细胞，但也有病毒可感染心脏中的非心肌细胞，如内皮细胞和淋巴细胞等（表 7-1）。病毒对心脏的损伤作用主要来自于两方面，病毒感染导致的直接损伤及宿主免疫反应导致的间接损伤[1]。

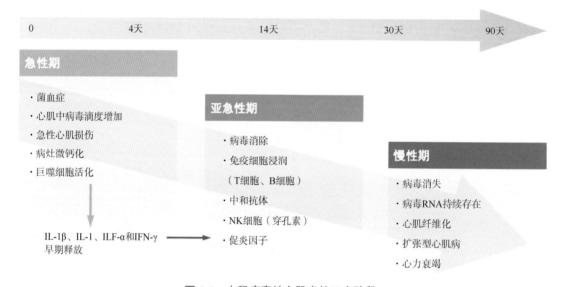

图 7-2   小鼠病毒性心肌炎的三个阶段

引自 Esfandiarei M，McManus BM. Molecular biology and pathogenesis of viral myocarditis. *Annu Rev Pathol*，2008，3：127-155

表 7-1   心肌炎不同致病病毒在心脏中的靶细胞定位

病毒	主要定植细胞类型
腺病毒	心肌细胞、成纤维细胞、内皮细胞
肠道病毒 / 柯萨奇病毒	心肌细胞
细小病毒	心肌细胞、内皮细胞
人类疱疹病毒	内皮细胞?
巨细胞病毒	心肌细胞
EB 病毒	淋巴细胞
流感病毒	巨噬细胞、淋巴细胞
丙型病毒性肝炎病毒	心肌细胞
人类免疫缺陷病毒	心肌细胞、巨噬细胞

一、淋巴细胞性心肌炎

淋巴细胞性心肌炎是心肌炎最常见的病理类型，病毒感染所致的心肌炎多表现为淋巴细胞性心肌炎。大部分病毒，如柯萨奇病毒（CVB3）等，感染后主要定植于患者的心肌细胞中，但由于就诊时间、活检位置的局限性及检测方法灵敏度不高等原因，仅10%～20%的病毒性心肌炎患者心肌组织病毒学检测为阳性。CVB3感染导致的心肌炎可分为感染前期（0期）和感染心肌细胞后的3个时期（1期、2期和3期）[6]。

感染前期（0期）对于暴发性心肌炎的预防非常重要，如果能迅速识别病毒感染的易感性并采取措施预防，即可有效预防暴发性心肌炎的发生。感染后1期是指病毒在心肌细胞内活动性复制的急性期阶段，暴发性心肌炎患者多处于此期；2期是指病毒复制已经停止，但病毒基因组在心肌细胞内持续性表达，并可招募炎症细胞浸润，诱导免疫反应损伤心肌的亚急性期；3期是指病毒基因已被清除，但免疫反应持续存在，心脏发生重塑的慢性期，可进展为扩张型心肌病。如果心肌炎患者进展至3期才就诊，则极有可能无法检出病毒。

（一）0期（感染前期）

从临床诊疗价值来看，心肌炎的预防可以从根本上降低该病的发病率和死亡率，应当引起重视。目前已经证明了针对肠道病毒提前进行免疫可有效预防心肌炎[7-9]。但由于目前各种病毒导致心肌炎，特别是暴发性心肌炎的人群发病率和死亡率尚不明确，采用病毒疫苗预防心肌炎的风险获益比未知，暂不适宜在普通人群中推广。

影响心脏对病毒感染易感性的因素目前还不完全清楚。为何同样生活在封闭环境中的人接触病毒后，有的发病，有的不发病？为何感染后的个体症状不尽相同，有的只表现为轻微不适，有的表现为急性心肌炎，有的甚至表现为暴发性心肌炎？遗传与环境因素对心肌炎，特别是暴发性心肌炎发病的影响值得进一步深入研究。

利用病毒性心肌炎小鼠模型，有研究报道诸多因素，如营养不良、妊娠、运动、性激素和年龄等均可影响心肌炎的易感性。克山病的病因之一——缺乏硒元素，也会导致对心肌炎易感性增加[10]。通常情况下，柯萨奇病毒非致病株（CVB3/0）不损伤心脏，当该株病毒基因组的6个碱基位点发生基因变异（CVB3/0Se–）时就会与致病株（CVB3/M1和CVB3/20）的碱基一样，获得致病性，增加硒缺乏小鼠病毒性心肌炎的发病率（表7-2，图7-3）[11]。

表 7-2　柯萨奇病毒不同病毒株之间的基因变异位点

核酸位置 5′→3′	病毒株				氨基酸改变	病毒结构定位
	CVB3/0	CVB3/0Se–	CVB3/M1	CVB3/20		
234	C	T	T	T		5′ NTR
788	G	A	A	A	Arg→Gly	1A
2271	A	T	T	T	Phe→Tyr	1C
2438	G	C	C	C	Gln→Glu	1C
2690	G	G	A	A	无	1D
3324	C	T	T	T	Val→Ala	2A
7334	C	T	T	T		3′ NTR

注：5′ NTR 为 5′ 非编码区；1A、1C 和 1D 为编码衣壳蛋白区域；2A 为编码病毒蛋白酶区域；3′ NTR 为 3′ 非编码区。

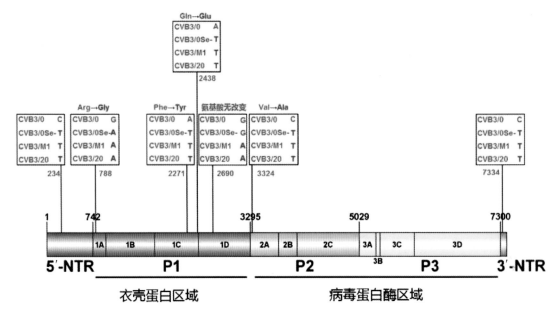

图 7-3　柯萨奇病毒不同病毒株之间的基因变异位点

不仅病毒的基因变异会影响病毒性心肌炎的易感性，宿主的基因多态性也会影响其自身对病毒性心肌炎的易感性。2010 年，有研究者对 57 例经心内膜活检证实为肠道病毒感染阳性患者进行了基因测序，首次发现了人类宿主 *TLR3*（Toll-like receptor 3）基因的遗传变异会增加宿主对病毒性心肌病的易感性。当患者的 *TLR3* 基因发生 P554S 或 L412F 变异时，宿主的 NF-κB 和 Ⅰ 型干扰素信号通路受到抑制，心脏自噬修复功能减弱，病毒在心脏中的复制增强，激活异常免疫反应，最终损伤心脏功能[12]。

目前关于心肌炎的遗传学研究很少，多为散发的小样本报道。尽管有报道 *HLA-DQ* 和 *CD45* 等基因的多态性也可能与心肌炎的发病风险相关，仍需在多中心大样本中对这些基因变异位点进行验证，并通过生物学研究确定它们导致心肌炎，特别是暴发性心肌炎的具体机制[13, 14]。

（二）1 期（急性期）

该期从心脏受到病毒感染一直持续至病毒停止复制，多为病毒感染后 2 周以内，暴发性心肌炎的病程多在本期。本期的病理生理过程主要包括：①病毒进入宿主心肌细胞；②病毒在心肌细胞内复制；③病毒直接损伤心肌细胞；④病毒跨细胞感染邻近心肌细胞。这些都可能是病毒性心肌炎治疗的关键靶点。

1. 病毒进入心肌细胞　研究表明，柯萨奇病毒和腺病毒都通过 CAR 受体（Coxsackievirus and adenovirus receptor）的介导进入宿主细胞[15]。在心肌细胞特异性敲除 CAR 受体的模式动物中，CVB3 病毒无法感染心肌细胞，心脏中不发生炎症反应，模式动物不会发生心肌炎，但在其他表达 CAR 受体的器官，如肝脏和胰腺中均可检测到病毒的存在[6]。除了 CAR 受体，柯萨奇病毒和腺病毒还可以分别借助 DAF 分子（decay-accelerating factor，CD55）和整合素（integrin，$\alpha_{v\beta3}$ 和 $\alpha_{v\beta5}$）作为受体感染宿主细胞[16]。通常情况下，病毒颗粒不能进入细胞之间的紧密连接处，而柯萨奇病毒可以与内皮细胞表面的 DAF 分子结合，使得细胞内的肌动蛋白重排，促进病毒颗粒向内皮细胞紧密连接处的 CAR 受体移动，并与之结合，继而侵犯心肌细胞。

CAR 受体是一种跨膜蛋白，有两个胞外段免疫球蛋白结构域，属于细胞间黏附分子家族，可介导鼻病毒和肠道病毒感染宿主细胞。CAR 受体的胞外段区域通过与相邻细胞上的另一个 CAR 受体结合形成反向平行二聚体（图 7-4）。在生理状态下，CAR 受体定位于房室结中，介导心脏电传导，因此当病毒侵犯 CAR 受体导致其功能受损时，心肌炎患者会出现不同形式的心律失常。

出生后早期，体内 CAR 受体的表达量是最高的，随着年龄的增长 CAR 受体表达不断下降[17]。有研究认为 CAR 受体的表达水平与心肌炎的易感性具有相关性，这可以部分解释与老年人相比，CAR 受体表达水平较高的青少年中暴发性心肌炎发病率更高。

有趣的是，扩张型心肌病患者心脏中 CAR 受体的表达水平也明显增高，但 CAR 受体在扩张型心肌病中的作用及机制尚不明确[18]。目前也没有关于 CAR 受体基因多态性与心肌炎发病相关性的报道。

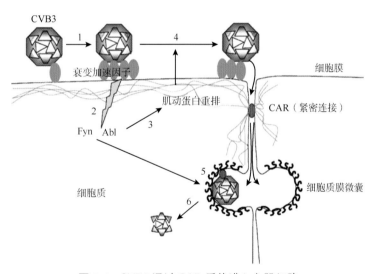

图 7-4　CVB3 通过 CAR 受体进入心肌细胞

引自 Marchant D，Si X，Luo H，et al. The impact of CVB3 infection on host cell biology. *Curr Top Microbiol Immunol*，2008，323：177-198

2. 病毒的复制　病毒进入宿主细胞后，即开始利用宿主细胞中的各类分子，包括蛋白质和非编码 RNA 等进行复制，进一步加重对心脏功能的损伤，甚至进展为扩张型心肌病。目前已发现宿主细胞中的多种信号途径在病毒生命周期的不同阶段发挥着重要的作用，包括病毒进入细胞、复制、释放至其他细胞和逃避宿主细胞的免疫反应等（图 7-5）[19]。

病毒可以经 Fyn 和 Abl 激酶介导通过紧密连接进入上皮细胞[20]。柯萨奇病毒感染还可激活酪氨酸蛋白激酶 p56lck、MAPK1/2 激酶和 PKC 信号途径，这些信号途径一方面激活了宿主细胞的免疫反应，另一方面促进了病毒的复制[21]。此外，病毒诱导的 p38 MAPK 和 GSK-3β 信号途径还可以促进细胞凋亡和坏死，进而将病毒释放出细胞，继续感染其他

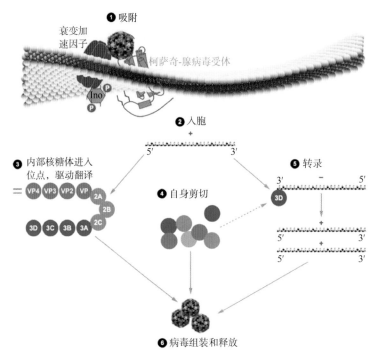

图 7-5　CVB3 的生命周期

引自 Esfandiarei M，McManus BM. Molecular biology and pathogenesis of viral myocarditis. *Annu Rev Pathol*，2008，3：127-155

宿主细胞[22]。向柯萨奇病毒感染导致的心肌炎小鼠给予 p38 MAPK 的抑制剂，可以减少心肌细胞中的病毒复制，减轻心肌损伤，改善心功能[23]。值得注意的是，这些信号途径无法独立地介导病毒对心脏的损伤作用，不仅它们之间存在交互作用，病毒也会在不同生命周期阶段利用宿主细胞中不同的信号分子途径来确保自身生命周期的延续。

　　病毒也可以利用宿主细胞中的非编码 RNA，特别是微小 RNA（microRNA，miRNA）促进病毒自身复制，并损伤宿主细胞。miRNA 是一类新近发现的微小非编码 RNA，通过与靶 mRNA 的 3' 非编码区结合，促进靶基因 mRNA 的降解或抑制靶基因翻译，起到负性调控的作用。最早被发现参与柯萨奇病毒复制的 miRNA 是 miR-141，柯萨奇病毒感染宿主细胞后，可以促进宿主细胞中 miR-141 的表达，miR-141 通过抑制 eIF4E，阻断宿主细胞中多种蛋白质的表达[24]。随后，研究者不断发现受病毒调控的宿主 miRNA。柯萨奇病毒感染后可激活宿主细胞中的 PKC/AP-1 信号通路，上调宿主 miR-203 的表达，继而抑制宿主中锌指蛋白的表达，促进病毒自身的复制[25]；病毒还可以上调宿主 miR-1 的表达，继而抑制心肌细胞间连接蛋白（connexin-43，Cx43），阻碍心肌细胞间电信号传导，诱发心律失常[26]。宿主来源的 miRNA 还可以作用于病毒基因组，宿主的 miR-10a-3p 可以作用于柯萨奇病毒 RNA 的一段序列上，促进病毒的合成[27]。

　　尽管病毒诱导的宿主 miRNA 大多数起促进病毒复制和破坏宿主细胞的作用，但也有一些被病毒诱导的宿主 miRNA 可以起到帮助宿主防御病毒入侵的作用。例如，miR-221 和 miR-222 在柯萨奇病毒诱导的心肌炎中的表达明显升高，它们主要通过抑制干扰素调节因子 2（*IRF2*）、*CXCL12* 和 *bcl-2* 等宿主基因，抑制病毒的复制和宿主细胞的炎症反应，减少宿主细胞凋亡[26]。

3. 病毒直接损伤心肌细胞　成功躲避宿主的先天性免疫反应，没有被清除的病毒将在宿主细胞中开始复制，并产生病毒蛋白，直接损伤心肌细胞（图 7-6）。因此，当病毒感染免疫缺陷小鼠时，往往症状较重，可引起暴发性心肌炎[28]。

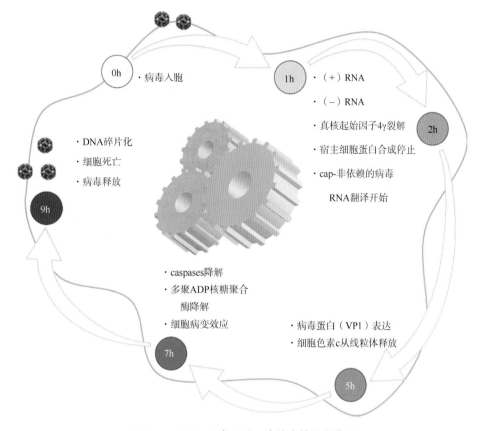

图 7-6　CVB3 入胞后对细胞的直接损伤作用
引自 Esfandiarei M，McManus BM. Molecular biology and pathogenesis of viral myocarditis. *Annu Rev Pathol*，2008，3：127-155

以肠道病毒为例，病毒基因组会产生蛋白酶 2A 和 3C，将病毒自身的多蛋白加工成单独的结构和非结构蛋白，这对于完成整个病毒生命周期至关重要。同时，蛋白酶 2A 还可以剪切宿主的真核细胞翻译所需的关键起始因子（eukaryotic initiation factor-4G，eIF4G），抑制宿主心肌细胞收缩相关蛋白的合成[29]。

蛋白酶 2A 还可以特异性地作用于大量与心肌细胞结构、信号转导、收缩功能和细胞修复等相关的蛋白，如剪切肌营养不良蛋白（dystrophin）的铰链 3 区域，破坏肌膜的完整性[30]，而 dystrophin 等细胞修复相关蛋白的缺失会增加细胞的通透性，促进病毒扩散至邻近细胞，增加心脏对病毒的易感性[31]。同时，蛋白酶 2A 和 3C 均可以抑制翻译起始复合物形成，阻止细胞膜修复蛋白生成[32]。

自噬是细胞进行自我修复的重要机制之一。研究者发现，正常状态下，CVB3 病毒感染会剪切自噬反应重要蛋白 SQSTM1 的第 241 位甘氨酸，削弱细胞的自噬反应，减少受损蛋白质的清除，诱导错误折叠蛋白堆积，使细胞功能受损[33]。

　　为深入研究蛋白酶 2A 的作用，研究者构建了仅在心肌细胞内单独高表达蛋白酶 2A 的转基因小鼠，结果发现转基因小鼠迅速呈现出心腔扩大、心功能下降、心脏纤维化、心肌细胞排列紊乱和心肌细胞骨架结构受损，提示蛋白酶 2A 可以直接损伤心肌细胞的结构和功能[34]。

　　蛋白酶 2A 还可以剪切宿主 MDA5 蛋白，抑制 I 型干扰素的产生，削弱宿主对病毒的清除机制[35]。除了剪切蛋白以外，蛋白酶 2A 和 3C 还可以激活 caspase-8 介导的外源性凋亡途径和内源性线粒体凋亡途径，直接导致心肌细胞凋亡或坏死。

　　这些研究均表明病毒产生的蛋白酶可以通过多种方式直接损伤心肌细胞（表 7-3），有效抑制病毒蛋白酶功能可能是治疗病毒性心肌炎的重要方法之一[36]。

表 7-3　肠道病毒蛋白酶作用靶点

类型	蛋白酶	病毒	靶基因
细胞防御	2A	PV，EV71	MDA5
	2A，3C	CVB3，HRV，EV71，PV	MAVS
	3C	CVB3，PV，EV71	RIG-I
	2A，3C	EV71	NLRP3
	3C	EV71，CVB3	TRIF
RNA/ 蛋白质合成	2A	PV	DCP1a
	3C	PV	La/SSB
	2A	CVB3	p62/SQSTM1
	2A，3C	CVB3	NBR1
	3C	CVB3	RIP3
细胞完整性	2A	CVB3	Dysferlin
	2A	CVB3	Dystrophin
	2A	HRV	Cytokeratin 8
	3C	PV	MAP-4
基因转录	3C	PV	Oct-1
	2A	PV	TBP
	3C	PV	TF III C
	3C	PV	CREB
	2A	CVB3	SRF
	3C	CVB3	AUF1
	3C	PV	PTB
	3C	PV	hnRNP M
	2A	PV	Gemin3
	3C	CVB3	TDP-43

续表

类型	蛋白酶	病毒	靶基因
蛋白质翻译	2A	CVB3, PV, EV71, RV	eIF4GⅠ, eIF4GⅡ
	2A, 3C	CVB3, PV	PABP
	2A	CVB3	DAP5
	3C	CVB3, PV, HRV	eIF5B
	3C	PV	PCBP
	3C	PV, HRV	p65-RelA
其他	3C	CVB3	IKBa
	2A, 3C	CVB3	GAB1
	2A	HRV	Nup
	3C	PV, CVB3, EMCV	G3BP1

注：CVB3 为柯萨奇病毒；EMCV 为脑心肌炎病毒；EV 为肠道病毒；HRV 为人鼻病毒；PV 为脊髓灰质炎病毒。

4. 宿主防御——先天性免疫反应　一旦病毒成功地与受体结合，宿主的免疫反应与入侵病毒之间的对抗在所难免，这对于心肌炎，特别是暴发性心肌炎的临床转归至关重要。高等脊椎动物的免疫系统分为先天免疫和获得性免疫两大类。获得性免疫反应是指抗原特异性的免疫反应，而先天性免疫反应是指抗原非依赖的、病原体刺激机体后可迅速出现的非特异性免疫反应。

先天性免疫反应在物种间的进化过程中非常保守，是宿主抵御病原体入侵的第一道防线。当 Toll 样受体（Toll-like receptor，TLR）激活先天性免疫反应后，巨噬细胞和 NK 细胞等相继被激活，浸润至心脏中（图 7-7）。在病毒感染心肌的最初 4～5 天，获得性免疫反应尚未激活，主要依靠先天性免疫反应释放的多种细胞因子，包括白细胞介素 -1（IL-1）、白细胞介素 -6（IL-6）和肿瘤坏死因子 α（TNF-α）等，限制病毒复制和传播。我们的研究提示，内质网应激的激活可以抑制病毒性心肌炎小鼠心脏中巨噬细胞的浸润，从而减少巨噬细胞释放的大量的炎症因子，改善心脏功能 [37, 38]。最近，我们还发现炎症反应可以诱导中性粒细胞迁移至心脏，促进心肌细胞发生焦亡，损伤心功能 [39]。

然而当暴发性心肌炎患者通过自身免疫反应清除病毒的同时，患者自身的免疫系统会被过度激活，释放大量的炎症因子，诱发"炎症风暴"，极度放大炎症因子对患者心脏的损伤作用，导致心功能急剧下降。同时，"炎症风暴"还可以诱导释放出大量的血管活性物质，扩张血管，使患者呈休克状态（参见第三章 暴发性心肌炎发病机制：细胞因子风暴在暴发性心肌炎发病中的作用）。因此，合理地控制"炎症风暴"，限制免疫反应对机体的损伤作用是暴发性心肌炎早期治疗的重点之一。如果机体的免疫反应无法完全清除病毒，就会进展为慢性心肌炎，并可能会迁延发展为扩张型心肌病。

（1）干扰素: 是一类作用强大的抗病毒细胞因子，也是先天性免疫反应的重要效应分子。Ⅰ型干扰素包括干扰素 α 和干扰素 β，Ⅱ型干扰素只有干扰素 γ 亚型。干扰素在临床上已被批准用于治疗多种癌症、多发性硬化和丙型病毒性肝炎等。体外细胞实验已证实外源性Ⅰ型和Ⅱ型干扰素均可抑制柯萨奇病毒在细胞中的复制，并且予以外源性Ⅰ型干扰素可以改善柯萨奇病毒感染导致的心肌炎小鼠受损的心功能[40]。另外，为了研究内源性干扰素分子在病毒性心肌炎病理生理过程中的作用，研究者采用柯萨奇病毒来感染Ⅰ型或Ⅱ型干扰素受体缺失的小鼠进行实验，结果发现Ⅰ型干扰素受体缺失小鼠肝脏内的病毒复制明显增加，并且死亡率也显著增高，但小鼠心脏中的病毒RNA滴度并未增高，这表明死亡率的增高并非继发于心脏感染。采用柯萨奇病毒感染干扰素β缺失的小鼠也得到类似的结果。这表明内源性Ⅰ型干扰素受体信号通路在病毒感染导致的肝脏等器官损伤的过程中起着至关重要的作用，但对感染早期心脏中病毒复制的作用不明显。内源性Ⅱ型干扰素信号通路的缺失仅导致了心脏和肝脏中的病毒滴度轻微增加，而对死亡率没有影响。这些研究提示可能还有其他分子介导了干扰素相关信号通路在心肌炎中的作用，值得进一步深入研究。

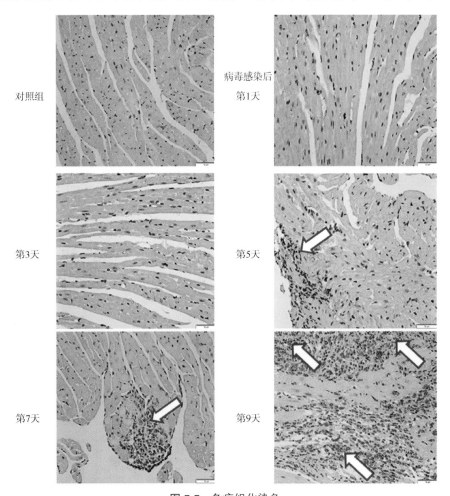

图 7-7　免疫组化染色

暴发性心肌炎小鼠心脏中可见大量巨噬细胞（箭头所示棕褐色处）

（2）TLR：是先天性免疫反应中的重要分子，它们可以识别病原体相关分子模式（pathogen-associated molecular pattern，PAMP）并启动先天性免疫防御机制。目前已在人和小鼠体内分别鉴定出 10 种和 13 种 TLR 亚型，多种感染相关的病原体均可通过不同配体激活 TLR 信号通路。已有报道当人 *TLR3* 基因发生 P554S 或 L412F 变异时，TLR3 功能下降，宿主的 NF-κB 和 I 型干扰素信号通路受到抑制，心脏自噬修复功能减弱，病毒在心脏中的复制增强，会激活异常免疫反应，最终损伤心脏功能[12]。此外，有研究分别报道了 *TLR2* 和 *TLR4* 基因的多态性与细菌导致的感染性休克相关。TLR2、TLR3、TLR4、TLR7、TLR8 和 TLR9 均可介导 I 型干扰素的抗病毒作用（表 7-4）。与其他组织相比较，人心脏中 TLR3 和 TLR4 的表达量相对较低，TLR7、TLR8 和 TLR9 则几乎不表达。因此，除了 TLRs 信号通路，心脏中极有可能存在其他的信号通路介导干扰素的抗病毒作用。

表 7-4　TLRs 与病毒感染

TLRs	病毒配体
2	麻疹病毒、巨细胞病毒和单纯疱疹病毒 1 型的包膜蛋白
3	病毒双链 RNA
4	呼吸道合胞病毒 F 蛋白、小鼠乳腺肿瘤病毒包膜蛋白
7/8	病毒单链 RNA
9	CpG DNA

　　TLR3 和 TLR7/8 信号通路可分别被双链 RNA（dsRNA）和单链 RNA（ssRNA）所激活，而肠道病毒的基因组为正链 ssRNA。当病毒进入宿主细胞后，病毒 RNA 从衣壳蛋白中释放至宿主细胞内，以此 RNA 为模板，病毒基因组开始复制，形成 dsRNA。此时，宿主细胞内会同时存在 dsRNA 和 ssRNA。当用 ssRNA 病毒感染 *TLR3* 缺失小鼠时，会引起严重的心肌炎，心脏中病毒复制明显增多，心肌损伤加重，最终早期死亡率显著增高[41]。病毒感染后第 3 天和第 5 天通过心脏形态学检测，发现与对照野生小鼠相比，TLR3 敲除小鼠心脏中的病毒滴度和炎症反应显著增高。这表明 TLR3 在宿主的抗病毒反应中起到重要作用，可以通过激活先天性免疫反应抑制心脏中的病毒复制。有意思的是，*TLR3* 缺失小鼠心脏中干扰素的表达却显著增高，这提示 TLR3 可能通过干扰素非依赖途径激活先天性免疫反应，继而抗病毒，保护心脏。

　　TLR4 主要识别革兰氏阴性杆菌的脂多糖。柯萨奇病毒等也可以激活巨噬细胞中的TLR4，促进炎症因子分泌，增加病毒在心肌细胞中的复制[42]。但病毒如何激活 TLR4 信号通路的具体机制仍不完全清楚。TLR9 主要识别细菌和病毒的 CpG DNA 区域。其他TLRs 在心脏中病毒早期复制的作用尚未明确。髓样分化因子 88（myeloid differentiation factor-88，MyD88）是介导 TLR2、TLR4、TLR5、TLR7 和 TLR9 信号通路的重要分子。与野生型小鼠相比，柯萨奇病毒感染 MyD88 缺失小鼠后第 4 天、第 7 天和第 10 天均发现缺失小鼠心脏中的病毒滴度明显降低，并且生存率更高[43]。这些结果显示了 TLRs 信号通路在心脏调控中的重要性和复杂性，也提示病毒可能通过一些非经典的 TLRs 信号通路介导其在心脏中的作用，不同 TLRs 可能作用并不一致，应当进一步深入研究。

　　（3）RNA 解旋酶（RNA helicase）：大部分 TLRs 定位于细胞膜表面，而 TLR3、TLR7/8 和 TLR9 主要定位于细胞内涵体中，识别病毒进入宿主细胞后释放出来的病毒基因组核酸[44]。由于病毒核酸复制产物可能存在于内涵体之外的细胞质中，因此内涵体中的 TLR 信号途径可能无法作用于宿主细胞中的所有病毒核酸。有研究表明，细胞内的病毒 dsRNA 可以被两种 RNA 解旋酶识别，即视黄酸诱导的蛋白 I（retinoic acid-induced protein I，RIG-I）和黑色素瘤分化相关基因 5（melanoma differentiation-associated gene 5，MDA-5）[45, 46]。细胞内的病毒 DNA 则可以被 DNA 依赖的干扰素调控分子（DNA dependent activator of interferon-regulatory factor，DAI，也称为 DLM-1/ZBP1）所识别[47]。通过分别构建 RIG-I 缺失和 MDA-5 缺失小鼠，研究者证实了 RNA 解旋酶在抗 RNA 病毒中的重要作用；但 DAI 的体内抗 DNA 病毒作用还有待证实。RIG-I 可以识别副黏病毒、流感病毒和流行性乙型脑炎病毒，MDA-5 可以识别脑心肌炎病毒和 dsRNA 病毒等。从分子结构上看，RIG-I 和 MDA-5 都包含两个重要的结构域：caspase 激活及募集结构域（caspase activation and recruitment domain，CARD）和 RNA 解旋酶结构域（RNA helicase domain）。RNA 解旋酶结构域主要识别并结合 dsRNA，使得 RIG-I 和 MDA-5 形成二聚体，结构发生改变，促进 CARD 与下游信号分子结合，激活一系列信号途径。近年来，已发现线粒体抗病毒信号分子（mitochondrial antiviral signaling，MAVS）可以介导 RIG-I 和 MDA-5 下游信号途径的激活[48]。MAVS 的 N 端为 CARD，C 端为线粒体跨膜结构域。当 dsRNA 与 RIG-I 或 MDA-5 形成复合体后，再与 MAVS 的 N 端 CARD 结合，继而激活一系列转录因子，如 NF-κB、干扰素调节因子 3 和 7，最终产生一系列包括 I 型干扰素释放等的先天性免疫反应。与野生对照小鼠相比，MDA-5 缺失或 MAVS 缺失小鼠感染脑心肌炎病毒后 48 小时，缺失小鼠心脏内的病毒滴度是野生小鼠的 1000 倍以上，这表明 RNA 解旋酶在清除细胞内病毒核酸的过程中起着重要的作用[49, 50]。

（4）JAK/STAT 和 SOCS 信号通路：有研究发现，心肌细胞内的先天性抗病毒作用可以被细胞因子信号转导抑制因子（suppressor of cytokine signaling 1 or 3，SOCS1 或 SOCS3）所抑制[51, 52]。SOCS 家族是 JAK 激酶（Janus kinase）和 STAT（signal transducers and activators of transcription，STAT）信号途径的负反馈调控因子。干扰素和白细胞介素 -6 等炎症因子与细胞膜上的特殊受体结合，通过 JAK 和 STAT 等介导激活下游一系列的信号途径。被激活的 STAT 转移至细胞核中，激活包括 SOCS 在内的多种细胞因子转录，而产生的 SOCS 可以抑制 JAK 介导的细胞因子受体磷酸化，进而抑制 STAT 信号途径激活[53]。这种严谨的负反馈调节机制通过 SOCS 精准地调控着 JAK/STAT 介导的细胞因子表达的时相和浓度水平。柯萨奇病毒感染心脏激活 JAK/STAT 信号的同时 SOCS 表达也被激活。研究者分别构建了心脏特异性高表达 SOCS1 或 SOCS3 的转基因小鼠，发现与野生型小鼠相比，转基因小鼠对柯萨奇病毒更为易感，心肌中的病毒滴度明显增高。这表明 SOCS 在心肌细胞的先天性免疫反应中扮演着重要的角色，是治疗病毒性心肌炎的潜在靶点。

5. 宿主防御——获得性免疫反应　当宿主感染病毒 6 ～ 7 天后，体内的获得性免疫反应开始被激活，T 淋巴细胞开始在心脏中浸润，这标志着病程进入病毒感染后 1 期的末期。通常在病毒感染后第 7 ～ 14 天，T 淋巴细胞浸润达到高峰[54]。而暴发性心肌炎患者往往在感染后 2 ～ 3 天，甚至当天即迅速激活获得性免疫反应，诱发"炎症风暴"，这也是暴发性心肌炎发病急骤、病情危重的核心病理生理机制（图 7-8）。

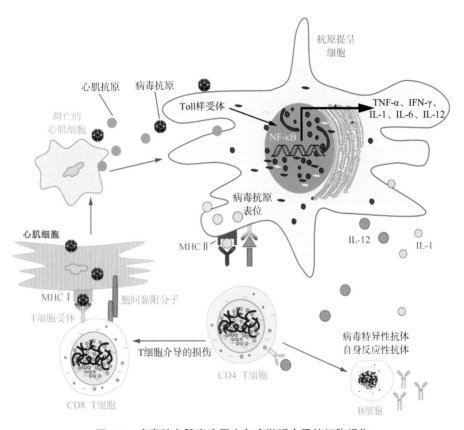

图 7-8　病毒性心肌炎病程中免疫激活介导的细胞损伤

引自 Esfandiarei M，McManus BM. Molecular biology and pathogenesis of viral myocarditis. *Annu Rev Pathol*，2008，3：127-155

　　T 淋巴细胞的浸润会导致两种截然不同的作用：有益的是清除了被病毒感染的心肌细胞，而不利的是会导致心肌细胞损伤或坏死。严重的急性损伤的心脏中会有大量的 T 淋巴细胞浸润，由于心肌细胞是终末分化的非分裂细胞，T 淋巴细胞清除被病毒感染细胞所带来的细胞损伤无法通过正常非感染细胞的增殖得到代偿，最终心脏功能会受到损伤。有研究报道，与野生型小鼠相比，CD4$^+$ T 淋巴细胞（辅助性 T 淋巴细胞）和 CD8$^+$ T 淋巴细胞（细胞毒性 T 淋巴细胞）双重敲除小鼠感染柯萨奇病毒后，心肌炎的发病率和死亡率均明显降低[55]。有意思的是，尽管 CD4$^+$ T 淋巴细胞和 CD8$^+$ T 淋巴细胞均被完全敲除，与野生型小鼠相比，双重敲除小鼠心脏中柯萨奇病毒的滴度并没有明显变化，这表明心脏中还存在不依赖于 T 淋巴细胞的病毒清除机制。

　　6. 宿主免疫反应对宿主细胞的损伤作用　如果宿主免疫反应没有得到合理控制，那么免疫反应过度激活诱发的"炎症风暴"的损伤作用将远大于其清除宿主病毒的有利作用，最终导致心肌纤维化、心室重构，甚至心力衰竭（图 7-9）。

　　调节性 T 淋巴细胞(regulatory T cell, Treg)可以抑制炎症反应,减少宿主细胞免疫损伤; Th17 细胞则增强免疫炎症反应，促进宿主细胞损伤。这两类细胞在心肌炎的发生发展和转归中有着微妙的动态平衡关系[56]。尽管宿主 Treg 可以促进转化生长因子 -β（transforming growth factor -beta，TGF-β）和 IL-10 等抑炎因子的释放，当宿主细胞持续释放出的大量促炎因子（如 TNF-α 和 IL-1 等），无法被抑炎因子抑制时，将导致不可逆的心肌损伤，甚至急性心力衰竭[57, 58]。

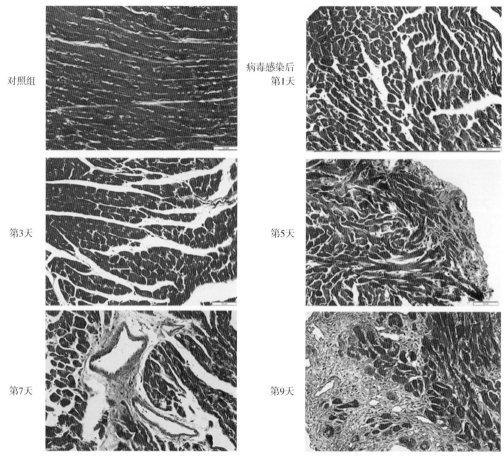

图 7-9　Masson 染色证实暴发性心肌炎小鼠心脏中出现严重纤维化

（图中蓝染处）

M1 型促炎巨噬细胞和 M2 型抑炎巨噬细胞之间的转化也可以影响心肌炎的转归[59]。有研究者比较了不同性别小鼠感染柯萨奇病毒后炎症反应的变化，发现雄性小鼠心脏中 M1 型巨噬细胞的表达更高，而雌性小鼠心脏中 M2 型巨噬细胞的表达更高[60]。更为重要的是，外源性 M1 型巨噬细胞会同时使雄性和雌性小鼠的心肌炎症反应增加，而用 M2 型巨噬细胞干预雄性小鼠可以改变其心脏中的炎症因子谱，增加抑炎因子，促进 Treg 分化，显著减轻心脏炎症反应。

当获得性免疫反应被激活后，大量浸润的淋巴细胞除了清除被感染的心肌细胞外，也可以对正常心肌细胞造成损伤。早在 20 世纪 70 年代，研究者已观察到与野生型小鼠相比，T 淋巴细胞缺失小鼠感染柯萨奇病毒后的心脏炎症反应水平、心肌损伤程度和死亡率均明显下降[61]。

不仅病毒会诱导宿主发生免疫反应，宿主自身也会产生抗原诱导自身免疫反应。病毒感染心肌细胞造成损伤后，会使得细胞内的自身抗原（如心肌肌球蛋白等）暴露，与柯萨奇病毒抗原发生交叉反应，诱发自身免疫反应，激活 B 淋巴细胞，产生大量心脏自身抗体和炎症因子，损伤心肌细胞[62]。

病毒感染诱导的宿主 miRNA 也参与宿主免疫反应的调控。柯萨奇病毒感染诱导的宿主 miR-155 主要表达于模型小鼠心脏中浸润的炎症细胞，抑制 miR-155 可以减轻心脏中的炎症细胞浸润，改善心功能，减少心肌炎的死亡率[63]。

（三）2 期（亚急性期）

该期多为病毒感染后数周至数月。动物模型研究表明，柯萨奇病毒感染心肌细胞后，即使不复制，也可以在心肌细胞内持续存在很长一段时间。为了研究柯萨奇病毒的非复制基因组在心肌细胞内持续存在是否会促进发展至扩张型心肌病，研究者构建了柯萨奇病毒突变体心脏特异性转基因小鼠，使其在心脏中能低水平表达完整的柯萨奇病毒，但无法形成完整的病毒颗粒，因此不能复制。由于没有形成完整的病毒颗粒，宿主并未产生相应的抗体。组织形态学检测表明，该转基因小鼠的心脏呈现出心肌细胞间质纤维化、心肌肥大和心肌细胞变性等一系列典型的扩张型心肌病表型[64]。在临床诊疗中，心肌炎和扩张型心肌病患者的心肌活检标本中均可检测到病毒基因组的表达，但在心肌炎患者的心肌活检标本中很少能检测到复制状态的病毒。这些结果表明，仅仅需要病毒基因组的存在即可以促进心肌病的发生和发展。

（四）3 期（慢性期）

该期多为病毒感染后数月至数年。由于此期患者的心肌内大多无法检测到病毒或病毒基因组的存在，此期患者多被诊断为其他类型心脏病进行治疗。即便是被诊断为扩张型心肌病，由于无法证实既往感染，也无法判断病因，因此更突显了早期感染时诊断的重要性，迫切需要找到对病毒感染检出更为特异和敏感的检测方法。

二、巨细胞性心肌炎

巨细胞性心肌炎（giant cell myocarditis，GCM）是一种罕见且极其危重的心肌炎，于 1905 年被首次报道[65]。该病发病急骤，心功能迅速恶化，在心脏移植术和免疫调节药物问世以前，几乎所有的 GCM 患者在发病后几天内死亡，需依靠尸检结果进行诊断。GCM 患者发病年龄多在 40 岁左右，20% 的患者既往有自身免疫性疾病史[66]。大部分 GCM 患者表现为急性心力衰竭，50% 的患者会出现室性心动过速和不同程度的房室传导阻滞；若不进行心脏移植或使用免疫调节药物，患者的中位生存时间为 3 个月[67]。

GCM 是一种 T 淋巴细胞介导的自身免疫性疾病，GCM 患者心肌组织基因表达谱分析显示患者心脏中的免疫反应异常增强，特别是辅助性 T 细胞（helper T cell，Th）中 Th1 激活相关的趋化因子表达明显增多[68]。与病毒性心肌炎相反，GCM 患者中心脏自身抗体并不多见，这表明 GCM 的发病机制以 T 淋巴细胞，而不是以 B 淋巴细胞介导的自身免疫反应为主。

单纯使用糖皮质激素类免疫抑制剂并不能改善 GCM 的预后，而同时联合使用以 T 细胞为靶点的免疫抑制剂可以有效缓解 GCM 进展。但总体来说，药物治疗效果不及心脏移植术，并可出现多种心血管系统并发症。即便接受心脏移植，仍有约 25% 的移植后患者会复发 GCM[67]。

三、嗜酸性粒细胞性心肌炎

嗜酸性粒细胞性心肌炎（eosinophilic myocarditis）可由多种病因导致嗜酸性粒细胞浸润至心脏，并可出现心肌内膜纤维化。嗜酸性粒细胞中胞质颗粒在免疫原的刺激下可释放出细胞毒蛋白，诱导氧化应激反应，并导致细胞凋亡或坏死。嗜酸性粒细胞也可以直接损伤心肌细胞。

药物过敏是嗜酸性粒细胞性心肌炎的病因之一，通常与使用药物（青霉素等抗生素、利尿剂和多巴胺等）或疫苗（天花疫苗等）有关，发病非常罕见[69]。通常情况是在用药当时发病，然而，在极少数情况下，用药多年后也可发病[70]。

四、结节病性心肌炎

结节病是一种可累及多个器官和系统，包括眼、皮肤、肺和心脏等的炎症性疾病。目前，结节病的发病机制尚未阐明，组织形态学上表现为 T 淋巴细胞、单核吞噬细胞和非肿瘤性肉芽肿的聚集。肉芽肿是由淋巴细胞（特别是 $CD4^+$ T 细胞）、巨细胞和上皮细胞外包绕成纤维细胞和淋巴细胞（包括 B 细胞、$CD4^+$ T 细胞和 $CD8^+$ T 细胞）紧密堆积而成的滤泡结构[71]。在结节病早期，Th1 细胞首先被激活，并与抗原提呈细胞相互作用形成肉芽肿；随后 Th2 细胞被激活，导致纤维化。与正常对照相比，结节病患者的心脏中 Th1 细胞相关细胞因子的表达水平增高[72]。结节病性心肌炎患者的心肌组织活检可见到大量的 $CD209^+$ 树突状细胞和 $CD68^+$ 巨噬细胞，而 $CD163^+$ M2 巨噬细胞数目较少[73]。尽管结节病性心肌炎的发病机制明显与淋巴细胞性心肌炎和 GCM 不同，目前尚无特异性的生物标志物可用于结节病性心肌炎的临床诊断[74]。

五、结缔组织病导致的自身免疫性心肌炎

多种结缔组织病（connective tissue disorders，CTD），如系统性红斑狼疮（systemic lupus erythematosus，SLE）、类风湿关节炎（rheumatoid arthritis，RA）、硬皮病和皮肌炎等均可并发心肌炎[75]。大约 10% 的 SLE 患者有心肌炎的临床表现，多呈淋巴细胞浸润；RA 患者的心肌炎发病率则较低，多为间质性或肉芽肿[76]。

SLE 导致的心肌炎患者的心脏组织中可见到单核细胞浸润及免疫复合物和补体沉积。RA 患者体内精氨酸酶转化为瓜氨酸后会产生抗瓜氨酸蛋白抗体，这些抗体在心肌间质中会激活自身免疫反应，损伤心功能[77]。有研究利用心脏磁共振技术发现抗瓜氨酸蛋白抗体水平高的 RA 患者的左心室重量指数高于抗瓜氨酸蛋白抗体水平低的 RA 患者，提示 RA 可能诱发心肌损伤[78]。

值得注意的是，CTD 还可能通过损伤血管间接破坏心功能。

六、Chagas 病心肌炎

Chagas 病即美洲锥虫病，是拉丁美洲非缺血性心肌病的最常见病因。Chagas 病的全球发病率约为 10/1 000 000，在玻利维亚的发病率则高达 7%[79]。

Chagas 病由原生动物寄生虫克氏锥虫感染引起，主要传播媒介为吸血猎蝽虫，也可通过输血、器官移植和母婴垂直传播。大部分患者在急性期会出现发热、皮疹或肝脾肿大等症状，由于体内产生抗体并激活了补体系统，约 1% 的患者在急性期可能表现为心肌炎甚至暴发性心肌炎[80]。急性期后，20% ～ 30% 的患者在慢性期会进展为心肌病并引起多种形式的心律失常[81]。

七、免疫检查点抑制剂导致的心肌炎

免疫检查点抑制剂（immune checkpoint inhibitors，ICIs）导致的心肌炎，是 ICIs 最常见的心血管系统副作用。研究者在 CTLA-4 和 PD-1 敲除小鼠的心脏中观察到大量的 T 淋巴细胞浸润，并可导致自身免疫性扩张型心肌病[82]。随后，多项研究发现 PD-1 敲除小鼠对于自身免疫性心肌炎更易感，心脏损伤更重[83-85]。

目前，ICIs 导致心肌炎的作用机制尚未完全阐明，多种损伤作用可能相互协同，共同影响心脏功能：① ICIs 作为单抗直接与正常细胞表面的抗原（CTLA-4 等）相结合，导致 T 淋巴细胞浸润和补体激活从而损伤心肌组织。② T 淋巴细胞识别了肿瘤细胞表达的抗原后，通过循环系统可以识别同种肿瘤抗原或表达同源抗原的健康组织，导致脱靶效应。ICIs 治疗可能通过促进 T 淋巴细胞的功能，增强脱靶效应。③ ICIs 可以增加循环和组织中的细胞因子表达水平，促进炎性分子在非靶向组织中的浸润。④ ICIs 可能促进自身免疫相关的抗体产生，导致自身免疫反应（图 7-10）[86]。

CTLA-4 单克隆抗体会影响 T 细胞表面 CTLA-4 与抗原提呈细胞（antigen-presenting cell，APC）表面 B7 的结合，降低心脏 T 细胞活化的阈值。CTLA-4 单克隆抗体还可能作用于表达 CTLA-4 的 Treg 细胞，影响体内 Treg 的抑制功能，导致心脏中 T 细胞活性增强。PD-1 抗体通过阻止 APC 和心肌细胞上的 PD-1 及其配体结合诱导 T 细胞活化，从而攻击心脏（图 7-11）。

此外，T 细胞还可能攻击了肿瘤和心脏共有的抗原。有研究人员在 ICIs 导致的心肌炎患者中发现部分浸润在心肌组织中的 T 细胞与肿瘤细胞和骨骼肌中的 T 细胞相同，表明这些 T 细胞可能对共同的抗原有反应。进一步，研究人员发现这些患者肿瘤组织中的肌肉特异性抗原（肌钙蛋白和结蛋白）表达水平异常增高。这提示 T 细胞可能靶向针对肿瘤和心脏共有的抗原，而 ICIs 通过增强这类 T 细胞的作用损伤心脏，导致暴发性心肌炎（图 7-12）。

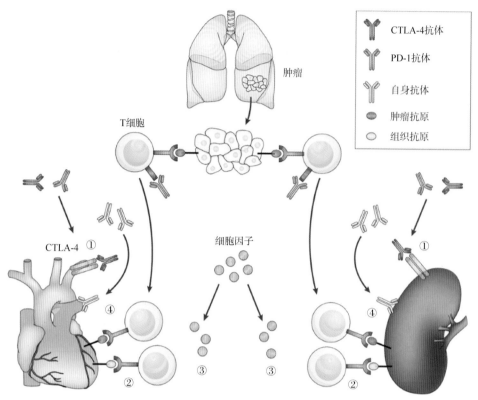

图 7-10　免疫检查点抑制剂损伤心脏和肾脏的机制

引自 Sury K，Perazella MA，Shirali AC. Cardiorenal complications of immune checkpoint inhibitors. *Nat Rev Nephrol*，2018，14（9）：571-588

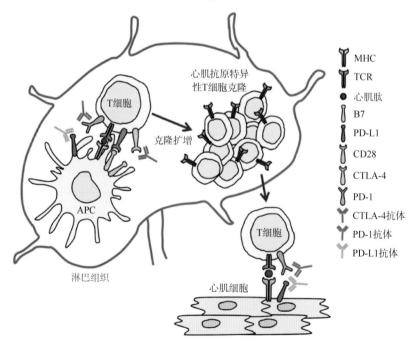

图 7-11　免疫检查点抑制剂打破了机体对心脏的免疫耐受

引自 Sury K，Perazella MA，Shirali AC. Cardiorenal complications of immune checkpoint inhibitors. *Nat Rev Nephrol*，2018，14（9）：571-588

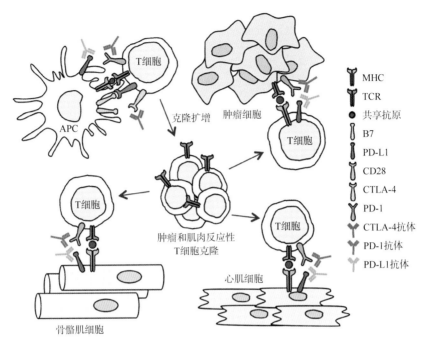

图 7-12　肿瘤、骨骼肌和心肌存在共享抗原表位，免疫检查点抑制剂引起针对共享抗原表位的 T 细胞大量扩增，导致 T 细胞对骨骼肌和心肌的攻击

引自 Sury K，Perazella MA，Shirali AC. Cardiorenal complications of immune checkpoint inhibitors. *Nat Rev Nephrol*，2018，14（9）：571-588

各种病理类型的暴发性心肌炎均可呈快速心功能失代偿和致死性心律失常等。一般情况下，淋巴细胞性心肌炎更为多见，但巨细胞性心肌炎和嗜酸性粒细胞性心肌炎的起病速度更快且病情往往更重，因此病理学诊断对于治疗策略的制定具有重要意义。

关键知识点

1. 心肌炎即心肌细胞中发生的炎症性改变，在病理学上可见到单个核细胞在心肌浸润。

2. 在细胞学水平，心肌炎的病理生理过程主要分为三个阶段：急性期病毒定植复制、亚急性期炎症细胞浸润和慢性期心室重塑。

3. 当暴发性心肌炎患者通过自身免疫反应清除病毒的同时，患者自身的免疫系统会被过度激活，炎症细胞浸润；同时刺激和释放大量炎症因子，形成"炎症风暴"，极度放大了病原侵蚀对患者心脏的损伤作用，导致心肌收缩力降低、心功能急剧下降，出现心源性休克、心律失常。同时，"炎症风暴"还可以诱导释放出大量的血管活性物质，扩张血管，加重休克状态。

参 考 文 献

[1] Yajima T, Knowlton KU. Viral myocarditis: from the perspective of the virus. Circulation, 2009, 119(19): 2615-2624

[2] Ammirati E, Veronese G, Brambatti M, et al. Fulminant versus acute nonfulminant myocarditis in patients with left ventricular systolic dysfunction. J Am Coll Cardiol, 2019, 74(3): 299-311

[3] Lieberman EB, Hutchins GM, Herskowitz A, et al. Clinicopathologic description of myocarditis. J Am Coll Cardiol, 1991, 18(7):

1617-1626

[4] Klingel K, Sauter M, Bock CT, et al. Molecular pathology of inflammatory cardiomyopathy. Med Microbiol Immunol, 2004, 193(2-3): 101-107

[5] Liu PP, Mason JW. Advances in the understanding of myocarditis. Circulation, 2001, 104(9): 1076-1082

[6] Shi Y, Chen C, Lisewski U, et al. Cardiac deletion of the Coxsackievirus-adenovirus receptor abolishes Coxsackievirus B3 infection and prevents myocarditis in vivo. J Am Coll Cardiol, 2009, 53(14): 1219-1226

[7] Dan M, Chantler JK. A genetically engineered attenuated Coxsackievirus B3 strain protects mice against lethal infection. J Virol, 2005, 79(14): 9285-9295

[8] Chapman NM, Kim KS, Tracy S, et al. Coxsackievirus expression of the murine secretory protein interleukin-4 induces increased synthesis of immunoglobulin G1 in mice. J Virol, 2000, 74(17): 7952-7962

[9] Henke A, Zell R, Ehrlich G, et al. Expression of immunoregulatory cytokines by recombinant Coxsackievirus B3 variants confers protection against virus-caused myocarditis. J Virol, 2001, 75(17): 8187-8194

[10] Beck MA, Levander OA, Handy J. Selenium deficiency and viral infection. J Nutr. 2003, 133(5 suppl 1): 1463S-1467S

[11] Beck MA, Shi Q, Morris VC, et al. Rapid genomic evolution of a non-virulent Coxsackievirus B3 in selenium-deficient mice results in selection of identical virulent isolates. Nat Med, 1995, 1(5): 433-436

[12] Gorbea C, Makar KA, Pauschinger M, et al. A role for Toll-like receptor 3 variants in host susceptibility to enteroviral myocarditis and dilated cardiomyopathy. J Biol Chem, 2010, 285(30): 23208-23223

[13] Lozano MD, Rubocki RJ, Wilson JE, et al. Human leukocyte antigen class II associations in patients with idiopathic dilated cardiomyopathy. Myocarditis treatment trial investigators. J Card Fail, 1997, 3(2): 97-103

[14] Tchilian EZ, Gil J, Navarro ML, et al. Unusual case presentations associated with the CD45 C77G polymorphism. Clin Exp Immunol, 2006, 146(3): 448-454

[15] Bergelson JM, Cunningham JA, Droguett G, et al. Isolation of a common receptor for Coxsackie B viruses and adenoviruses 2 and 5. Science, 1997, 275(5304): 1320-1323

[16] Wickham TJ, Mathias P, Cheresh DA, et al. Integrins alpha v beta 3 and alpha v beta 5 promote adenovirus internalization but not virus attachment. Cell, 1993, 73(2): 309-319

[17] Lisewski U, Shi Y, Wrackmeyer U, et al. The tight junction protein CAR regulates cardiac conduction and cell–cell communication. J Exp Med, 2008, 205(10): 2369-2379

[18] Noutsias M, Fechner H, de Jonge H, et al. Human Coxsackie-adenovirus receptor is colocalized with integrins alpha(v)beta(3) and alpha(v)beta(5) on the cardiomyocyte sarcolemma and upregulated in dilated cardiomyopathy: implications for cardiotropic viral infections. Circulation, 2001, 104(3): 275-280

[19] Garmaroudi FS, Marchant D, Hendry R, et al. Coxsackievirus B3 replication and pathogenesis. Future Microbiol, 2015, 10(4): 629-653

[20] Coyne CB, Bergelson JM. Virus-induced Abl and Fyn kinase signals permit Coxsackievirus entry through epithelial tight junctions. Cell, 2006, 124(1): 119-131

[21] Opavsky MA, Martino T, Rabinovitch M, et al. Enhanced ERK-1/2 activation in mice susceptible to Coxsackievirus-induced myocarditis. J Clin Invest, 2002, 109(12): 1561-1569

[22] Yuan J, Zhang J, Wong BW, et al. Inhibition of glycogen synthase kinase 3beta suppresses Coxsackievirus-induced cytopathic effect and apoptosis via stabilization of beta-catenin. Cell Death Differ, 2005, 12(8): 1097-1106

[23] Marchant D, Dou Y, Luo HL, et al. Bosentan enhances viral load via endothelin-1 receptor type-A-mediated p38 mitogen-activated protein kinase activation while improving cardiac function during Coxsackievirus-induced myocarditis. Circ Res, 2009, 104(6): 813-821

[24] Ho BC, Yu SL, Chen JJ, et al. Enterovirus-induced miR-141 contributes to shutoff of host protein translation by targeting the translation initiation factor eIF4E. Cell Host Microbe, 2011, 9(1): 58-69

[25] Hemida MG, Ye X, Zhang HM, et al. MicroRNA-203 enhances Coxsackievirus B3 replication through targeting zinc finger protein-148. Cell Mol Life Sci, 2013, 70(2): 277-291

[26] Xu HF, Ding YJ, Shen YW, et al. MicroRNA-1 represses Cx43 expression in viral myocarditis. Mol Cell Biochem, 2012, 362(1-2): 141-148

[27] Tong L, Lin L, Wu S, et al. MiR-10a* up-regulates Coxsackievirus B3 biosynthesis by targeting the 3D-coding sequence. Nucleic Acids Res, 2013, 41(6): 3760-3771

[28] Chow LH, Beisel KW, McManus BM. Enteroviral infection of mice with severe combined immunodeficiency. Evidence for direct viral pathogenesis of myocardial injury. Lab Invest , 1992, 66(1): 24-31

[29] Lamphear BJ, Yan R, Yang F, et al. Mapping the cleavage site in protein synthesis initiation factor eIF-4 gamma of the 2A proteases from human Coxsackievirus and rhinovirus. J Biol Chem, 1993, 268(26): 19200-19203

[30] Badorff C, Lee GH, Lamphear BJ, et al. Enteroviral protease 2A cleaves dystrophin: evidence of cytoskeletal disruption in an acquired cardiomyopathy. Nat Med, 1999, 5(3): 320-326

[31] Xiong DD, Lee GH, Badorff C, et al. Dystrophin deficiency markedly increases enterovirus-induced cardiomyopathy: a genetic predisposition to viral heart disease. Nat Med, 2002, 8(8): 872-877

[32] Chau DHW, Yuan J, Zhang HF, et al. Coxsackievirus B3 proteases 2A and 3C induce apoptotic cell death through mitochondrial injury and cleavage of eIF4GI but not DAP5/p97/NAT1. Apoptosis, 2007, 12(3): 513-524

[33] Shi JY, Wong J, Piesik P, et al. Cleavage of sequestosome 1/p62 by an enteroviral protease results in disrupted selective autophagy and impaired NFκB signaling. Autophagy, 2013, 9(10): 1591-1603

[34] Xiong DD, Yajima T, Lim BK, et al. Inducible cardiac-restricted expression of enteroviral protease 2A is sufficient to induce dilated cardiomyopathy. Circulation, 2007, 115(1): 94-102

[35] Feng Q, Langereis MA, Lork M, et al. Enterovirus 2Apro targets MDA5 and MAVS in infected cells. J Virol, 2014, 88(6): 3369-3378

[36] Fung G, Luo HL, Qiu Y, et al. Myocarditis. Circ Res, 2016, 118(3): 496-514

[37] Cai ZJ, Shen L, Ma H, et al. Involvement of endoplasmic reticulum stress-mediated C/EBP homologous protein activation in Coxsackievirus B3-induced acute viral myocarditis. Circ Heart Fail, 2015, 8(4): 809-818

[38] Chen J, Lai JS, Yang L, et al. Trimetazidine prevents macrophage-mediated septic myocardial dysfunction via activation of the histone deacetylase sirtuin 1. Br J Pharmacol, 2016, 173(3): 545-561

[39] Chen J, Wang B, Lai JS, et al. Trimetazidine attenuates cardiac dysfunction in endotoxemia and sepsis by promoting neutrophil migration. Front Immunol, 2018, 9: 2015

[40] Karupiah G, Xie QW, Buller RM, et al. Inhibition of viral replication by interferon-gamma-induced nitric oxide synthase. Science, 1993, 261(5127): 1445-1448

[41] Hardarson HS, Baker JS, Yang Z, et al. Toll-like receptor 3 is an essential component of the innate stress response in virus-induced cardiac injury. Am J Physiol Heart Circ Physiol, 2007, 292(1): H251- H258

[42] Fairweather D, Yusung S, Frisancho S et al, . IL-12 receptor beta 1 and Toll-like receptor 4 increase IL-1 beta- and IL-18-associated myocarditis and Coxsackievirus replication. J Immunol, 2003, 170(9): 4731-4737

[43] Fuse K, Chan G, Liu YA, et al. Myeloid differentiation factor-88 plays a crucial role in the pathogenesis of Coxsackievirus B3-induced myocarditis and influences type I interferon production. Circulation, 2005, 112(15): 2276-2285

[44] Takeda K, Akira S. Toll-like receptors in innate immunity. Int Immunol, 2005, 17(1): 1-14

[45] Yoneyama M, Kikuchi M, Natsukawa T, et al. The RNA helicase RIG-I has an essential function in double-stranded RNA-induced innate antiviral responses. Nat Immunol, 2004, 5(7): 730-737

[46] Yoneyama M, Kikuchi M, Matsumoto K, et al. Shared and unique functions of the DExD/H-box helicases RIG-I, MDA5, and LGP2 in antiviral innate immunity. J Immunol, 2005, 175(5): 2851-2858

[47] Lee S, Choi J, Mohanty J, et al. Structures of β-klotho reveal a 'zip code'-like mechanism for endocrine FGF signalling. Nature, 2018, 553(7689): 501-505

[48] Seth RB, Sun LJ, Ea CK, et al. Identification and characterization of MAVS, a mitochondrial antiviral signaling protein that activates NF-kappaB and IRF$_3$. Cell, 2005, 122(5): 669-682

[49] Kato H, Takeuchi O, Sato S, et al. Differential roles of MDA5 and RIG-I helicases in the recognition of RNA viruses. Nature, 2006, 441(7089): 101-105

[50] Kumar H, Kawai T, Kato H, et al. Essential role of IPS-1 in innate immune responses against RNA viruses. J Exp Med, 2006, 203(7): 1795-1803

[51] Yasukawa H, Yajima T, Duplain H, et al. The suppressor of cytokine signaling-1 (SOCS1) is a novel therapeutic target for enterovirus-induced cardiac injury. J Clin Invest, 2003, 111(4): 469-478

[52] Yajima T, Yasukawa H, Jeon ES, et al. Innate defense mechanism against virus infection within the cardiac myocyte requiring gp130-STAT3 signaling. Circulation, 2006, 114(22): 2364-2373

[53] Darnell JE , Jr. STATs and gene regulation. Science, 1997, 277(5332): 1630-1635

[54] Kishimoto C, Kuribayashi K, Masuda T, et al. Immunologic behavior of lymphocytes in experimental viral myocarditis: significance of T lymphocytes in the severity of myocarditis and silent myocarditis in BALB/c-nu/nu mice. Circulation, 1985, 71(6): 1247-1254

[55] Opavsky MA, Penninger J, Aitken K, et al. Susceptibility to myocarditis is dependent on the response of alphabeta T lymphocytes to Coxsackieviral infection. Circ Res, 1999, 85(6): 551-558

[56] Martinez NE, Sato F, Kawai E, et al. Regulatory T cells and Th17 cells in viral infections: implications for multiple sclerosis and myocarditis. Future Virol, 2012, 7(6): 593-608

[57] Huber SA, Sartini D. Roles of tumor necrosis factor alpha (TNF-alpha) and the p55 TNF receptor in CD1d induction and Coxsackievirus B3-induced myocarditis. J Virol 2005, 79(5): 2659-2665

[58] Lim BK, Choe SC, Shin JO, et al. Local expression of interleukin-1 receptor antagonist by plasmid DNA improves mortality and decreases myocardial inflammation in experimental Coxsackieviral myocarditis. Circulation, 2002, 105(11): 1278-1281

[59] Frisancho-Kiss S, Coronado MJ, Frisancho JA, et al. Gonadectomy of male BALB/c mice increases Tim-3[+]alternatively activated M2 macrophages, Tim-3[+] T cells, Th2 cells and Treg in the heart during acute Coxsackievirus-induced myocarditis. Brain Behav Immun, 2009, 23(5): 649-657

[60] Li K, Xu W, Guo Q, et al. Differential macrophage polarization in male and female BALB/c mice infected with Coxsackievirus B3 defines susceptibility to viral myocarditis. Circ Res, 2009, 105(4): 353-364

[61] Woodruff JF, Woodruff JJ. Involvement of T lymphocytes in the pathogenesis of Coxsackie virus B3 heart disease. J Immunol, 1974, 113(6): 1726-1734

[62] Rose NR. Learning from myocarditis: mimicry, chaos and black holes. F1000prime Rep, 2014, 6: 25

[63] Corsten MF, Papageorgiou A, Verhesen W, et al. MicroRNA profiling identifies microRNA-155 as an adverse mediator of cardiac injury and dysfunction during acute viral myocarditis. Circ Res, 2012, 111(4): 415-425

[64] Wessely R, Klingel K, Santana LF, et al. Transgenic expression of replication-restricted enteroviral genomes in heart muscle induces defective excitation-contraction coupling and dilated cardiomyopathy. J Clin Invest, 1998, 102(7): 1444-1453

[65] Saltykow S. Üeber diffuse myokarditis. Virchows Arch Pathol Anat Berl, 1905, 182: 1-39

[66] Kandolin R, Lehtonen J, Salmenkivi K, et al. Diagnosis, treatment, and outcome of giant-cell myocarditis in the era of combined immunosuppression. Circ Heart Fail, 2013, 6(1): 15-22

[67] Cooper LT, Jr, Berry GJ, Shabetai R. Idiopathic giant-cell myocarditis—natural history and treatment. Multicenter giant cell myocarditis study group investigators. N Engl J Med, 1997, 336(26): 1860-1866

[68] Kittleson MM, Minhas KM, Irizarry RA, et al. Gene expression in giant cell myocarditis: altered expression of immune response genes. Int J Cardiol, 2005, 102(2): 333-340

[69] Bennett MK, Gilotra NA, Harrington C, et al. Evaluation of the role of endomyocardial biopsy in 851 patients with unexplained heart failure from 2000-2009. Circ Heart Fail, 2013, 6(4): 676-684

[70] Haas SJ, Hill R, Krum H, et al. Clozapine-associated myocarditis: a review of 116 cases of suspected myocarditis associated with the use of clozapine in Australia during 1993—2003. Drug Saf, 2007, 30(1): 47-57

[71] Agostini C, Adami F, Semenzato G. New pathogenetic insights into the sarcoid granuloma. Curr Opin Rheumatol, 2000, 12(1): 71-76

[72] Terasaki F, Ukimura A, Tsukada B, et al. Enhanced expression of type 1 helper T-cell cytokines in the myocardium of active cardiac sarcoidosis. Circ J, 2008, 72(8): 1303-1307

[73] Honda Y, Nagai T, Ikeda Y, et al. Myocardial immunocompetent cells and macrophage phenotypes as histopathological surrogates for diagnosis of cardiac sarcoidosis in Japanese. J Am Heart Assoc, 2016, 5 (11): e004019

[74] Lassner D, Kühl U, Siegismund CS, et al. Improved diagnosis of idiopathic giant cell myocarditis and cardiac sarcoidosis by myocardial gene expression profiling. Eur Heart J, 2014, 35(32): 2186-2195

[75] Trachtenberg BH, Hare JM. Inflammatory cardiomyopathic syndromes. Cir Res, 2017, 121(7): 803-818

[76] Apte M, McGwin G, Jr, Vila LM, et al. Associated factors and impact of myocarditis in patients with SLE from LUMINA, a multiethnic US cohort (LV). [corrected]. Rheumatology (Oxford), 2008, 47(3): 362-367

[77] Giles JT, Fert-Bober J, Park JK, et al. Myocardial citrullination in rheumatoid arthritis: a correlative histopathologic study. Arthritis Res Ther, 2012, 14(1): R39

[78] Geraldino-Pardilla L, Russo C, Sokolove J, et al. Association of anti-citrullinated protein or peptide antibodies with left ventricular structure and function in rheumatoid arthritis. Rheumatology (Oxford), 2017, 56(4): 534-540

[79] Stanaway JD, Roth G. The burden of chagas disease: estimates and challenges. Glob Heart, 2015, 10(3): 139-144

[80] Bern C. Chagas' disease. N Engl J Med, 2015, 373(19): 1882

[81] Salomone OA, Juri D, Omelianiuk MO, et al. Prevalence of circulating *Trypanosoma cruzi* detected by polymerase chain reaction in patients with Chagas' cardiomyopathy. Am J Cardiol, 2000, 85(10): 1274-1276

[82] Nishimura H, Okazaki T, Tanaka Y, et al. Autoimmune dilated cardiomyopathy in PD-1 receptor-deficient mice. Science, 2001, 291(5502): 319-322

[83] Tarrio ML, Grabie N, Bu DX, et al. PD-1 protects against inflammation and myocyte damage in T cell-mediated myocarditis. J Immunol, 2012, 188(10): 4876-4884

[84] Lucas JA, Menke J, Rabacal WA, et al. Programmed death ligand 1 regulates a critical checkpoint for autoimmune myocarditis and pneumonitis in MRL mice. J Immunol, 2008, 181(4): 2513-2521

[85] Grabie N, Gotsman I, DaCosta R, et al. Endothelial programmed death-1 ligand 1 (PD-L1) regulates CD8+ T-cell mediated injury in the heart. Circulation, 2007, 116(18): 2062-2071

[86] Sury K, Perazella MA, Shirali AC. Cardiorenal complications of immune checkpoint inhibitors. Nat Rev Nephrol, 2018, 14(9): 571-588

第八章　心肌炎的心电图变化

单纯的心电图检查（electrocardiogram）对暴发性心肌炎的诊断特异性低，应多次重复检查，比较其动态变化。其中，窦性心动过速最为常见；频发房性期前收缩（房性早搏）或室性期前收缩（室性早搏）是心肌炎患者住院的原因之一，监测时可能发现短阵室性心动过速；出现束支阻滞或房室传导阻滞提示预后不良；肢体导联特别是胸前导联低电压提示心肌受损广泛且严重；ST-T 改变较常见，代表心肌复极异常，部分患者心电图甚至可表现类似急性心肌梗死图形，呈现导联选择性的 ST 段弓背向上抬高，单纯从心电图上两者难以鉴别。心室颤动较少见，为猝死 / 晕厥的原因。值得注意的是，患者心电图变化可非常迅速，应持续心电监护，有变化时记录 12 或 18 导联心电图。所有患者应行 24 小时动态心电图检查。

发病 1 个月内的早期心肌炎心电图改变常见有三类：①房室传导阻滞，占 40% 左右，多为一度阻滞；②期前收缩，占 30% 左右（室性早搏多见）；③ ST-T 异常，占 30% 左右（个别可见异常 Q 波及单项曲线）。另外，尚可有束支传导阻滞、阵发性心动过速（室上速）及心房颤动、交界性心律、左心室高电压、心房增大等。

部分暴发性心肌炎可转变为慢性期心肌炎，其心电图改变除与急性期类似外，特点是各房室肥厚多见，占 45% 左右，而急性期未见左心室肥厚者，说明心室肥厚是慢性期的重要表现。

恢复期心肌炎心电图改变的种类少，程度轻并相对稳定。一般只有 1 ~ 2 种改变，主要是期前收缩，但既无症状亦无心功能改变，治疗往往无特殊性。也可有一度房室传导阻滞或者不完全性束支传导阻滞。

总之，病毒性心肌炎急性期和慢性期心电图改变常具有多样性、多变性和易变性特点，恢复期和后遗症期变化小，程度轻。转归特点是期前收缩 1/2 ~ 4/5 消失，房室传导阻滞 1/2 ~ 2/3 消失，ST-T 改变 90% ~ 100% 恢复。心电图长期不恢复可以是慢性期心肌炎的存在形式。

一、病毒性心肌炎心律失常产生的机制

病毒性心肌炎是病毒直接侵犯心肌及由病毒介导的自身免疫反应对心肌的损伤引起，以心肌坏死和间质单核细胞浸润为主要病理变化的一种常见疾病。用微电极可测得感染病毒的大鼠心肌细胞发生电生理异常，如静息电位负值缩小、0 相最大上升速率减慢、动作电位振幅和超射值缩小、动作电位时程缩短等，这些电生理异常可使心肌细胞的自律性和兴奋性增高、传导性降低，从而产生快速型心律失常或传导阻滞。在 3 个月急性期后，虽然心肌炎症已逐渐减轻，心肌损伤指标已恢复，但上述心肌电生理异常仍有明显改变，其

至延续到 9 个月后才基本恢复，而心律失常可能持续更长时间，提示心肌病变后细胞膜的完整性被破坏，流动性和通透性增加，是病毒性心肌炎心律失常产生的主要原因。此外，病毒性心肌炎通过自身免疫可产生抗线粒体内膜上 ADP/ATP 载体的自身抗体，影响线粒体膜的能量转运，并与细胞膜上的钙通道结合，使钙内流增加，导致细胞内钙超载及动作电位时程延长，也是心律失常产生的原因之一。

心肌炎临床常见，而暴发性心肌炎更应引起临床高度的重视。该类患者心电图的异常率很高，通常心电图缺乏特异性表现。临床确诊需结合病史、症状、心肌酶、肌钙蛋白等资料，单凭心电图下诊断误诊率高。心肌炎心电图的异常多是联合表现，其类型与程度因人而异。

二、暴发性心肌炎常见的心电图表现

（一）窦性心律失常

暴发性心肌炎急性期患者中，10% ～ 30% 有窦性心动过速，而窦性心动过缓、窦房传导阻滞和窦性停搏较少见（约为 2%），但其严重性不容忽视，常是心肌炎猝死的主要原因。有研究显示，因暴发性心肌炎死亡患者平均窦性心率显著高于存活患者[（113.80±35.22）次 / 分 vs（76.95±30.39）次 / 分][1]。

1. 窦性心动过速 是常见心电图表现（图 8-1），且多数患者可出现与体温升高不成比例的窦性心动过速，可能与心肌炎本身的炎症反应引起交感兴奋、迷走神经张力减低及心功能不全引起的代偿性心动过速等相关。暴发性心肌炎患者出现窦性心动过速时，除非患者出现不能耐受的临床症状，不建议积极地进行主动干预，而是以治疗原发病为主。如患者原发病趋于稳定，仍存在长时间的窦性心动过速，可视患者的具体临床情况酌情使用小剂量的 β 受体阻滞剂，缓解窦性心动过速。

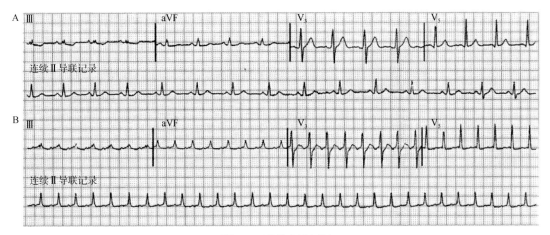

图 8-1　窦性心动过速

①P 波：窦性心动过速时的 P 波由窦房结发出，P$_{II}$直立，PaVR 倒置。窦性心动过速时的 P 波较正常窦性心律时的 P 波振幅稍高，在 II ～ III 导联中更明显。这是因为窦性心动过速时，激动多发生于窦房结的头部，此部位系心房前结间束起始部位，窦性激动多沿着前结间束下传所致。②PR 间期：为 0.12 ～ 0.20 秒。③PP 间期：受自主神经的影响，可有轻度不规则。④QRS 波：形态、时限正常，心房率与心室率相等。⑤频率：成人 P 波频率为 100 ～ 160 次 / 分，多在 130 次 / 分左右，个别可达 160 ～ 180 次 / 分

值得注意的是，在心肌炎急性期，窦房结及其周围组织的病变可引起明显的窦房结功能异常和窦性心律失常心电图改变（图 8-2），心电图可呈现间歇和反复发作的窦性节律紊乱：心率从最快（105 次 / 分）迅速减慢至 53 次 / 分。

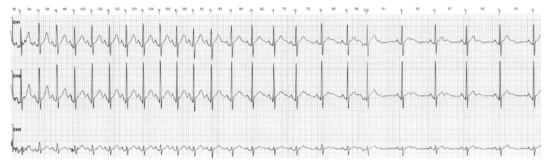

图 8-2　窦性节律紊乱

心电图 P-QGS-T 形态正常，心率从最快（105 次 / 分）迅速减慢至 53 次 / 分

2. 病态窦房结综合征　心肌炎是病态窦房结综合征（sick sinus syndrome）的病因之一。暴发性心肌炎时，当心肌病变累及窦房结及其周围组织时，可导致缓慢性窦性心律失常，如严重的窦性心动过缓、短暂窦性停搏和窦房阻滞等。

（1）窦性心动过缓：亦为暴发性心肌炎常见窦性心律失常。暴发性心肌炎患者，窦房结因心肌细胞炎症、心包炎、心内膜炎、心肌细胞缺血、心肌受损等导致窦房结功能受损。根据患者病情，窦房结功能受损可为一过性的损害，亦有可能出现永久性的损害。窦性心动过缓往往提示患者病情危重，且病情变化迅速，可能是心肌炎症反应侵犯心脏的窦房结及传导系统所致。该类患者出现高度房室传导阻滞，甚至出现窦性停搏的可能性非常高，如窦性心动过缓持续不缓解，则患者存在心脏猝死的高风险，该类患者应考虑安装永久起搏器，应引起临床的高度重视（图 8-3）。

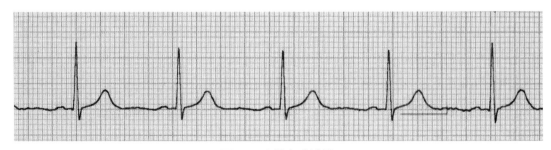

图 8-3　窦性心动过缓

①窦性 P 波：频率 < 60 次 / 分，一般不低于 40 次 / 分，24 小时动态心电图窦性心搏 < 8 万次。②PR 间期：0.12 ～ 0.25 秒。
③QRS 波正常

（2）窦性停搏：暴发性心肌炎患者出现窦性停搏，主要是窦房结本身心肌细胞的炎症反应甚至心肌细胞的损坏所导致。其心电图表现（图 8-4）：窦性停搏如为一过性，持续时间很短，可无症状。当窦性停搏时间持续较长，超过 3 秒，可令患者出现黑矇、短暂意识丧失或晕厥，严重者可发生 Adams-Strokes 综合征以致死亡。长时间窦性停搏不伴有逸搏者，可致死亡。窦性停搏的治疗主要是针对病因治疗，积极治疗引起窦性停搏的原发病。对于偶发的、一过性的窦性停搏无症状者可不需要对症治疗。对于频发、持续时间长的窦性停搏伴有明显临床症状者，应积极进行提升心率治疗，或者及早安置人工心脏起搏器。

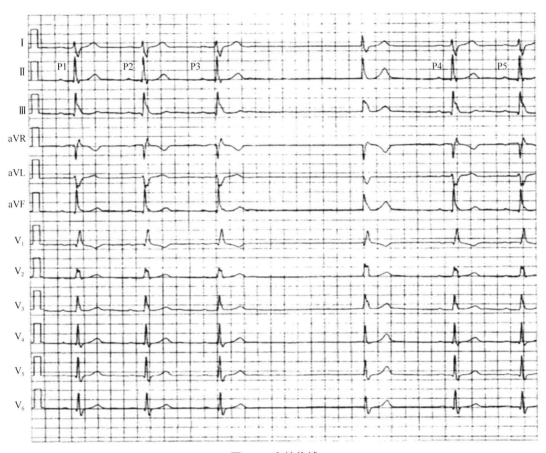

图 8-4　窦性停搏

较长时间没有 P-QRS-T，最长 PP 间期不与窦性周期成整倍数关系，其后多伴有交界性逸搏

（二）房性心律失常

1. 房性早搏　暴发性心肌炎时少见（图 8-5）。多由于心功能严重受损、泵血功能不良，心房压力高，继而引起房性早搏，可呈现频发房性早搏、加速性房性自主心律（图 8-6）等。当窦性心律超过房性心律的频率后，后者的节律被重整或抑制。窦性心律的频率下降，又可再引发加速的房性心律。当房性频率与窦性频率相近时，由于两者的自律性相互竞争，产生窦 - 房竞争现象。

2. 心房扑动、心房颤动和房室异位快速型心律失常　暴发性心肌炎室性心动过速（室速）的报道比较多见，但心房扑动、心房颤动与心肌炎的因果关系尚不明确。以下为一例23 岁女性诊断为暴发性病毒性心肌炎患者的心电图，低位左心房起源的自律性心动过速，文氏型（二度Ⅰ型）房室传导阻滞（图 8-7）。

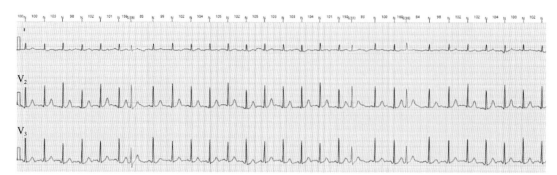

图 8-5　房性早搏出现于快速的窦性心律，异位 P′ 波不清楚，前序心搏的 T 波也无明显切迹和变形。在这种情况下，不完全代偿是确定房性早搏属性的重要依据。房间隔起源的房性早搏，心电图异位 P 波微小或隐匿，容易与高位近希浦系室性早搏相混淆

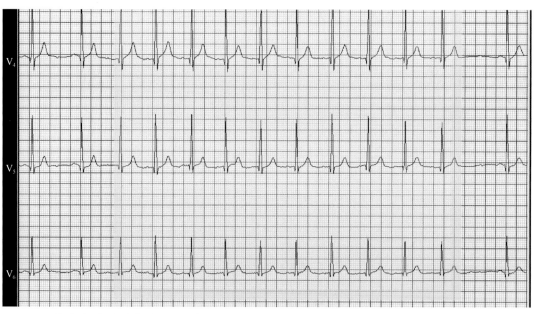

图 8-6　窦性心律、加速性房性自主心律及逆钟向转位。蓝色标记的部分为 P′-QRS-T 波群，P′ 波逆行（Ⅱ、Ⅲ、aVF 导联倒置，aVR 导联直立），P′R 间期 120ms，频率 84 ～ 88 次 / 分，符合加速性房性心动过速

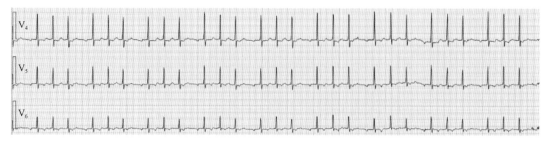

图 8-7　倒置的异位 P 波节律规整，心率 147 次 / 分，呈左偏心型（左胸导联负向），提示异位激动起源于低位左心房

同导联 P 波形态 3 种或以上，节律不整，为多源房性早搏，紊乱房律；频率超过 100 次 / 分者，为紊乱房律性心动过速。值得注意的是，P 波形态不足 3 种，但形态相同或近似的 P 波之间呈早搏样节律者，也是紊乱房律的表现形式（图 8-8）。

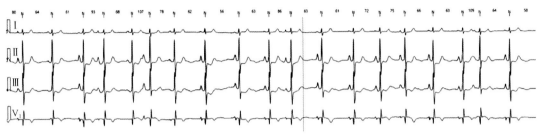

图 8-8　紊乱性房性心律失常

（三）心脏传导系统的改变

暴发性心肌炎主要病变直接累及心脏传导系统，如房室节、房室交界区或房室束支，同时与迷走神经张力增高亦有关。一般多为一度房室传导阻滞、单束支传导阻滞，严重者可发生二度或三度房室传导阻滞，甚至双束支传导阻滞。以上心电图改变，往往随着心肌炎的恢复而改善，病变治愈后可完全恢复正常。仅少数病例传导系统遭受严重破坏或纤维化而引起永久性传导障碍，这就需要植入永久起搏器。

虽然病毒性心肌炎致心律失常具有多样性、多变性及易变性，但这些都同其病理改变有着密切的关系，都是病毒引起的炎症侵袭或波及心脏传导系统所致，抑或是病毒本身侵入特化心肌细胞所致。心脏传导系统的主要功能是产生电激动并循一定方向、顺序和径路将电激动传导至心室肌，维持正常的心节律。正常机体的心脏电激动传导如下：窦房结→结间束→房室结→希氏束→左右束支→蒲肯野纤维→工作心肌细胞。由于传导系统的路径长，分布广泛，这使其在心肌炎症中很容易受到侵害。

病毒性心肌炎所致传导系统的病理特点与心肌的病变相似，有的甚至重于心肌的病变。主要病理表现为间质的炎症性改变和实质的变性、坏死及纤维化，部分有脂肪细胞浸润。通常急性期可表现为细胞肿胀，细胞横纹不清，胞质染色嗜酸性增强，胞核出现核固缩及核碎裂，进而出现细胞坏死崩解，胞核和细胞轮廓消失，周围出现炎症细胞浸润，主要为单核细胞及淋巴细胞。慢性期可见病灶炎症细胞减少，纤维细胞增多，胶原纤维增多，出现纤维瘢痕灶和大量钙化灶，也有的病灶完全吸收消散。电镜下，急性期可见病变轻者细胞核形状有畸变或核内染色质固缩，细胞膜和肌原纤维基本完整，但线粒体外膜可破裂，嵴内部空隙增大，部分嵴的结构模糊，重者肌原纤维不完整，心肌横管系统有扩张，部分细胞核膜消失，染色质固缩更明显，线粒体溶解。慢性期可见肌丝溶解，线粒体局部肿胀，可呈融合状，结构不清，内质网扩张，肌质网内有很多空泡形成[2]。

通常心肌炎患者心脏传导系统中，各部分受损程度颇不一致，希氏束病变很轻，窦房结和房室结病变较重，而两束支病变最重[2-4]。这可能与其解剖特点有关，致密的结缔组织将希氏束与心肌隔开，心肌炎症时希氏束受累很轻或不受影响，而左右束支与心肌相邻，易被炎症波及而出现相应的病理改变。同样，房室结和窦房结邻近心内膜与心外膜，使得病毒感染心肌后炎症易于波及。右束支分支表浅细长，易于受到炎症损伤，右心室及室间隔部位的炎症病变均可影响右束支的传导功能。

心脏传导系统的病变性质决定了其传导障碍及预后。特殊心肌细胞坏死或大量间质纤维化引起的三度房室传导阻滞，其电生理的改变往往是长期性的，而心肌特化细胞的变性、炎症细胞浸润，脂肪浸润，间质出血、水肿等引起的不同程度的传导障碍会随着炎症的消退及组织的修复逐步得到改善，最终得以痊愈。此外，心房肌的多灶性或弥漫性炎症损伤可引起多个兴奋灶，形成多发性微折返，导致心房颤动或快速型心律失常，而局灶性或广泛性心肌细胞坏死和纤维化可导致病变心肌与正常细胞间形成损伤带，产生电位差，引起心肌细胞电活动的不稳定，诱发室性心律失常。病毒性心肌炎所致心律失常是与心脏传导系统受炎症影响发生改变分不开的。

1. 房室传导阻滞　各种心脏传导阻滞也是心肌炎患者的常见心电图表现，并且诊断价值较高。急性风湿性心肌炎和病毒性心肌炎早期就可以出现房室传导阻滞。与其他病因引起房室传导阻滞的不同点是，由于心脏传导系受侵，电生理特性不稳定，心电图表现为PR间期长短的变化较大（图 8-9～图 8-12）。

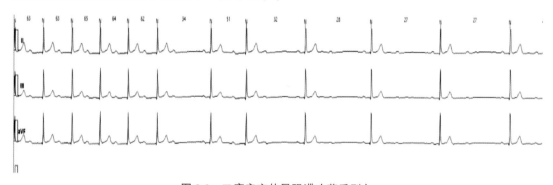

图 8-9　二度房室传导阻滞（莫氏型）

此例心电图有 P 波脱落，二度房室传导阻滞无疑。PR 间期有短、长两种，短、长 PR 间期之间以跳跃式变换，酷似房室结双径路。但 P 波脱落、心肌炎的临床背景等支持心脏传导系病变，快频率依赖性加重

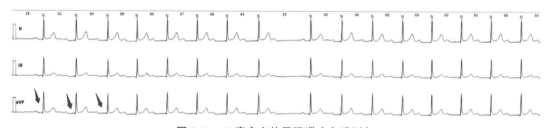

图 8-10　二度房室传导阻滞（文氏型）

此例房室传导阻滞为另一心电图片段的文氏型房室传导所证实（箭头所指处，PR 间期非跳跃变化）

病程较轻、非希浦系远端的病变，心电图表现为阻滞性房室分离、交界性逸搏心律（图 8-11）；病程重、希浦系远端病变，心电图多表现为高度房室传导阻滞、交界性逸搏心律伴束支阻滞（图 8-12）。

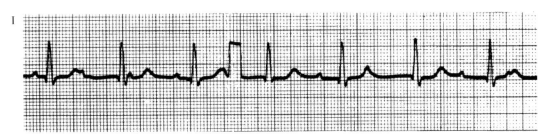

图 8-11 房室分离、交界性逸搏心律

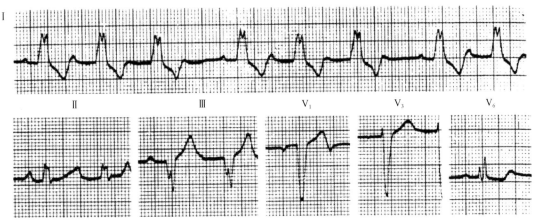

图 8-12 三度房室传导阻滞

2. 束支传导阻滞

（1）单纯完全性右束支传导阻滞：可见于正常人群（图 8-13）。但有心肌炎临床背景、右束支传导阻滞系新出现、伴一度房室传导阻滞时，提示进行性心脏传导系病变，并且不排除有较差的预后可能。一项日本的研究显示暴发性心肌炎患者住院期间出现高度房室传导阻滞后，其院内死亡率显著高于窦性心律患者[5]。完全性左束支传导阻滞（图 8-14）在暴发性心肌炎中也常见，但极少见于健康人，大多数患有器质性心脏病。

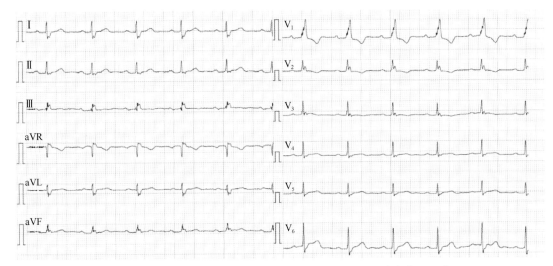

图 8-13 窦性心律、一度房室传导阻滞合并完全性右束支传导阻滞

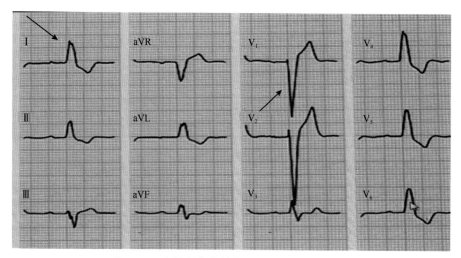

图 8-14　窦性心律合并完全性左束支传导阻滞

（2）双束支传导阻滞：暴发性心肌炎患者可能会出现双束支传导阻滞（图 8-15）。一旦出现双束支传导阻滞，提示患者心肌损伤严重，随时可能出现高度房室传导阻滞、室速室颤甚至心搏骤停的可能，需引起高度重视。这主要与患者局灶性或广泛性心肌细胞坏死和纤维化有关，部分患者可遗留永久性的束支传导阻滞。右束支传导阻滞加左前分支传导阻滞是双支阻滞中最常见的一种。

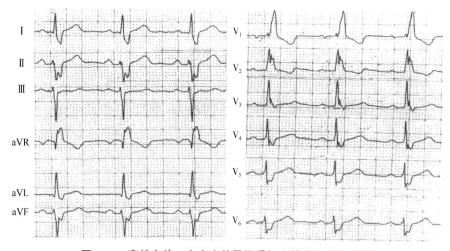

图 8-15　窦性心律、右束支传导阻滞加左前分支传导阻滞

（3）交替性束支传导阻滞：左（或右）束支阻滞转变为另外一侧束支阻滞，或者左右束支阻滞交替出现，当出现这种交替性束支阻滞时警惕患者将要发生（或存在）三度房室传导阻滞甚至发生猝死的情况（图 8-16）。

3. 室性早搏（或室性期前收缩）　简称室早。以室性为主的期前收缩，也是心肌炎累及心脏传导系病变的特征之一（图 8-17）。临床常易诱发成恶性心律失常的室性早搏：①多发性室性早搏（6 次 / 分）；②多形性室性早搏，多源性室性早搏；③ R-on-T 现象；④成对出现的室性早搏。一项来自中国的研究显示，频发室性早搏是暴发性心肌炎高死亡率的高危险因素之一，而另外一项来自日本的研究显示，住院患者中出现室速室颤的暴发性心肌炎患者，其死亡率显著高于窦性心律患者[5]。

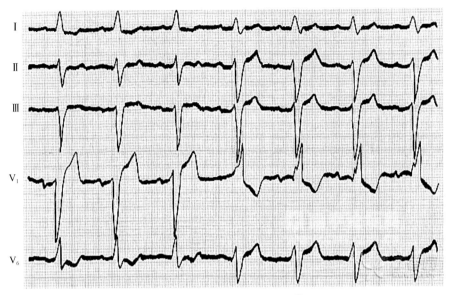

图 8-16 交替性束支传导阻滞

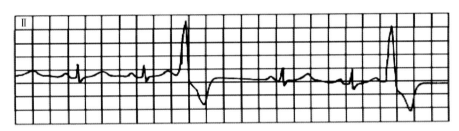

图 8-17 室性早搏

（1）单源性室早：是临床上非常常见的心律失常，其发生人群相当广泛，包括正常健康人群和各种心脏病患者。室性早搏是暴发性心肌炎早期的常见心电图表现之一，临床症状有很大的变异性，从无症状、轻微心悸不适，到早搏触发恶性室性心律失常致晕厥或黑矇（图 8-17）。

（2）室早二联律：暴发性心肌炎患者一旦出现频发室早、室早二联律等，即提示心肌受损严重，心功能极差，如果患者病情得不到及时有效的控制，极有可能出现室速室颤等严重的恶性心律失常。同时，应高度重视患者的内环境，及时纠正内环境紊乱状态，避免恶性心律失常的发生。对于插入性室性早搏，有经验的医师会常规测量它的早搏指数。如果室早二联律间期短于前序窦性心搏的 QT 间期，是为早搏指数＜1，提示预后不佳（图 8-18）。

（3）多源性室早：暴发性心肌炎患者出现频发多源性室早或多形性室早（图 8-19），提示有进展为恶性室性心律失常的风险。该类型室速对心脏危害极大，需要高度重视和紧急处理。

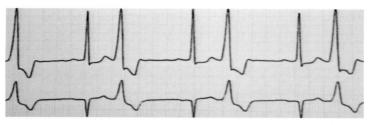

图 8-18   室早二联律

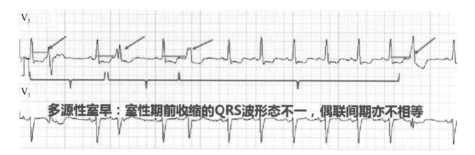

图 8-19   多源性室早和多形性室早

（4）R on T 现象：暴发性心肌炎患者出现频发室性早搏多见，其中 R on T 现象不少见；一旦发现暴发性心肌炎患者有 R on T 现象，提示其潜在的危险性极高（图 8-20）。心电

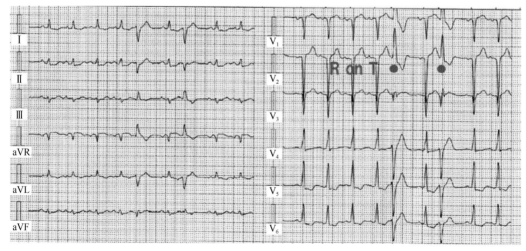

图 8-20   R on T 室早

图中 T 波的峰顶是心室两种不应期的分界线，其前为有效不应期，其后为相对不应期。在相对不应期，心室肌的兴奋性从 0 逐渐恢复到 100%，而 T 波峰顶前 20 ~ 30ms 被称为心室易颤期，落入此期的室早如同导火索，可引发室颤。R on T 室早是否能引发室速、室颤与多种因素有关，尤其与心脏基础状态、交感神经的活性，以及患者室颤发生的阈值等相关。

（5）室速、室颤：病毒性心肌炎 90% 的患者以心律失常为首发症状，而在暴发性心肌炎患者当中，以室性心律失常为主者占 70%，严重者可发生高度房室传导阻滞，甚至室速（图 8-21）、室颤（图 8-22）。暴发性心肌炎患者一旦出现室速、室颤，往往提示病情危重，少数患者可呈现持续不缓解的恶性室速、室颤。

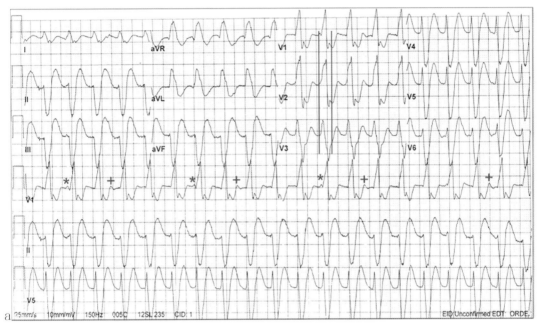

图 8-21　心率为 130 次 / 分的宽 QRS 波心动过速（QRS 0.18s）。在 QRS 波群前后无明显的 P 波（＊），但在 V₁ 导联上 R₂、R₇、R₁₂ 前似乎可见到 P 波。另外，在 V₁ 导联的 R₃、R₈、R₁₃ 及 R₁₈ 后的 T 波（＋）与其他 T 波形态不同，其终末有一正向的偏转，提示有 P 波重叠在其上（＋）。I 导联 R₃ 的 T 波可见一切迹（↓），而其他 T 波均没有，因此考虑有房室分离的痕迹。尽管整份心电图只有部分 P 波（非全部 P 波）与 QRS 波有关，但仍然提示存在房室分离。此外，P 波与 QRS 波的关系是可变的；ST-T 波形的微小变化也提示存在房室分离。所有伴发房室分离证据的宽 QRS 波心律失常都是室性心动过速

应强调的是，V₁ ~ V₂ 导联后的正向波形不是 P 波而是 QRS 波形的终末部分，通过与其他导联的对比可以确定，如 aVF、Ⅱ、V₃ 导联等。QRS 波群的形态一致，类似右束支传导阻滞（RBBB），但并非典型的右束支传导阻滞图形，且电轴明显左偏。

图 8-21 中心电图为单形性室性心动过速，其定义为高于 100 次 / 分、持续超过 30 秒的室性心律，或 30 秒内因血流动力学不稳定而被终止的室性心律。其发生不是由缺血导致的心律失常，而常发生于炎症（心肌炎）伴正常心肌组织附近瘢痕形成所致的折返环路形成，故心脏病患者的心律失常表现与瘢痕有关。

所谓的室颤则是由于心脏出现多灶性局部兴奋，以致完全失去排血功能，是心脏停搏的短暂现象。

心电图特点：QRS-T 波完全消失，出现大小不等、极不均齐的低小波，频率为 200 ～ 500 次 / 分（图 8-22）。

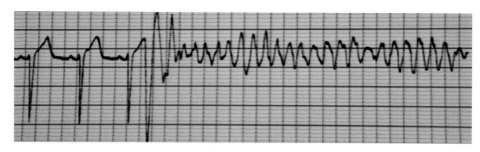

图 8-22　室颤

（四）ST-T 改变

ST-T 改变可见于各导联，尤其是在左侧心前区导联更多见。多为轻度 ST 段水平性降低和 T 波平坦或倒置，检出率约为 75%。少数重症心肌炎患者可表现为多个导联 ST 段抬高。ST-T 改变随着病变进展或减轻而演变，这种变化和演变过程在排除其他原因引起的 ST-T 改变的可能时，结合临床表现则有助于心肌炎的诊断。但应注意的是，很多正常年轻女性或是更年期妇女，心电图上经常出现 T 波低平或倒置，多见于 Ⅱ 、Ⅲ 、aVF 导联上，此种改变往往是自主神经功能失调所致。心肌炎患者亦可出现 ST 段压低、PR 段压低和病理性 Q 波，PR 段压低及同时伴随的 ST 段抬高提示病变累及心外膜和心包。

1. 非特异 ST-T 异常　ST-T 改变最常见的是非特异的 ST-T 异常（图 8-23）。

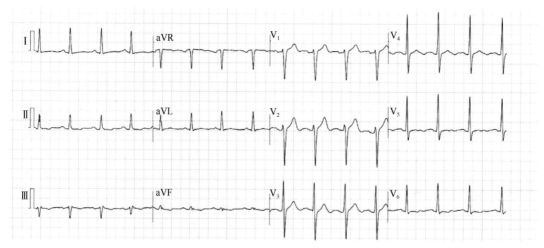

图 8-23　心电图特点：窦性心律，率略快（89bpm）；多个 R 波向上，ST 段压低，伴 T 波低平；QTc 间期延长（483ms）；胸前 V_1 ～ V_2 导联 T 波直立，提示 T 波向量主体朝向前方略偏右，方位异常

心肌炎患者非特异 ST-T 改变的一个重要特点，就是 QTc 间期的轻度延长。而功能性 ST-T 改变者，QTc 间期正常或缩短。非药物影响下，QTc 间期是否延长可作为病理性与功能性 ST-T 改变的鉴别点。对心肌炎患者进行 24 小时动态心电图检查，在 ST 段趋势分析中可以看到，心肌炎患者（图 8-24）的非特异性 ST-T 异常并非是固定不变的，当活动心

率加快、ST 段压低幅度加重时，R 波振幅不变或轻微增高（图 8-25）；而功能性 ST-T 改变的特点是，随着心率加快、ST 段压低，R 波的振幅减低。

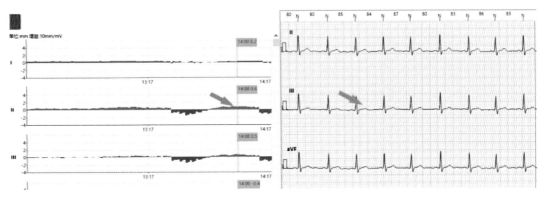

图 8-24 窦性心律，QTc 间期正常（男性，16 岁）

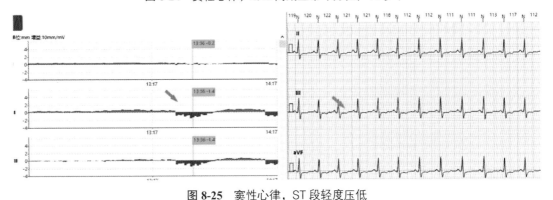

图 8-25 窦性心律，ST 段轻度压低

活动心率加快时，ST 段压低的同时 R 波振幅减小是交感（或功能）性 ST-T 改变的特点。但是，有心肌炎相关的临床背景、伴 R 波振幅加大，是病理性 ST-T 异常的又一鉴别点。

重症心肌炎患者其心电图 ST-T 异常可以表现得很夸张（图 8-26）。ST-T 与 QRS 波群主波的方向相反，酷似继发性 ST-T 改变，实际是原发性异常。

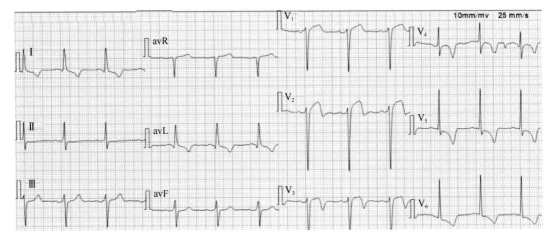

图 8-26 窦性心律，精测 QTc 间期为 468ms，间期延长（男性，14 岁，暴发性心肌炎，心力衰竭，心脏超声检查示心室大）

2. ST 段抬高　已有多项报道显示部分暴发性心肌炎患者出现类似于急性 ST 段抬高型心肌梗死样心电图表现[6]（图 8-27、图 8-28），提示患者心肌受损严重。发生 ST 段抬高主要是由于心肌局部或弥漫性炎症，毒素侵犯心肌，心肌炎症反应引起心肌水肿和代谢障碍，严重者出现心肌坏死或导致冠状动脉痉挛，发生伴或不伴异常 Q 波的 ST 段抬高。这种情况往往严重影响心肌收缩与舒张功能，可导致严重心律失常及心力衰竭。

心电图特点：①常有多支冠脉受损图形，即 2 个梗死部位以上心电图改变；② ST 抬高在对应导联上无镜面影像；③急性心肌梗死（AMI）样改变呈一过性和可逆性改变，变化迅速，Q 波消失快，无心肌梗死动态演变；④常伴有多种心律失常甚至致命性心律失常和低电压并存[7]。

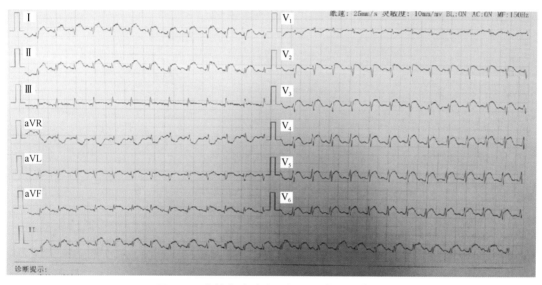

图 8-27　窦性心动过速，广泛导联 ST 段抬高

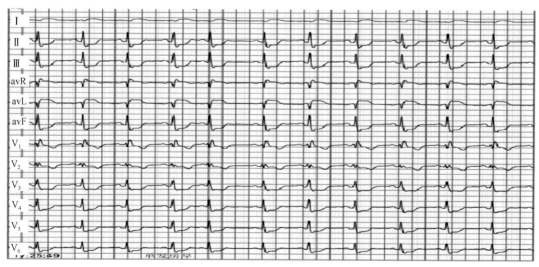

图 8-28　窦性心律、房性早搏合并完全性右束支传导阻滞。全程下壁、前侧壁 ST 段显著下移，aVR 导联 ST 段上抬

（五）QRS 波群异常和异常 Q 波

1. QRS 波群低电压　心肌炎患者约 20% 会出现 QRS 波群异常（图 8-29）。重症心肌炎心电图上也可出现异常 Q 波。上述改变可能是由于心肌的炎性病变影响了心肌除极，使其除极延缓及心电动力减低甚至消失。病情缓解后 QRS 电压可逐渐恢复，异常 Q 波（图 8-30）消失，心电图恢复正常。

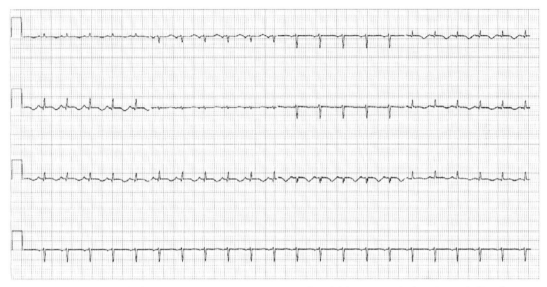

图 8-29　窦性心动过速，Ⅱ、Ⅲ、aVF、V$_3$ ～ V$_6$ 导联 T 波倒置、QRS 低电压和 QT 间期延长

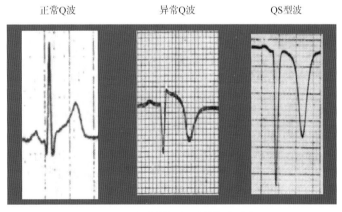

图 8-30　不同类型 Q 波波形对比

2. QRS 时限增宽　与心肌间质水肿有关（图 8-31）。随着心肌间质水肿的改善，QRS 时限可以恢复，罕见报道心肌炎恢复后患者仍存在宽 QRS 波表现，考虑与心肌炎所致心肌纤维化有关[8]。心电图出现肢体低电压是心肌细胞功能严重受损、心肌丢失或被非心肌组织替代的表现[9]。值得注意的是，如果患者出现 QRS 波增宽，往往提示病情严重，猝死风险极高，需引起高度重视。暴发性心肌炎引起心电图呈巨 R 波改变实属罕见（图 8-32）。其心电图主要表现为 QRS 波群与 ST 段合并，形成单相 QRS-ST 波群。此外，这种心电图模式还可类似于束支传导阻滞或室性心动过速，特别是在快速心室率使 P 波变得

模糊时，临床中需仔细鉴别。巨 R 波综合征（GRWS）的电生理机制被认为是由于缺血引起的细胞外 K^+ 浓度升高、膜去极化、细胞内 ATP 耗竭和动作电位缩短而导致严重缺血或心肌梗死区域的局灶性室内传导阻滞。暴发性心肌炎由于大量病毒入侵，可造成广泛的心肌损伤甚至坏死，坏死心肌周围存活的心肌传导缓慢和激动延迟，且由心内膜向心外膜缓慢除极，从而导致巨 R 波型 ST 段改变。心电图上出现 GRWS 的暴发性心肌炎仍然具有挑战性，因为它与早期 AMI 相似，因此心导管检查对于暴发性心肌炎和 AMI 的鉴别诊断非常重要。

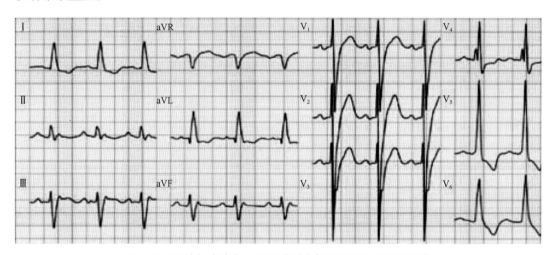

图 8-31　窦性心动过速，QRS 波增宽提示严重室内传导阻滞

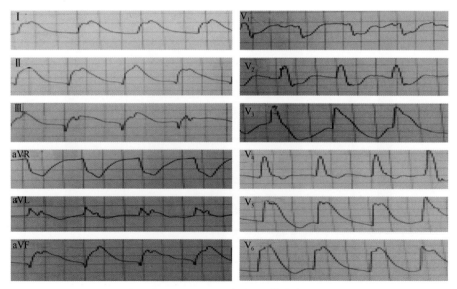

图 8-32　巨 R 波型 ST 段改变

（六）QT 间期延长

QT 间期代表心肌全部除极、复极的时间。从理论上讲，心肌炎必然影响心肌的除极和复极过程，从而使 QT 间期延长（图 8-33）。

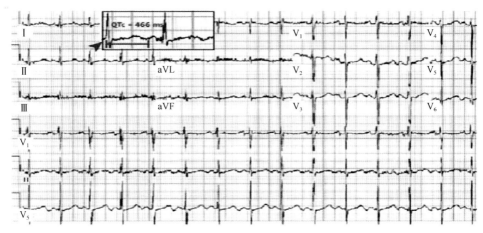

图 8-33　窦性心动过速，QTc 轻度延长（466ms）

但在临床实际中并非所有患者都有这种表现，急性风湿性心肌炎者仅 30% 左右的心电图有 QT 间期延长。已有研究显示，QTc 间期在心肌炎的不同时期有显著的变化，并且延长的 QTc 间期与暴发性心肌炎的院内死亡率显著相关（图 8-34）[10]。

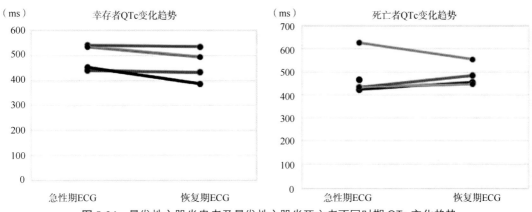

图 8-34　暴发性心肌炎患者及暴发性心肌炎死亡者不同时期 QTc 变化趋势

其潜在的分子机制：在暴发性心肌炎患者中，病毒可能直接侵入心肌细胞导致炎症细胞浸润，进而通过破坏心肌细胞以细胞膜结合肌营养不良相关糖蛋白和外基底膜肌动蛋白为基础的细胞骨架和肌节结构之间的关系，导致心肌细胞膜电位的改变，进而影响心肌传导系统[11]。

除 QT 间期延长外，QTc 离散度亦是暴发性心肌炎患者出现恶性心律失常的一项主要指标。病毒性心肌炎患者出现心肌细胞炎症、心肌纤维断裂及灶性坏死、纤维化，同时间质细胞增生，使病变心肌和正常心肌之间动作电位不应期差异增大，即节段性心肌复极不一致性和电不稳定性加重，这是该类患者发生室性心律失常的病理生理基础。这种心肌复极的离散性在体表心电图上即表现为 QTcd 增大，从而为应用 QTcd 增大来预测室性心律失常的发生提供了理论依据。

三、心律失常与心肌炎预后

急性病毒性心肌炎预后与心肌受损程度、病变范围大小、有无严重并发症（心律失常、心源性休克、心力衰竭）有关。一般来讲，期前收缩和轻度房室传导阻滞患者，临床症状轻，即使以后遗留心电图异常，也不影响患者的生活质量，提示这类患者可能为局灶性心肌炎，病变范围小，预后良好。较重的心律失常，如阵发性室性心动过速及高度房室传导阻滞，经药物治疗后心律失常也多能控制，且临床上并无明显心脏扩大、心力衰竭，提示心律失常的恶性程度不一定与心肌病变的程度呈正相关。但持续存在的恶性心律失常，可直接危及生命，应积极处理。暴发性心肌炎常为弥漫性全心炎，表现为心脏扩大、心力衰竭，临床上患者常因反复心力衰竭或恶性心律失常而猝死，部分患者后期或可演变为扩张型心肌病。

总之，病毒性心肌炎可致多种心律失常，特别是暴发性心肌炎。有些心律失常亦可能是病毒性心肌炎亚临床状态的唯一临床表现。通常心律失常的危险性决定心律失常的性质，更决定心肌炎症状的轻重，应高度重视心肌炎患者心电图的表现。

四、典型病例

（一）病例资料

患者，女，32 岁。因"发热伴心悸 3 天"入院。3 天前无明显诱因自觉发热，多波动于38℃左右，最高 39℃，伴全身乏力，并逐步出现心悸，伴胸闷、恶心，无气短，于当地医院测血压 70/40mmHg，1 天前行心电图提示加速性室性自主心律，心室率 85 次 / 分，胸前导联 ST 段抬高（图 8-35 A、B），查心肌酶 CK 286U/L，CK-MB 56U/L。既往否认高血压、糖尿病、高脂血症等病史，无吸烟、饮酒等不良嗜好。

入院查体：体温 36.4℃，脉搏 74 次 / 分，呼吸 19 次 / 分，血压 83/52mmHg。心浊音界向左扩大。心率 74 次 / 分，心音低，律齐，各瓣膜听诊区未闻及杂音或附加音。胸腹查体未见异常。双下肢无水肿。入院后立即行心电图检查，仍为起源于右心室的加速性室性自主心律（QRS 波形为完全性左束支传导阻滞样）（图 8-35 C）。心动超声示全心大（各房室横径 × 长径为：右心房 50mm×57mm，右心室 47mm×86mm，左心房 50mm×58mm，左心室 49mm×88mm，左心室舒张末期前后径 53mm，右心室前后径 25mm），右心室壁弥漫性运动减低，右心室整体收缩功能减低，左心室整体收缩功能正常（EF 60%），估测肺动脉压 26mmHg。入院后复查：心肌酶 CK 210.5U/L，CK-MB 39.8U/L；肌钙蛋白 T 2.78ng/ml（正常值 0 ～ 0.014ng/ml）；血常规 WBC $10.36×10^9$/L，中性粒细胞百分比 86%；柯萨奇病毒阴性；pro-BNP 7195pg/ml；超敏 CRP > 11mg/L。

入院后嘱患者绝对卧床休息，高蛋白饮食，予以 IABP 及多巴胺静脉滴注维持血压，口服辅酶 Q10，大剂量激素、丙种球蛋白、高浓度维生素 C 缓慢静脉推注，并给予改善心肌代谢等治疗。考虑到细菌感染是病毒性心肌炎的重要条件因子之一，在使用更昔洛韦抗病毒基础上予以第三代头孢菌素防止细菌感染。住院第 2 天心电监护由加速性室性自主心律转为三度房室传导阻滞（图 8-35 D），心室率 56 次 / 分，故立即植入临时起搏器，并继续应用糖皮质激素甲泼尼龙 200mg 1 次 / 天冲击治疗 3 天，持续予以人免疫球蛋白 20g/d 静脉注射。住院第 3 天心电图（图 8-35E）为起源于左心室的加速性室性自主心律（QRS

波形为完全性右束支传导阻滞样），心室率 8 次 / 分。患者血压为 100/66mmHg，故停用多巴胺。住院第 4 天心电图（图 8-35 F）为交界性逸搏夺获二联律，肢体导联 QRS 波低电压，心室率 78 次 / 分。住院第 5 天心电图（图 8-35 G）示窦性心律恢复，但胸前导联 V$_1$ ～ V$_5$ 的 QRS 波形为 QS 型，T 波直立，肢体导联低电压。住院第 6 天心电图（图 8-24 H）示窦性心律，胸前导联 V$_1$ ～ V$_2$ 仍为 QS 型，V$_3$ ～ V$_5$ 为 rS 波形，T 波低平、双向，肢体导联低电压。住院第 7 天心电图（图 8-35 I）示窦性心律，胸前导联同前日，T 波明显倒置，肢体导联低电压。

患者共住院 13 天后出院，出院前无胸闷、气短等不适，血压 118/75mmHg，心率 72 次 / 分。心电图示窦性心律，胸前导联 T 波倒置加深（图 8-35J）。心动超声示双心室稍大，较入院时明显好转（左心室舒张末前后径 52mm，右心室前后径 21mm），EF 59%，左心室舒缓功能减低，右心室舒缓功能减低。出院后口服美托洛尔、培哚普利、辅酶 Q10、维生素 C、维生素 B$_1$。出院后 1 个月患者随访心电图（图 8-35K）显示为窦性心律，V$_1$ ～ V$_6$ 导联 R 波递增良好，除 V$_1$ 外余胸前导联 T 波直立，之前的肢体导联低电压恢复为正常电压。出院后 4 个月心电图与 1 个月时变化不大。心动超声示左心室舒缓功能减低（左心室舒张末前后径 50mm，右心室前后径 18mm，EF 63%）。心肌磁共振示静息态左心室心肌少许纤维化，其余未见明显异常。

（二）讨论

患者为中年女性，尚未绝经，既往无高血压、糖尿病、高脂血症等冠心病危险因素；此次发病前有前驱病毒感染病史，表现为发热，随后出现心悸、胸闷、低血压状态、心肌酶升高、心电图异常。综合以上，首要诊断仍考虑为暴发性病毒性心肌炎，超声提示全心受累、右心为主，故患者血压偏低，心电图表现为加速性室性自主心律，提示心肌炎症累及范围广泛。需要相鉴别的疾病：①急性心肌梗死。虽然该患者的冠心病危险因素不多，但院外首份心电图 V$_1$ ～ V$_3$ 导联 ST 段抬高，心肌酶成比例升高，不能完全排除心肌梗死。入院后行冠状动脉造影显示前降支 7 ～ 8 段心肌桥，收缩期狭窄约 30%，远端 TIMI 血流 3 级，余血管未见异常。②扩张型心肌病。患者入院超声示全心大，但既往无活动后气短、水肿等心功能不全表现，1 年前心电图正常（图 8-35A），故扩张型心肌病可能性较小。入院后行静态心肌灌注显像提示前壁近心尖段摄取功能减低，并未见到腔大壁薄及花斑样全心摄取减低的扩张型心肌病核素显像表现。

急性暴发性心肌炎时，病毒的直接细胞毒性作用可破坏心肌细胞和细胞介导的免疫反应，杀伤心肌细胞，干扰心肌代谢和功能。病毒性心肌炎心肌细胞损伤以致电静止，从而使心肌局部不能正常除极，产生异常 Q 波，这种异常 Q 波体现了病毒侵害的心肌广泛。病毒还可释放大量血管活性激肽及儿茶酚胺，诱发冠状动脉痉挛，或病毒直接侵犯冠状动脉引起冠状动脉炎，导致炎性水肿的心肌细胞缺血加重。缺血后心肌间缝隙连接的改变及离子流变化，可使跨心室壁复极差增大，使心肌复极异常，心电图出现 ST 段抬高，T 波倒置，从而心电图类似急性心肌梗死改变。本例中，患者心肌炎症、水肿消退后心肌细胞功能逐渐恢复，胸前导联 V$_1$ ～ V$_5$ 由 QS 波形转变为 rS，即消失的 R 波逐渐恢复，这种 Q 波形为一过性及可逆性，而急性心肌梗死心电图表现出的 QS 波形往往为永久性。

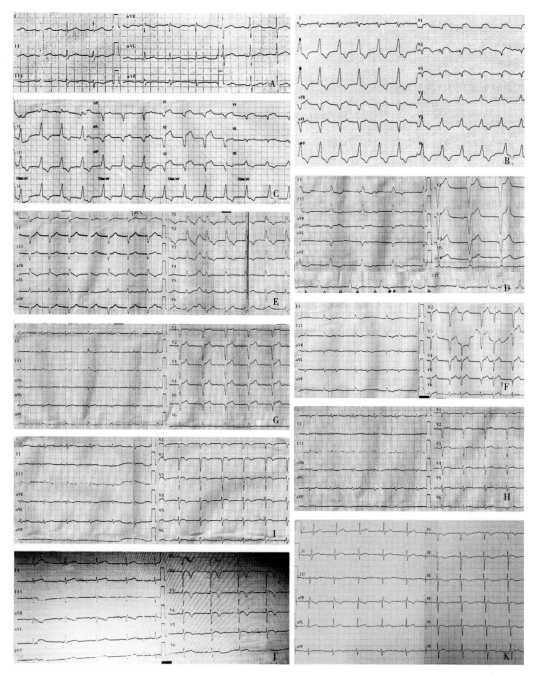

图 8-35　同一急性暴发性心肌炎患者的心电图演变过程

A. 1 年前正常心电图；B. 入院前 1 天心电图；C. 入院后即刻心电图；D. 入院第 2 天心电图；E. 入院第 3 天心电图；F. 入院第 4 天心电图；G. 入院第 5 天心电图；H. 入院第 6 天心电图；I. 入院第 7 天心电图；J. 入院第 13 天（即出院前）心电图；K. 出院后 1 个月心电图

　　患者入院时心电图为加速性室性自主心律及三度房室传导阻滞，提示发病初始心脏传导系统严重炎性改变，有心脏停搏可能。该患者炎性损伤和传导系统组织水肿持续短暂，经积极营养心肌及糖皮质激素和丙种球蛋白治疗后心电图逐渐转变为交界性心律，再至窦性心律，提示心脏传导系统功能由下至上（左右束支—房室结—窦房结）逐渐恢复。

综上所述，由于暴发性心肌炎起病急骤，进展快，而心电图的表现往往提示心肌受损的部位或程度，因此正确识别并理解暴发性心肌炎的心电图动态改变过程，有助于临床医师准确诊断和治疗患者，改善患者预后[12]。

关键知识点

1. 暴发性心肌炎患者一般有明显心电图变化，但诊断特异性低，应多次重复检查，比较其动态变化。

2. 暴发性心肌炎急性期可以发生各种类型心律失常、低电压、显著 ST 和 T 波改变，有时很难与急性心肌梗死鉴别；其心电图改变通常具有多样性、多变性和易变性特点。

3. 暴发性心肌炎易致恶性心律失常和猝死，可直接危及生命，应及时识别和积极处理；其发生与急性炎症相关，而低灌注和交感兴奋（如应激、运动和使用多巴胺等）容易诱发。

4. 心电图长期不恢复可能是慢性期心肌炎的存在形式。

5. 部分暴发性心肌炎患者，心律失常可能是其亚临床状态的唯一临床表现。

参 考 文 献

[1] Sugimoto K, Fujii Y, Ogura Y, et al. Influence of alterations in heart rate on left ventricular echocardiographic measurements in healthy cats. J Feline Med Surg, 2017, 19(8): 841-845

[2] Gleber C, Yoruk A, Eastburg L, et al. Conduction dysfunction and near expunction: giant cell myocarditis. Ame J Med, 2018, 131(11): 1317-1320

[3] Iacobellis G, Kemp W. Cardiomyocyte apoptosis in cocaine-induced myocarditis with involvement of bundle of His and left bundle branch. Int J Cardiol, 2006, 112(1): 116-118

[4] Takamura T, Dohi K, Onishi K, et al. Improvement of left ventricular mechanical dyssynchrony associated with restoration of left ventricular function in a patient with fulminant myocarditis and complete left bundle branch block. Int J Cardiol, 2008, 127(1): e8-e11

[5] Sawamura A, Okumura T, Ito M, et al. Prognostic value of electrocardiography in patients with fulminant myocarditis supported by percutaneous venoarterial extracorporeal membrane oxygenation— analysis from the CHANGE PUMP study. Circ J, 2018, 82(8): 2089-2095

[6] Amoruso M, Muzzarelli S, Moccetti T, et al. Fulminant lymphocytic myocarditis mimicking ST -elevation myocardial infarction. Eur Heart J, 2015, 36(33): 2227

[7] Gambetti S, Fucà G, Bressan S, et al. Focal acute myocarditis mimicking ST-elevation myocardial infarction: a case report and literature review] G I tal Cardiol, 2014, 15(11): 634-637

[8] Ali H, Foresti S, de Ambroggi G, et al. Repetitive wide-QRS arrhythmia after remote myocarditis: What is the mechanism? J Cardiovasc Electrophysiol, 2019, 30(1): 132-133

[9] Morimoto SI, Kato S, Hiramitsu S, et al. Role of myocardial interstitial edema in conduction disturbances in acute myocarditis. Heart Vessels 2006, 21(6): 356-360

[10] Hung Y, Lin WH, Lin CS, et al. The prognostic role of QTc interval in acute myocarditis. Acta Cardiol Sin, 2016, 32(2): 223-230

[11] Badorff C, Lee GH, Lamphear BJ, et al. Enteroviral protease 2A cleaves dystrophin: evidence of cytoskeletal disruption in an acquired cardiomyopathy. Nat Med, 1999, 5(3): 320-326

[12] 杜媛, 肖懿慧, 马云龙, 等. 急性暴发性心肌炎的心电图演变病例报告. 山西医科大学学报, 2015, 46(9): 941-943

第九章　超声心动图对暴发性心肌炎的诊断价值

超声心动图（echocardiography）是非侵入性心脏影像学检查措施，可对心脏结构、功能和血流情况作出全面评估，床边实时监测还可以帮助判断重症患者的血流动力学状态，如容量负荷情况等，具有快速性、可重复性、无创性及简便性的特点。在暴发性心肌炎患者血流动力学不稳定的状态下，超声心动图对于疾病的快速诊断、病情严重程度的判断、治疗方案的选择、疗效评价及预后评估、随访等方面均有极为重要的意义。

虽然超声心动图的改变对于急性心肌炎不具有特异诊断价值，但是超声心动图检查仍被推荐应用于所有急性心肌炎的患者，尤其对于血流动力学不稳定的心肌炎即暴发性心肌炎患者，可重复多次检查[1]，其意义在于鉴别诊断和辅助诊断。当其与病史及其他检查如肌钙蛋白、NT-proBNP 和心电图等结合时，诊断意义明显增大。《成人暴发性心肌炎诊断与治疗中国专家共识》（附录 1）中指出，暴发性心肌炎患者由于病情变化和进展迅速，需要反复多次进行超声检查[2, 3]。本章结合文献和笔者所在医院有关暴发性心肌炎的临床实践及研究，从暴发性心肌炎的超声特点、超声在暴发性心肌炎中的应用价值、建议的执行方案等几个方面进行介绍和讨论。

一、暴发性心肌炎超声心动图表现

（一）二维超声心动图

1. 左心室壁肥厚

（1）室间隔和（或）左心室后壁：暴发性心肌炎患者可稍增厚（＞ 11mm），系炎性水肿所致，少数患者可显著增厚，有时甚至厚达 15 ～ 20mm（图 9-1）。

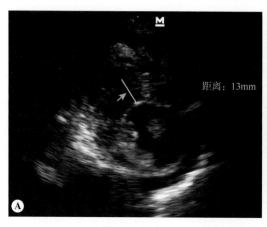
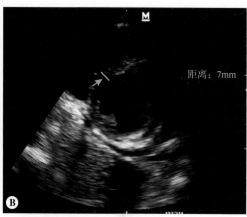

图 9-1　暴发性心肌炎室间隔呈短暂性增厚（胸骨旁短轴切面）

A. 患者住院期间室间隔厚度（13mm，箭头所示）；B. 患者 1 个月后随访时室间隔厚度（7mm，箭头所示）

部分患者表现为早期无增厚，随着病情的进展，在疾病进展过程中出现室间隔增厚。室壁肥厚呈可逆性变化，可在数月内完全恢复正常。Michael Felker 等报道一例 20 岁暴发性心肌炎患者，室间隔厚度达 21mm，但在随访过程中（6 个月），室间隔厚度完全恢复正常[4]。

（2）非对称性心肌肥厚：部分患者呈现非对称性心肌肥厚，包括显著的室间隔增厚或心尖增厚（图 9-2），但以室间隔增厚更明显，多为短暂性、可逆性，应与肥厚型心肌病

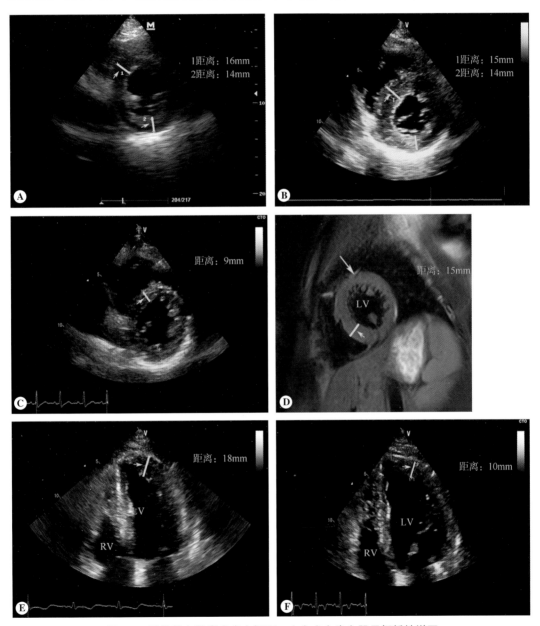

图 9-2 暴发性心肌炎患者室间隔、左心室心尖心肌呈短暂性增厚

A ～ D 为同一患者超声图像（左心室短轴切面）：入院时室间隔厚度为 16mm，左心室后壁厚度为 14mm（图 A）；出院时室间隔厚度为 15mm，左心室后壁为 14mm（图 B）；3 个月后，该患者随访行超声检查，室间隔和后壁厚度为 9mm（图 C）；该患者出院前行 MRI 检查提示室壁增厚为 15mm（图 D）。E ～ F 为另一患者超声图像（心尖四腔切面）：入院时心尖增厚明显，为 18mm（图 E），3 个月后复查心尖心肌厚度在正常范围，为 10mm（图 F）

相鉴别。暴发性心肌炎的非对称性心肌肥厚是暂时的、可逆的，可在随访期间逐渐恢复正常，且非对称性心肌肥厚与左心室收缩功能减低同时存在；而肥厚型心肌病患者心脏收缩功能多正常或收缩加强，心肌肥厚呈持续性，短期内无显著改变。

（3）二维斑点追踪超声心动图：是定量评价各节段心肌变形程度的新手段，在评价局部及整体心肌功能方面具有更高的诊断价值，能更直观地呈现心肌肥厚时左心室收缩功能的改变（见本章 四、超声心动图在暴发性心肌炎诊疗中的应用进展部分）。

2. 左心室心腔大小　暴发性心肌炎患者左心室心腔一般无明显增大。一项 11 例暴发性心肌炎超声研究结果发现，暴发性心肌炎患者在入院时左心室舒张末期内径可稍增大（LVED：53mm±9mm），但在 6 个月随访时左心室舒张末期内径较之前减小（LVED：51mm±6mm），但两者之间并无显著性差异[4]。少数患者心腔稍增大，极少数患者明显扩大。笔者在临床工作中发现，少数患者可出现短暂性的左心室增大，但有效治疗后数天内（＜ 7 天）左心室大小即可恢复到正常范围[5]。

3. 心脏收缩功能　大多数患者为左心室收缩功能减低[6]，部分患者可出现右心室收缩功能减低；出现右心室收缩功能不良者预后更差。

（1）急性期：短期内急剧下降的左心室收缩功能为暴发性心肌炎的重要特征之一；部分患者在入院时左心室收缩功能稍下降，但在数小时内可呈进行性下降。左心室舒张功能也可明显受损（E/A 比值下降，E/E′ 比值增加），但随着心脏收缩功能的改善，舒张功能也可逐渐改善。

（2）治疗后：积极治疗后多数暴发性心肌炎患者心功能可在短期内显著改善[7]。笔者所在医院患者治疗后，左心室收缩功能可由入院时左心室射血分数（EF）30%±12% 升至出院时 EF 59%±7%[5]。国外的研究报道也进一步支持暴发性心肌炎患者住院期间心功能可显著改善；同时，该研究指出暴发性心肌炎患者心功能（LVEF）的改善程度比非暴发性心肌炎患者更大[7]。然而，这项研究发现 53% 的暴发性心肌炎患者出院时心功能（LVEF）低于 55%，随访 22 个月后虽然大部分患者心功能可进一步改善，但仍有 29% 的患者心功能仍低于 55%[7]。研究结果不同可能与患者住院期间采用的治疗方案不同有关。出院时心功能改善的患者（LVEF ≥ 55%）在随访期间未观察到心功能的下降。

关于心功能恢复的时间，文献报道数周内心功能可得到改善，笔者所在医院经有效治疗后 90% 以上的患者心功能显著改善时间在 7 天以内[3, 8]。

4. 左心室局部收缩功能障碍　部分患者超声心动图亦可呈现左心室局部收缩功能障碍，主要表现如下：

（1）室壁运动多为弥漫性室壁运动减低。

（2）可见节段性室壁运动异常，系心肌炎性水肿程度不均所致，且运动异常的室壁节段与冠脉灌注的相应节段多无相关性[9]。

（3）左心室心肌收缩可呈运动减低、无运动、反常运动，甚至有室壁瘤形成[10]。左心室收缩功能障碍的区域多位于心尖或室间隔。

（4）暴发性心肌炎节段性室壁运动异常的恢复也呈变化性[5]。随着疾病的进展，疾病早期出现节段性室壁运动异常，如病情恶化则可能进展为弥漫性室壁运动异常，如病情改善则可能呈现室壁运动稍减低或未见明显节段性室壁运动异常。

（5）与冠状动脉供血范围相一致的节段性室壁运动异常。应与冠心病心肌梗死相鉴别，必要时需行冠状动脉造影检查明确诊断。二维斑点追踪超声心动图能够更直观地呈现节段性室壁运动异常的改变（见下文）。

5. 心包积液

（1）大多数患者因急性炎症反应，可出现少量心包积液[11]。

（2）随着病情的进展，心包积液量可减少或增加，但是心包积液量不大。在随访过程中，心包积液可完全消失。

6. 血栓形成

（1）由于左心室收缩功能显著下降，左心室腔内可出现血流自显影，当心功能改善后血流自显影可消失。

（2）文献报道约15%的患者可见血栓形成，左右心室均可出现，多位于左心室心尖。

（3）极少数患者右心室内可见血栓形成，多见于合并右心室增大及右心室收缩功能不全的患者。如三尖瓣上血栓形成，给予肝素抗凝治疗后，血栓可消失（图9-3）。

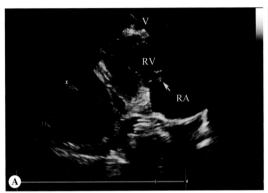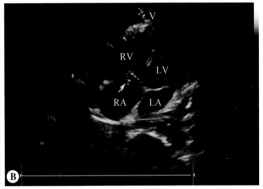

图 9-3 三尖瓣上血栓形成

A. 右心室流出道切面（箭头指示为血栓；RV，右心室；RA，右心房）；B. 左心室心尖四腔心切面（箭头指示为血栓；LV，左心室；LA，左心房；RV，右心室；RA，右心房）

7. 辅助评估容量状态和肺水肿

（1）通过下腔静脉内径和吸气塌陷反应可以帮助判断机体容量负荷情况，指导临床治疗。①下腔静脉内径 > 2.1cm，吸气塌陷 < 50%，提示容量负荷过重，结合临床情况，可能需要利尿；②下腔静脉内径 < 2.1cm，吸气塌陷 > 50%，提示容量不足，需要补液。

（2）肺水肿：在第 2 ～ 5 肋间隙前侧胸壁进行扫描，如果看到肺部彗星尾样的特定伪像（即 B 线），并且延伸至超声图像的远场，常提示肺水肿（图9-4）。

（二）M 型超声心动图

现有的资料提示，暴发性心肌炎患者的左心室心腔一般不增大或稍增大，室壁（室

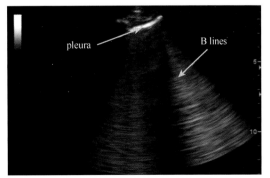

图 9-4 肺部彗星尾样的特定伪像

pleura，胸膜线；B lines，B 线

间隔和左心室后壁）活动幅度明显减低。室间隔和左心室后壁厚度可增加。主动脉根部 M 型超声可见主动脉根部运动幅度减低和主动脉瓣提前关闭。此外，M 型超声还可提示心律失常：房早（房性期前收缩）、室早、房颤、房速等。

（三）彩色及频谱多普勒超声心动图

彩色多普勒超声心动图显示心腔内血流信号暗淡，为左心室收缩功能减低表现。左心室舒张功能减低：E/A 比值减小，E/E′ 比值增大。部分患者可出现轻中度二尖瓣关闭不全和（或）三尖瓣关闭不全，为相对性或功能性关闭不全，一般无瓣膜原发性损害；极少数患者出现重度瓣膜关闭不全，与心室乳头肌炎症有关。部分患者可出现轻度肺动脉压力增高。

二、超声心动图诊断及鉴别诊断

（一）诊断要点

（1）左心室收缩功能显著降低或短期内急剧下降为其重要特点。
（2）左心室室壁（尤其是室间隔）出现暂时性肥厚。
（3）左心室心腔多无明显增大。
（4）弥漫性室壁运动减低，或出现与冠脉分布不一致的节段性室壁运动异常。
（5）左心室收缩功能减低可在短时间内急剧恶化，经积极治疗可在数天显著改善。
（6）各超声参数呈时间变化性（恶化或改善）。

（二）鉴别诊断

1. 急性心肌梗死　可出现与冠脉血管分布基本一致的节段性室壁运动异常、室壁瘤形成等，尤其应排除心肌梗死机械并发症，包括室间隔穿孔、腱索或乳头肌断裂致急性二尖瓣膜反流。注意节段性室壁运动异常不是鉴别暴发性心肌炎和急性心肌梗死的关键点，临床疑诊病例需要行冠脉状动造影明确诊断。

2. 扩张型心肌病　心脏扩大，左心室心腔扩大更显著。室壁运动弥漫性下降，收缩功能减低。心功能减低在一段时间内维持相对稳定，一般不会出现短期内急剧下降。不具有暴发性心肌炎短期内心功能迅速变化的特点。

3. 急性心肌炎　心功能基本正常或轻度下降，极少出现节段性室壁运动异常。可见少量心包积液。结合病史、肌钙蛋白及心电图可进行鉴别。

4. 其他鉴别诊断相关内容　各种原因导致的急性瓣膜反流、室间隔穿孔及非心源性休克等。

三、超声心动图在暴发性心肌炎体外膜肺氧合治疗中的应用

（一）超声心动图在体外膜肺氧合中的应用

对于一些心肺功能没有恢复可能的病例，仍能通过日益强大的移植技术来脱离体外膜肺氧合（extracorporeal membrane oxygenation，ECMO）达到康复。这就使一些被认为是

禁忌证的疾患仍可延伸使用ECMO技术，并与移植技术相结合，形成一个理想的救治过程，甚至促进了移植技术的发展。这也很容易理解并形成了一个趋势：人工脏器在器官衰竭治疗中具有愈发重要的地位。目前已有一些医疗中心在做这方面的探索并取得了一定成绩，而这一切工作的基础就是对其他器官的保护，避免多个器官损害是器官移植成功的关键。

1. 引导床边 ECMO 的经皮插管　暴发性心肌炎多采用 V-A 模式，分别经股动脉、股静脉置管。床旁超声定位，引导床边穿刺股动脉和股静脉插管。

2. 剑突下双房切面，超声引导床边 ECMO 置管　超声心动图剑下切面 显示下腔静脉、左心房、右心房、上腔静脉，引导 ECMO 静脉引流管到右心房水平（图 9-5）。

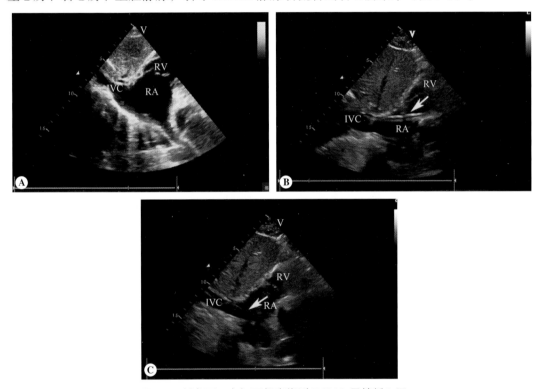

图 9-5　剑突下双房切面超声指引 ECMO 导管插入图

A. 剑突下双房切面，可指引 ECMO 导管（IVC，下腔静脉；RA，右心房；RV，右心室）；B.ECMO 静脉管位置过深（静脉管经右心房到右心室，静脉管位置过深且方向偏移；IVC，下腔静脉；RA，右心房；RV，右心室）；C. ECMO 静脉管位置合适（箭头标示 ECMO 静脉管；IVC，下腔静脉；RA，右心房；RV，右心室）

（二）监测 ECMO 治疗过程中心功能的变化

大量研究证明，超声检查发现左心室射血分数或心排血量的降低常出现在 ECMO 中，尤其是 ECMO 治疗第一个 24 小时。因此，暴发性心肌炎患者 ECMO 治疗后立即行心脏超声检查可发现左心室收缩功能较未行 ECMO 前进一步减低，是否有统计学意义尚有争议[12]，可能系血流动力学和生理改变所致。也有研究报道 ECMO 期间可出现心肌顿抑作用导致左心室功能障碍[13]。

心脏超声检查可用于指导暴发性心肌炎患者是否需要行 ECMO 辅助，以及根据心功能转归决定撤除 ECMO 辅助的时机。大部分暴发性心肌炎患者有效治疗后可于 7 天内心功能得到显著改善（图 9-6）。

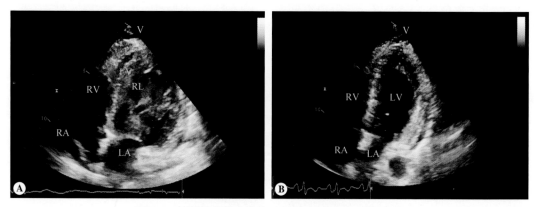

图 9-6　暴发性心肌炎患者 ECMO 辅助后心功能改善

A. 左心室腔内可见大量血流自显影（LV，左心室；LA，左心房；RV，右心室；RA，右心房）；B.心功能改善后左心室腔内无血流自显影（LV，左心室；LA，左心房；RV，右心室；RA，右心房）

四、超声心动图在暴发性心肌炎诊疗中的应用进展

近年来国内外一些医院开始采用超声心动图斑点追踪技术诊断、评价暴发性心肌炎。基于斑点追踪成像技术的二维斑点追踪技术超声心动图（2D speckle-tracking echocardiography，STE）是定量评价各节段心肌变形程度的新手段，在评价局部及整体心肌功能方面具有更高的诊断价值。急性心肌炎患者左心室长轴应变、应变率均较正常人显著下降[14]，故 STE 被认为有助于早期协助诊断心肌炎[15, 16]。笔者医院临床研究发现，暴发性心肌炎患者左心室应变值较急性心肌炎显著下降，且早于心功能的下降（图 9-7）。

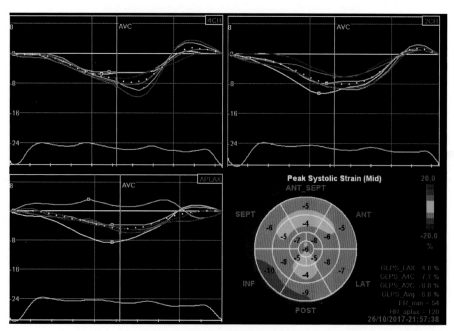

图 9-7　暴发性心肌炎患者时间 - 应变曲线图和"牛眼图"

（应变曲线提示：弥漫性室壁运动减低）

非对称性心肌肥厚患者心脏收缩功能的评估：部分患者心肌呈非对称性肥厚表现，心脏收缩功能下降或局部心肌运动障碍（图9-8）。STE 图上可见节段性室壁运动异常或反常运动。

心脏收缩功能和节段性室壁运动异常的评估（图9-9）：STE 图可直观呈现左心室各个节段的室壁运动，包括前间隔、前壁、侧壁、后壁、下壁及室间隔。笔者医院前期的研究发现，疾病早期左心室各节段的运动明显下降；疾病的恢复期，左心室各节段室壁运动的恢复呈差异性，前壁和侧壁恢复较慢（图9-9）。此外，STE 还可应用于随访研究，可直观呈现心脏收缩功能由弥漫性室壁运动减低到室壁运动的改善（图9-8，图9-9）。

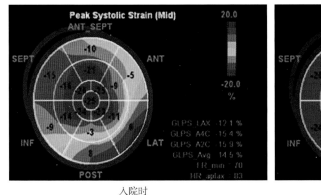 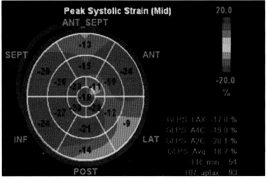

入院时　　　　　　　　　　　　　　　　　出院后3个月随访

图 9-8　暴发性心肌炎患者入院时节段性室壁运动异常及出院后 3 个月随访应变

与图 9-2（A～D）中为同一例患者，该患者室间隔增厚明显，达 16mm，STE "牛眼图" 室壁运动可见侧壁（LAT）、前壁（ANT）、下壁（POST）的运动减低，侧壁和下壁部分节段室壁运动减低至无运动；3 个月复诊，该患者室间隔厚度为 9mm，STE "牛眼图" 可见各节段室壁运动均有改善

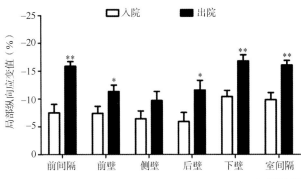

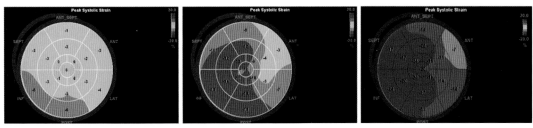

第 1 天　　　　　　　　　　　第 5 天　　　　　　　　　　　第 10 天

图 9-9　暴发性心肌炎患者住院期间心脏室壁运动 STE "牛眼图"

A. 暴发性心肌炎患者入院和出院时比较心脏各节段室壁运动的恢复，* $P < 0.05$（出院时应变值 vs. 入院时应变值），** $P < 0.01$（出院时应变值 vs. 入院时应变值）；B. 同一患者入院第 1 天至第 10 天内，左心室整体和节段性室壁运动的变化

关键知识点

1. 暴发性心肌炎超声特点包括弥漫性左心室收缩功能（EF 值和左心室长轴应变）显著减低，左心室壁暂时性肥厚，弥漫性或节段性室壁运动减低，左心室腔通常无增大，但偶有增大。

2. 上述改变可在短期内急剧下降，尤其是出现早期心功能急骤下降，按照本书推荐的"以生命支持为依托的综合救治方案"合理救治后，可在较短时间内恢复。

3. 二维超声应变分析（"牛眼图"）可直观显示和定量评估左心室整体和局部心肌节段收缩功能的变化情况，更能敏感地显示与其他疾病的不同。

4. 在暴发性心肌炎治疗过程中，心脏超声可帮助进行容量管理，指导 ECMO 植入和帮助确定撤除 ECMO 辅助的时机。

5. 暴发性心肌炎病情变化（恶化或改善）快，临床对暴发性心肌炎疑诊患者应进行超声心动图动态监测，急性期建议每日 1～2 次。

6. 超声心动图是暴发性心肌炎的重要初始影像学评估手段，但特异性诊断价值不高，结合临床病史与心肌和心脏功能标志物（cTn I 和 NT-proBNP），可辅助暴发性心肌炎的临床诊断；此外，超声心动图对疾病的危险分层、病情变化的监测、治疗方案的选择、疗效及预后评估等均有重要的临床意义。

参 考 文 献

[1] Caforio AL, Pankuweit S, Arbustini E, et al. Current state of knowledge on aetiology, diagnosis, management, and therapy of myocarditis: a position statement of the European Society of Cardiology Working Group on Myocardial and Pericardial Diseases. Eur Heart J, 2013, 34(33): 2636-2648, 2648a-2648d

[2] Wang DW, Li S, Jiang JG et al, . Chinese society of cardiology expert consensus statement on the diagnosis and treatment of adult fulminant myocarditis. Sci China Life Sci, 2019, 62(2): 187-202

[3] 中华医学会心血管病学分会精准医学学组，中华心血管病杂志编辑委员会，成人暴发性心肌炎工作组．成人暴发性心肌炎诊断与治疗中国专家共识．中华心血管病杂志，2017, 45(9): 742-752

[4] Felker GM, Boehmer JP, Hruban RH, et al. Echocardiographic findings in fulminant and acute myocarditis. J Am Coll Cardiol, 2000, 36(1): 227-232

[5] Zuo HJ, Li R, Ma F, et al. Temporal echocardiography findings in patients with fulminant myocarditis: beyond ejection fraction decline. Front Med, 2020, 14(3): 284-292

[6] Sharma AN, Stultz JR, Bellamkonda N, et al. Fulminant myocarditis: epidemiology, pathogenesis, diagnosis, and management. Am J Cardiol, 2019, 124(12): 1954-1960

[7] Ammirati E, Cipriani M, Lilliu M, et al. Survival and left ventricular function changes in fulminant versus nonfulminant acute myocarditis. Circulation, 2017, 136(6): 529-545

[8] Li S, Xu SY, Li CZ, et al. A life support-based comprehensive treatment regimen dramatically lowers the in-hospital mortality of patients with fulminant myocarditis: a multiple center study. Sci China Life Sci, 2019, 62(3): 369-380

[9] Skouri HN, Dec GW, Friedrich MG, et al. Noninvasive imaging in myocarditis. J Am Coll Cardiol, 2006, 48(10): 2085-2093

[10] Pinamonti B, Alberti E, Cigalotto A, et al. Echocardiographic findings in myocarditis. Am J Cardiol, 1988, 62(4): 285-291

[11] Shillcutt SK, Thomas WR, Sullivan JN, et al. Fulminant myocarditis: the role of perioperative echocardiography. Anesth Analg, 2015, 120(2): 296-299

[12] Asaumi Y, Yasuda S, Morii I, et al. Favourable clinical outcome in patients with cardiogenic shock due to fulminant myocarditis supported by percutaneous extracorporeal membrane oxygenation. Eur Heart J, 2005, 26(20): 2185-2192

[13] Ammirati E, Veronese G, Cipriani M, et al. Acute and fulminant myocarditis: a pragmatic clinical approach to diagnosis and

treatment. Curr Cardiol Rep, 2018, 20(11): 114

[14] Hsiao JF, Koshino Y, Bonnichsen CR, et al. Speckle tracking echocardiography in acute myocarditis. Int J Cardiovasc Imaging, 2013, 29(2): 275-284

[15] Escher F, Kasner M, Kühl U, et al. New echocardiographic findings correlate with intramyocardial inflammation in endomyocardial biopsies of patients with acute myocarditis and inflammatory cardiomyopathy. Mediators Inflamm, 2013, 2013: 875420

[16] Ukena C, Mahfoud F, Kindermann I, et al. Prognostic electrocardiographic parameters in patients with suspected myocarditis. Eur J Heart Fail, 2011, 13(4): 398-405

第十章　心脏磁共振成像技术在暴发性心肌炎中的应用

心肌炎的定义采用 Dallas 组织学标准，即心肌组织中证实有炎症细胞浸润并伴有心肌细胞变性坏死。因此，心肌活检是目前被广泛认可的诊断心肌炎的金标准[1]。但该检查在多数医学机构中尤其是在我国尚不能开展，同时存在取样误差和检查风险等问题。近年来，心脏磁共振成像（cardiovascular magnetic resonance imaging，CMRI）技术快速发展，除可评估心脏形态、功能及瓣膜情况外，还可进行准确的心肌组织学特征成像，包括心肌水肿、充血/毛细血管渗出，以及心肌坏死/纤维化等，提供心肌炎时心肌损伤的病理生理学特性。

自 2009 年心肌炎症心血管磁共振（CMR）诊断标准（"Lake Louise Criteria，LLC"）[2] 提出后，CMRI 作为一种安全、非侵入性检查手段，已经在临床广泛使用，成为临床认可的诊断心肌炎的替代金标准，并大大减少了临床有创操作的需要，如心内膜心肌活检（EMB）和冠状动脉造影。欧洲心脏病学会（European Society of Cardiology，ESC）和美国心脏协会（American Heart Association，AHA）关于心肌炎的科学声明中都明确提出了 CMRI 对心肌炎诊断的重要价值[3, 4]。

CMRI 在心肌炎领域的研究和应用以普通心肌炎为主，暴发性心肌炎的报道很少。因此，本章我们首先介绍 CMRI 在普通心肌炎中的应用，让大家了解 CMRI 诊断心肌炎症的一些基本知识，而后再结合文献与我们自己的研究和经验介绍 CMRI 在暴发性心肌炎中的应用。

一、普通心肌炎中 CMRI 的作用

心肌炎的磁共振诊断标准于 2009 年发布，即 "Lake Louise Criteria，LLC"。该标准包括 3 个方面：其一，T_2 加权成像（T_2WI）评估心肌水肿；其二，早期钆强化（early gadolinium enhancement，EGE）评估心肌充血；其三，延迟钆强化（late gadolinium enhancement，LGE）评估心肌坏死、纤维化或心肌瘢痕。

上述 3 个方面只要两条达到阳性标准就可诊断急性心肌炎。早期的文献报道该标准的诊断准确性为 78%，敏感性为 67%，特异性为 91%[2, 5]。此后，该标准在临床和研究中广泛采用，其诊断准确性也被进一步证实。最近发表的荟萃分析显示，该标准的诊断准确性为 83%（敏感性 80%，特异性 87%）[6]；另一篇荟萃分析报道其诊断敏感性为 78%，特异性为 88%[7]。

近年来，随着 CMRI 技术的发展和进步，尤其是定量 T_1 和 T_2 mapping 技术的使用，CMRI 诊断心肌炎的准确性得到进一步提高，多参数 CMR 不仅可作为一种诊断工具，而

且可为患者提供预后信息。基于这些技术的进展，美国在 2018 年对 2009 年"Lake Louise Criteria，LLC"进行了更新，提出磁共振诊断非缺血性心肌炎症的 2018 专家意见[8]，专家组推荐，对临床心肌炎诊断验前概率（pre-test probability）较高的患者，磁共振表现满足以下 2 条之一就可以提供急性心肌炎症的强证据（图 8-1）：其一，基于 T_2 的心肌水肿标志有阳性发现：T_2 加权成像或 T_2 mapping；其二，基于 T_1 的心肌损伤标志有阳性发现：延迟强化（LGE），T_1 mapping 或细胞外容积（extracellular volume，ECV）。上述二者均阳性对急性心肌炎症有较高特异诊断价值；仅有一条阳性在特定临床情况下支持急性心肌炎症诊断，但特异性不高。

　　以下对心肌炎症的磁共振影像学表现和 CMR 各参数的应用及意义做详细介绍，图 10-1 为心肌炎心脏磁共振诊断中心示意图[8]。

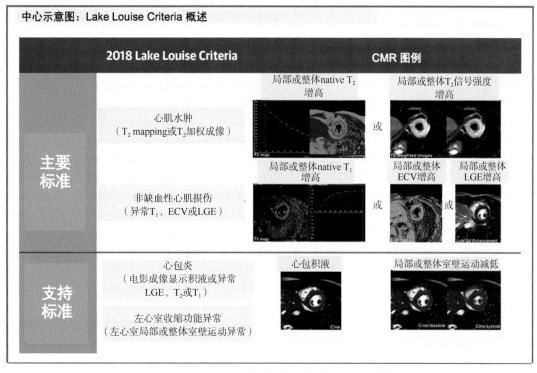

图 10-1　心肌炎心脏磁共振诊断中心示意图[8]

　　1. 心肌水肿（T_2 加权成像，T_2WI）　心肌组织水肿是心肌组织炎症的标志。心肌发生炎症损伤时，心肌细胞受到破坏导致组织自由水及蛋白增加，后续炎症因子释放增加心肌灌注，进一步加重心肌组织内自由水含量。自由水中质子在磁场中存在长 T_2 效应，在 T_2WI 上表现为心肌信号增强。因此，T_2WI 上局部心肌信号增强提示心肌组织局部水肿；当心肌弥漫性受累时，则需评估心肌信号与邻近骨骼肌信号的比值，如比值 ≥ 2.0 提示心肌弥漫性或整体水肿[5]。新型 CMRI 技术如定量 T_1 和 T_2 mapping 技术也可反映心肌水肿，我们在下面详述。

　　2. 心肌充血或毛细血管渗漏（早期增强，EGE）　除组织自由水含量增加外，炎症也会导致心肌血流高灌注、血管通透性增加及细胞外间隙增加。采用 T_1 加权成像，通过钆造影剂注射前及注射后早期心肌信号强度增强即早期增强，可以对组织间隙造影剂含量进行定性观察和半定量分析，来反映心肌充血情况。

EGE 半定量分析以骨骼肌为参考标准，增强后早期心肌信号强度与骨骼肌信号强度比值≥ 4.0 为阳性，称为早期钆增强比值；或者采用注射后早期造影剂心肌信号强度增加超过注射前 45% 为标准[2]。既往研究表明，EGE 诊断心肌炎敏感性为 63% ～ 85%，特异性为 68% ～ 100%[2, 9]。

3. 心肌坏死及纤维化（延迟强化，LGE）　心肌损伤后会继发出现心肌坏死、纤维化和瘢痕，细胞坏死导致钆造影剂聚集进一步增加。注射钆造影剂后经一定时间延迟（通常为 10 分钟），造影剂将从非坏死心肌中溢出，从而显示坏死心肌与正常或一般损伤心肌间信号强度的差别，这就是延迟强化（LGE）。

心肌炎时 LGE 出现"非缺血性炎症损伤"的特征性表现，其特点主要包括散在分布、心外膜强化（相对于缺血性心肌损伤心内膜强化）和心肌受累节段以中段心肌、下壁 / 下侧壁中段和基底段为主。LGE "非缺血性炎症损伤"表现对于诊断心肌炎的特异性高，而敏感性较低[2, 10]。LGE 分布还与预后相关，分布于左心室侧壁心外膜下者预后较好；分布于室间隔者预后较差[11]。此外需强调，LGE 不能区分急性与慢性炎症，因此不能反映炎症活动情况[8]。

4. 新型 CMRI 技术（定量 T_1 和 T_2 mapping）　定量 T_1 和 T_2 mapping 是近年来发展起来的新型 CMRI 技术，可以定量测定心肌组织的 T_1 和 T_2 弛豫时间。T_1 和 T_2 弛豫时间反映组织的磁共振特性，受组织内部特性、外部环境和测量方法的影响。成像生成以像素为单位的定量心肌图，提供组织局部和整体的 T_1 或 T_2 值。每种组织对应所采用的特定测量方法，都有一个 T_1/T_2 值的正常范围，该值的升高或减低可以反映疾病状态或生理性变化。通过钆剂注射前、后 T_1 mapping 变化并经红细胞压积校正，还可以计算出细胞外容积。随着研究的进展，不同磁共振仪器、不同测量方法所对应的各参数正常值范围以及疾病诊断阈值将逐渐确定[12, 13]。

（1）T_2 mapping：可以反映急性心肌水肿，比传统 T_2 加权成像技术诊断准确性更高，并具有高信噪比、低呼吸伪影和可直接进行定量分析的优点。近期的研究证实，T_2 mapping 可以反映急性心肌水肿，区分活动性炎症与愈合期炎症，其诊断急性心肌炎的准确性优于传统 T_2WI，是临床排除急性缺血后诊断心肌炎症的重要标准[14, 15]。

（2）Native T_1 mapping：T_1 弛豫时间可以敏感反映急、慢性损伤引起的心肌内自由水含量的增加，同时急性炎症导致的血管扩张、充血和组织间隙容量增加也可增加 T_1 弛豫时间[16]。相对于 T_2 mapping，T_1 对急性心肌炎症和水肿的特异性较低[14, 16]，不能用于鉴别急性和慢性炎症。但 T_1 弛豫时间是诊断心肌炎症的敏感指标，其排除心肌炎症的阴性预测值达 92%[6, 15]。

（3）细胞外容积（ECV）：最近，测定心肌 T_1 和 T_2 信号的显像技术（T_1 和 T_2 mapping）能在瞬间完成，它能计算 ECV 的比例。ECV 反映心肌炎症时增加的细胞外组织间隙，与 LGE 相比，ECV 可以检出由轻度病变导致的心肌水肿和纤维化，因此可以作为 LGE 不能检出的心肌炎症的额外指标[17]。

5. 其他

（1）左心室功能异常：左心室收缩功能异常诊断心肌炎症的特异性和敏感性均不高，急性心肌炎时即使 T_2 增高和 LGE 异常，左心室射血分数仍然可以维持在正常范围。因此，左心室收缩功能异常只能作为心肌炎的支持证据。

（2）心包炎症：心肌炎症可以累及心包，反之亦然。注意心包积液不能作为心包炎症的标志，而可能只是心肌炎时并存的心力衰竭的表现。高分辨率快速自旋回波 T_1 成像显示心包增厚，T_2WI 和 T_1/T_2 mapping 心包高信号，以及异常心包 LGE，提示心包活动性炎症，可作为心肌炎诊断的支持证据[18]。

二、暴发性心肌炎中 CMRI 的作用

关于暴发性心肌炎的 CMRI 特点，文献报道很少，往往以个案分析为主。笔者医院磁共振室曾对 29 例暴发性心肌炎病例的 CMRI 特点进行分析，但在我们的研究中多数患者 CMRI 检查时间在病情恢复期即出院前，少数在超急性期（病情恶化前），平均检查时间 7 天（患者平均住院时间 12 天），因此我们总结的特点不一定能完全代表暴发性心肌炎患者炎症活动期的特点。

1. 心肌水肿 相对于急性非暴发性心肌炎，暴发性心肌炎患者心肌水肿以弥漫性受累为主，在 T_2WI 上表现为从心底到心尖心肌弥漫性信号增强（图 10-2）。心肌弥漫性水肿有时难以通过肉眼识别，这时对心肌水肿进行定量分析有明显优势。暴发性心肌炎患者心肌 T_1 及 T_2 值弥漫性显著增高（图 10-2），提示心肌水肿范围较广，心肌损伤程度较重，其分布特点为弥漫性，呈条状，与冠状动脉分布不一致，外膜下和中层更明显。此外，心肌定量技术可定量监测心肌炎症水肿的进展变化。

2. 心肌充血或毛细血管渗漏 相对于急性非暴发性心肌炎，暴发性心肌炎患者心肌在增强 T_2WI 上表现为弥漫性异常强化，以中外层心肌受累为主（图 10-2）。

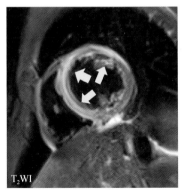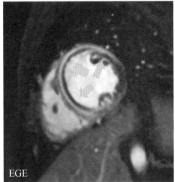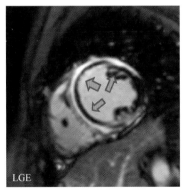

图 10-2 男性，19 岁，临床诊断为暴发性心肌炎。CMRI T_2WI 上左心室心肌弥漫性信号增强，EGE 及 LGE 上相应部位出现明显强化，以中外层心肌为主，累及室间隔

3. 心肌坏死及纤维化 我们的研究显示暴发性心肌炎患者心肌 LGE 多以弥漫性中外层分布为主，部分为全层透壁性受累，同时累及心肌节段较多，其中室间隔受累多见（图

10-3）。具体结果：所有病例均有中、外层心肌 LGE，其中 34% 为透壁性全层受累；93% 的病例 LGE 累及室间隔，其次为左心室下壁；38% 的病例表现为弥漫性 LGE，其他表现为线性或片状 LGE。比较 LGE 上心肌强化范围及部位可发现暴发性心肌炎患者较非暴发性急性心肌炎患者，心肌损伤范围更广、程度更重，与此类患者临床表现更重相一致。

4. 心脏形态及功能异常　相对于急性心肌炎，暴发性心肌炎患者左心室收缩功能都有不同程度的下降，我们总结的 29 例病例平均射血分数为 47.8%（图 10-3A），左心室收缩末容积显著增加。此外，大部分患者可出现心肌室壁主要是室间隔厚度增加，平均 10.6mm（图 10-3B），在随访过程中心肌厚度恢复正常（图 10-3D）。有文献报道，采用超声诊断，11 位暴发性心肌炎患者发病时室间隔心肌厚度明显增加，6 个月后心肌厚度恢复正常，而急性心肌炎患者心肌室壁厚度未见增加[19]。因此，相对于急性非暴发性心肌炎，暴发性心肌炎患者左心室收缩功能下降更明显，室间隔厚度增加也更明显。

5. 心包积液　CMRI 可准确评估心包积液范围、积液量及是否具有血流动力学意义。心包积液在自由进动序列上显示高信号，且其形态随心动周期变化而改变。我们的研究中，85% 的暴发性心肌炎患者在 CMRI 上都出现了心包积液（图 10-3A）。

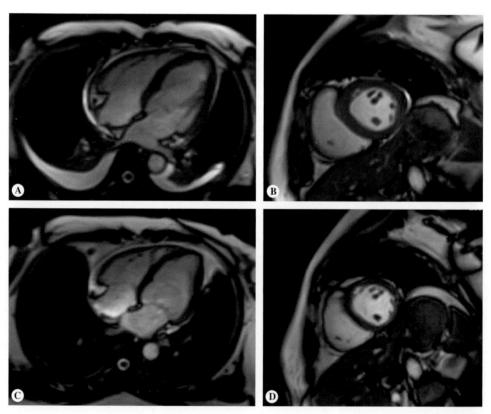

图 10-3　女性，55 岁，临床诊断为暴发性心肌炎。A、B 分别为第一次 CMRI 检查四腔及短轴电影图像，LVEF 47%；C、D 为 3 个月后复查电影图像，LVEF 56%。表现为急性期 FM 患者心脏收缩功能减低，室间隔心肌厚度增加（1.2cm），同时合并心包及双侧胸腔积液，随访过程中心功能恢复，室间隔厚度恢复正常（0.9cm），心包及双侧胸腔积液消失

三、CMRI 对心肌炎预后评估的作用

CMRI 不但可以准确诊断心肌炎，而且多参数 CMRI 可帮助评估患者预后。文献报道，心肌炎患者的预后与 LGE 位置及程度相关，室间隔受累者预后较差[20, 21]。关于暴发性心肌炎 CMRI 预后评估也有文献报道，儿童暴发性心肌炎患者基线与随访 CMRI 上左心室舒张末期内径、收缩末期容积、LVEF、左心室质量、T_2 值和 LGE 面积存在明显的统计学差异，发生三度房室传导阻滞和 LGE 范围较小的患者预后较好。我们的研究结果也显示，部分患者（间隔 3 个月左右）接受 CMRI 随访，心功能较前改善，心包积液消失，心室壁厚度恢复正常，且心肌水肿（T_2WI）及坏死（LGE）面积较第一次检查时明显减少，T_1 及 T_2 值恢复至正常或接近正常水平（图 10-4）。

T_1 及 T_2 mapping 不仅可以定性观察心肌损伤程度，还可以提供定量信息。我们的随访研究中发现暴发性心肌炎患者心肌 T_1 及 T_2 值明显减小（图 10-4），但部分节段 T_1 或 T_2 值仍然高于正常心肌参考值，提示仍然存在心肌急性和（或）慢性炎症。

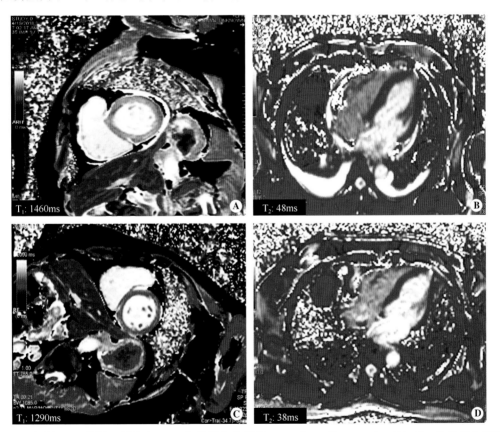

图 10-4　与图 10-1 为同一例患者，A、B 分别为定量 T_1 mapping、T_2 mapping 图，C、D 分别为患者 3 个月后复查 T_1 mapping、T_2 mapping 图。该患者急性期 T_1、T_2 值明显升高，3 个月后降低至正常。T_1/T_2 正常值（1240ms/40ms 左右）

四、暴发性心肌炎 CMRI 检查应用的局限性

CMRI 检查时间较长，不能在床边进行，而暴发性心肌炎患者急性期存在血流动力学不稳定，同时常使用机械辅助装置进行治疗，此时 CMRI 检查往往不能及时进行。在我们的研究中，CMRI 检查多数在患者出院前恢复期进行，少数在超急性期患者血流动力学尚未恶化时完成，因此，CMRI 检查对于暴发性心肌炎患者的早期临床诊断价值有限。此外，CMRI 也不具备超声检查可反复多次床边进行的特点，不适用于急性期病情变化的监测。

总之，CMRI 可进行准确的心肌组织学特征成像，包括心肌水肿、充血 / 毛细血管渗出及心肌坏死 / 纤维化等，CMRI 新型技术 T_1 mapping 和 T_2 mapping 还可对心肌组织学特征进行定量评估，并提供炎症活动性证据，目前已经在临床广泛使用，成为心肌炎临床诊断的替代 "金标准"，对疾病的预后评估也有一定价值。CMRI 技术可以用于暴发性心肌炎患者的诊断和鉴别诊断；当患者心肌损伤标志物 cTnI 和 NT-proBNP 显著增高，结合其他临床表现，如 CMRI 检查符合心肌炎症诊断标准时，即可做出暴发性心肌炎的诊断。

关键知识点

1. 心脏磁共振急性心肌炎症的证据：其一，T_2 成像提示心肌水肿，包括 T_2WI 上局部心肌信号增强，心肌信号与邻近骨骼肌信号的比值 ≥ 2.0，或定量 T_2 mapping 技术提示 T_2 弛豫时间增加；其二，T_1 成像提示心肌损伤，包括 LGE、T_1 弛豫时间和 ECV 增加显示急性心肌坏死及纤维化、心肌充血或毛细血管渗漏，以及细胞内外水肿。

2. 满足上述两条标准有急性心肌炎特异诊断价值；满足一条标准在特定临床情况下支持急性心肌炎诊断。

3. 心脏磁共振其他发现，包括左心室功能异常、心包积液、心包增厚，以及 T_2WI 和 T_1/T_2 mapping 心包高信号和异常心包 LGE，可作为心肌炎诊断的支持证据。

4. 临床疑诊暴发性心肌炎的患者，心脏磁共振检查具备急性心肌炎的特征性表现（通常较普通心肌炎更严重），可以临床诊断暴发性心肌炎，有助于鉴别心肌梗死。

5. 虽然心脏磁共振是诊断急性心肌炎的影像学金标准，对临床确诊心肌炎有特异性诊断价值；但是由于心脏磁共振检查要求较高、费时长，因此对暴发性心肌炎早期诊断和病情监测的价值有限。

参 考 文 献

[1] Richardson P, McKenna W, Bristow M, et al. Report of the 1995 World Health Organization/International Society and Federation of Cardiology Task Force on the Definition and Classification of Cardiomyopathies. Circulation, 1996, 93(5): 841-842

[2] Friedrich MG, Sechtem U, Schulz-Menger J, et al. Cardiovascular magnetic resonance in myocarditis: a JACC white paper. J Am Coll Cardiol, 2009, 53(17): 1475-1487

[3] Bozkurt B, Colvin M, Cook J, et al. Current diagnostic and treatment strategies for specific dilated cardiomyopathies: a scientific statement from the American Neart Association. Circulation, 2016, 134(23): e579-e646

[4] Caforio AL, Pankuweit S, Arbustini E, et al. Current state of knowledge on aetiology, diagnosis, management, and therapy of myocarditis: a position statement of the European Society of Cardiology Working Group on Myocardial and Pericardial Diseases. Eur Heart J, 2013, 34(33): 2636-2648, 2648a-2648d

[5] Abdel-Aty H, Boyé P, Zagrosek A, et al. Diagnostic performance of cardiovascular magnetic resonance in patients with suspected acute myocarditis: comparison of different approaches. J Am Coll Cardiol, 2005, 45(11): 1815-1822

[6] Lagan J, Schmitt M, Miller CA. Clinical applications of multi-parametric CMR in myocarditis and systemic inflammatory diseases. Int J Cardiovasc Imaging, 2018, 34(1): 35-54

[7] Kotanidis CP, Bazmpani MA, Haidich AB, et al. Diagnostic accuracy of cardiovascular magnetic resonance in acute myocarditis: a systematic review and meta-analysis. JACC Cardiovasc Imaging, 2018, 11(11): 1583-1590

[8] Ferreira VM, Schulz-Menger J, Holmvang G, et al. Cardiovascular magnetic resonance in nonischemic myocardial inflammation: expert recommendations. J Am Coll Cardiol, 2018, 72(24): 3158-3176

[9] Gutberlet M, Spors B, Thoma T, et al. Suspected chronic myocarditis at cardiac MR: Diagnostic accuracy and association with immunohistologically detected inflammation and viral persistence. Radiology, 2008, 246(2): 401-409

[10] Yilmaz A, Ferreira V, Klingel K, et al. Role of cardiovascular magnetic resonance imaging (CMR) in the diagnosis of acute and chronic myocarditis. Heart Fail Rev, 2013, 18(6): 747-760

[11] Natale L, de Vita A, Baldari C, et al. Correlation between clinical presentation and delayed-enhancement MRI pattern in myocarditis. Radiol Med, 2012, 117(8): 1309-1319

[12] Messroghli DR, Moon JC, Ferreira VM, et al. Clinical recommendations for cardiovascular magnetic resonance mapping of T1, T2, T2* and extracellular volume: a consensus statement by the Society for Cardiovascular Magnetic Resonance (SCMR) endorsed by the European Association for Cardiovascular Imaging (EACVI). J Cardiovasc Magn Reson, 2017, 19(1): 75

[13] Moon JC, Messroghli DR, Kellman P, et al. Myocardial T1 mapping and extracellular volume quantification: a Society for Cardiovascular Magnetic Resonance (SCMR) and CMR Working Group of the European Society of Cardiology consensus statement. J Cardiovasc Magn Reson, 2013, 15(1): 92

[14] Luetkens JA, Homsi R, Sprinkart AM, et al. Incremental value of quantitative CMR including parametric mapping for the diagnosis of acute myocarditis. Eur Heart J Cardiovasc Imaging, 2016, 17(2): 154-161

[15] von Knobelsdorff-Brenkenhoff F, Schüler J, Dogangüzel S, et al. Detection and monitoring of acute myocarditis applying quantitative cardiovascular magnetic resonance. Circ Cardiovasc Imaging, 2017, 10(2): e005242

[16] Ferreira VM, Piechnik SK, Dall'Armellina E, et al. Native T1-mapping detects the location, extent and patterns of acute myocarditis without the need for gadolinium contrast agents. J Cardiovasc Magn Reson, 2014, 16(1): 36

[17] Radunski UK, Lund GK, Säring D, et al. T1 and T2 mapping cardiovascular magnetic resonance imaging techniques reveal unapparent myocardial injury in patients with myocarditis. Clin Res Cardiol, 2017, 106(1): 10-17

[18] Bogaert J, Francone M. Cardiovascular magnetic resonance in pericardial diseases. J Cardiovasc Magn Reson, 2009, 11(1): 14

[19] Felker GM, Boehmer JP, Hruban RH, et al. Echocardiographic findings in fulminant and acute myocarditis. Journal of the American College of Cardiology, 2000, 36(1): 227-232

[20] Aquaro GD, Perfetti M, Camastra G, et al. Cardiac MR with late gadolinium enhancement in acute myocarditis with preserved systolic function: ITAMY study. J Am Coll Cardiol, 2017, 70(16): 1977-1987

[21] Mahrholdt H, Wagner A, Deluigi CC, et al. Presentation, patterns of myocardial damage, and clinical course of viral myocarditis. Circulation, 2006, 114(15): 1581-1590

第十一章　暴发性心肌炎的诊断及鉴别诊断

暴发性心肌炎可发生于任何年龄段的患者，根据文献报道，低至 2 岁，高至 82 岁均可罹病[1, 2]，甚至有报道新生儿发病的情况。诚然，暴发性心肌炎的发病人群以"健康"的年轻人多见。

所谓暴发性心肌炎系指临床上病程不超过 2 周（通常 3 ～ 5 天）的急骤发生的伴有明显血流动力学障碍的心肌炎症性疾病。暴发性心肌炎是心肌炎最为严重和特殊的类型，主要特点是起病急骤，病情进展极其迅速，患者很快出现血流动力学异常（泵衰竭和循环衰竭）及严重心律失常，并可伴有呼吸衰竭和肝肾功能衰竭，早期病死率极高[3]，如抢救及时得当，患者预后良好[3-6]。

暴发性心肌炎大多数由病毒感染引起，在组织学和病理学上与普通病毒性心肌炎比较并没有特征性差别，因此它更多的是一项临床诊断。当急性心肌炎发生突然且进展迅速，很快出现严重心力衰竭、低血压或心源性休克，需要应用正性肌力药物、血管活性药物或机械循环辅助治疗时，可以诊断为暴发性心肌炎。

一、暴发性心肌炎的临床诊断

（1）暴发性心肌炎前驱期表现。在 2 周内（通常数日）迅速起病并出现急性心力衰竭和循环障碍。暴发性心肌炎的病因涉及感染、非感染及中毒等方面，其中病毒感染为主要因素，及时明确致病原对于人们认识该病的本质、采取有效的预防和治疗措施可能有所帮助。

对于患者表现为感冒样症状，或者明显乏力、不思饮食，或者胸闷憋气等症状，尤其是按"感冒"治疗没有好转，且短期内（2 周）不断加重者，需要考虑到心肌炎抑或是暴发性心肌炎的可能[7]。

对于非病毒感染的症状和中毒所致的临床症状，此处不再赘述（参见第五章心肌炎及暴发性心肌炎临床表现与实验检查）。

（2）患者出现明显血流动力学障碍（即低血压或休克，脉压减小），需要应用血管活性药物或使用机械循环支持系统[包括主动脉内球囊反搏（IABP）或（和）体外膜肺氧合（ECMO）]维持循环。

（3）心肌标志物（cTnI 或 cTnT 或 CK-MB）显著增高，伴有心脏功能标志物脑钠肽或氨基末端脑钠肽前体（BNP 或 NT-proBNP）显著增高。

（4）心脏超声显示心脏射血分数显著减低、全心尤其是整个左心室壁显著低动力状态，而且短时间内变化明显，还可显示水肿所致明显肥厚[3]。

（5）心脏磁共振证实广泛的心肌外膜层和中层水肿[8]。

笔者实践中体会：如果患者前期有感冒样症状和乏力，在合并不明原因低血压或休克、不明原因心力衰竭或猝死，且能排除其他心血管疾病时，临床可诊断暴发性心肌炎。此时若能获得以下信息，则临床诊断的可能性更大。

（1）心肌标志物（cTnI 或 cTnT 或 CK-MB）显著增高（以高敏 cTnI 或 cTnT 为主），伴有心脏功能标志物 BNP 或 NT-proBNP 显著增高。

（2）心脏超声显示心脏射血分数显著减低、全心尤其是整个左心室壁显著低动力状态，而且短时间内变化明显，还可显示水肿所致明显肥厚[4, 8]。

（3）心脏磁共振证实广泛的心肌外膜层和中层水肿[8]。

综上所述，对于患者表现为感冒样症状，或者明显乏力、不思饮食，或者胸闷憋气等症状，尤其是按"感冒"治疗没有好转，相反症状加重者，需要考虑到暴发性心肌炎的可能，应进行相关排查。体格检查，除极少数患者有心界增大外，一般患者心脏无明显增大，但是心音明显变钝、减低，通常闻及第三心音奔马律；心电图检查通常有明显变化，包括 QRS 波电压减低、间期增宽、T 波减低或消失，ST 段压低或局限性或广泛导联 ST 段抬高，类似急性心肌梗死样表现；心肌标志物 cTnI 或 cTnT 和心功能损伤标志物 BNP 或 NT-proBNP 均显著增高；心脏超声检查见左心室呈现明显低动力状态，射血分数减低。这时最需要排除的就是急性心肌梗死，如果有必要立即行冠状动脉造影即可排除。所以，只要想到了，根据基本检查就能迅速做出临床诊断。表 11-1 列出了临床疑诊为心肌炎或暴发性心肌炎的辅助检查的意义及建议[6]。

表 11-1　临床疑诊心肌炎或暴发性心肌炎行辅助检查的建议

辅助检查	建议
实验室检查	所有疑诊患者均须检测心肌损伤标志物浓度和血常规并动态监测，是评价心脏受损和受损程度及治疗转归的重要标志
	所有疑诊患者均须检测 BNP 或 NT-proBNP 水平并动态监测，是心脏受损和评价受损程度及治疗转归的重要标志
	推荐行血气分析，血乳酸水平、电解质和肝肾功能检测，检查红细胞沉降率、C 反应蛋白等炎症标志物
	在有条件的医院可以检测心肌自身抗体
心电图	所有疑诊患者均须行常规 12 或 18 导联心电图检查并动态监测
胸部 X 线和 CT	所有疑诊患者均须行胸部 X 线检查，血流动力学不稳定或不宜搬动者行床边胸部 X 线片，稳定者行胸部 CT 检查
	有阳性发现或危重患者应动态监测
超声心动图	所有疑诊患者均须行超声心动图检查和随访
	应动态监测，早期可 1 天多次床边复查，对于观察心脏功能变化、病情进展和预后判断有重要帮助
冠状动脉造影	对临床疑似心肌炎但心电图有缺血或梗死改变或年龄较大需排除急性心肌梗死的患者，应立即行冠状动脉造影以明确诊断
血流动力学监测	经初步药物治疗血流动力学仍不稳定者应行 PICCO 或有创监测，对于观察病情和判断疗效有重要意义
	疑诊患者在血流动力学稳定等条件许可时检查
心脏磁共振成像	提供无创检查诊断依据，有代替心肌活检可能
经皮心内膜活检	对临床疑似心肌炎的患者需考虑行心肌活检
	心肌活检目前仍是心肌炎诊断的金标准
	考虑巨细胞性心肌炎等特殊类型时应行心肌活检以指导治疗
病原学检查	病毒血清学检查有助于早期诊断
	有条件时可行病毒基因检测，有助于明确病原体

注：BNP 为 B 型利钠肽；NT-proBNP 为氨基末端 B 型利钠肽原；PICCO 为脉搏指数连续心排血量监测。

二、暴发性心肌炎的组织学诊断

病理诊断通常被认为是暴发性心肌炎诊断的金标准，如能及时获得病理样本并做出病理诊断对于治疗将大有帮助。

暴发性心肌炎的病理分型及其特点归纳如下。

（一）淋巴细胞型

与美国不同，在我国，绝大多数暴发性心肌炎患者病理分型为淋巴细胞性心肌炎（lymphocytic myocarditis）。最近，华中科技大学同济医学院法医学院周亦武教授团队系统分析了连续 50 例死因为或疑为暴发性心肌炎的尸体解剖病例，全部为淋巴细胞型，而笔者连续 6 例临床确诊暴发性心肌炎患者心内膜心肌活检的结果也均为淋巴细胞型。这些患者的临床特点均起病急骤，3 ～ 5 日内入院或转诊住院，70% 的患者有感染、乏力、不思饮食等前期症状。

（二）巨细胞型

巨细胞性心肌炎（giant-cell myocarditis），在西方报道中较多，尤其是美国，可以发生在任何年龄 [9]。但是实际上仍然较罕见，如美国梅奥心脏中心 Cooper 教授报道，对 36 个心力衰竭中心的尸检、心内膜心肌活检、心脏移植和安装心脏辅助装置时从心尖部获得的心肌做活检，平均 21 个月仅发现 1 例巨细胞性心肌炎患者，而其中暴发性巨细胞性心肌炎则极罕见 [10]。巨细胞性心肌炎与免疫器官疾病（如胸腺瘤）、甲状腺疾病、自身免疫性疾病（如血液系统类风湿关节炎）、克罗恩病、溃疡性结肠炎和淋巴瘤有关 [11]。其发病较缓慢，通常起病到出现明显症状时间间隔约为 1 个月，以新发心力衰竭多见，罕见在短期内急转直下呈现暴发性心肌炎表现 [8, 9, 12]。

（三）嗜酸性粒细胞型

嗜酸性粒细胞性心肌炎（eosinophilic myocarditis）非常罕见，而发生暴发性心肌炎者更为罕见。常见的原因包括药物 [13] 或食物过敏，特发性高嗜酸性粒细胞症，其他还有寄生虫感染 [14]、免疫接种、自身免疫病和非血液肿瘤所致者。其中，药物和食物过敏较易致暴发性心肌炎，感染后也可致病 [15]，有报道青霉素就可引起嗜酸性粒细胞性暴发性心肌炎 [16]。其发病迅速，有时甚至短到 1 ～ 2 小时内发生（主要见于药物过敏），形成循环衰竭而致死，但大多数患者有明确病史，通常周围血嗜酸性粒细胞显著增高。其治疗与本书介绍的其他类型暴发性心肌炎一样，但需要更加迅速决策、果断治疗，否则将难以挽回生命 [17]。

（四）肿瘤治疗相关的暴发性心肌炎

抗肿瘤治疗所致的暴发性心肌炎并非是一个病理分型，其发生机制主要包括两个方面：一是应用细胞毒性药物进行化疗时所见的毒性作用所致心肌损害，其实非常普遍，少数严重者可致心肌严重损害、出现心源性休克而形成暴发性心肌炎；二是近些年来应用免疫检查点抑制剂（immune checkpoint inhibitors，ICIs）（CTLA-4、PD-1 和 PD-L1）治疗肿瘤所诱发的暴发性心肌炎，其发生率约为 1%，如果合并使用化疗药物，其发生率可略有升高，为 2%[18]。其发生机制与免疫紊乱密切相关，免疫检查点抑制剂的使用可能诱导了对心脏的周围免疫耐受性下降，激活淋巴组织中逃逸中心耐受的心脏抗原特异性 T 细胞而攻击心脏或者肿瘤和心脏共有抗原成为 T 细胞靶标，这样 T 细胞浸润至心肌而引起心脏损害[19]。在病理上依然表现为大量淋巴细胞浸润，包括 CD3、CD4 和 CD8 阳性细胞，表明免疫被激活[19, 20]。

虽然免疫检查点抑制剂诱发的暴发性心肌炎的发生率远低于其他副作用，但非常遗憾的是，国外报道其死亡率极高，与其他暴发性心肌炎类似或更高。一组注册研究报道，其死亡率为 46%，而随着时间延长更可高达 76%[20, 21]。我们质疑，这样的临床结果可能与认识不足和治疗不当有关。

此外，某些毒物中毒如重要中药附子（又名乌头，通常是生附子）中毒、蛇胆中毒等也可致暴发性心肌炎[22]（这些与其直接心脏毒性关系更大），同时也伴有炎症细胞浸润。慢性药物毒性可致扩张型心肌病表现[23]。

暴发性心肌炎的诊断涉及病因诊断、病理诊断和临床诊断等方面，其中病因诊断和病理诊断标准请参见相关章节（第二章 暴发性心肌炎病因学及其检测方法和第四章 心肌炎及暴发性心肌炎病理学改变）。如前所述，暴发性心肌炎的病因涉及感染、非感染及中毒等方面，其中病毒感染为主要因素，及时明确致病原对于人们认识疾病本质、疾病的预防和治疗可能有所帮助，但是，我们所面临的患者病情危重，要求立即开始救治，很难而且并非必须立刻获得病原学诊断。然而这并不妨碍随后的进一步查明。病理诊断通常被认为是暴发性心肌炎诊断的金标准，如能及时获得病理样本并做出病理诊断对于治疗当然有帮助，但是为了追求病理诊断而耽误治疗是不可取的，存在以下原因：

（1）许多患者病情极其危重，需要马上开始救治，不允许我们即刻完成心内膜心肌活检。

（2）即使我们完成了心肌活检，也不可能立刻获得病理诊断，因为样本处理和诊断往往需要数天时间。

（3）暴发性心肌炎的心肌损害并非均一的，而且以心外膜心肌损害更为明显，所以心内膜活检组织可能不具备代表性而误导临床诊治。

（4）病理诊断中，无论是巨细胞型还是淋巴细胞型，它们主要均为淋巴细胞浸润，前者在大量淋巴细胞浸润的基础上又有或多或少的巨细胞，对于临床救治治疗选择作用有限，因为有研究者提出巨细胞性心肌炎患者预后差，接受细胞毒药治疗可能有帮助，但未得到证实，但是对于长期预后判断可能有一定帮助。目前有限的资料显示，巨细胞性心肌炎可能预后较差[24]（巨细胞型的预后还有待于进一步研究评判）。另外，嗜酸性粒细胞性心肌炎有其临床特点，往往能根据临床情况做出诊断。但是，这并不代表不做心肌活检，因为我们还需要进一步研究和认识这一严重疾病的机制及其预后，所以应进行多方面研究，心肌活检就是其中的重要环节。心脏磁共振检查对于暴发性心肌炎诊断和确认有较大帮助，但是通常不是在急性期，而是在患者病情相对稳定时才能完成。所以，及时做出临床诊断对于患者的救治至关重要。

三、暴发性心肌炎的鉴别诊断

尽管暴发性心肌炎多见于青壮年和儿童，但它可以发生于任何年龄，加上其症状缺乏特征性，可以累及多器官而影响判断[25]。同时，暴发性心肌炎病情进展十分迅速，又要求我们尽快尽早做出正确的诊断，就需要借助一些检查的帮助。实际上，如果我们考虑到了本病，及时排除以下病症就可以明确诊断。暴发性心肌炎应与下列疾病进行鉴别诊断[6]。

（一）冠心病急性心肌梗死

急性心肌梗死和暴发性心肌炎发病年龄有相当大的重叠，都可以有 T 波、ST 段的显著变化，而且都可以是局限的导联选择性或广泛导联的改变，都有显著的心肌标志物和 BNP 或 NT-proBNP 增高，所以特别需要认真鉴别。然而，这两种疾病的治疗方法和预后却大不相同，因此，果断而智慧的决策极其重要。在临床上除了上述病史、体格检查、实验室检查外，心脏超声检查也能帮助鉴别。暴发性心肌炎患者呈现左心室弥漫性运动减低和心肌水肿表现。如果需要排除急性心肌梗死应该立即行冠状动脉造影，这也是排除急性心肌梗死最直接和最有效的方法。大家可能会担心冠状动脉造影的风险，实际上我们只要做好了准备，用最短的时间，用较少量对比剂和较少的体位看清有无冠状动脉闭塞即可。我们有近百例患者的实践，仅有 2 例发生室颤并顺利除颤，无一例因冠脉造影死亡[26,27]。

（二）病毒性肺炎

严重的病毒性肺炎发生时，如 2019 年冬至今的新型冠状病毒肺炎（coronavirus disease 2019，COVID-19）[28]，除心肌梗死外，还有约 20% 或更高比例的患者会出现不同程度的心脏损害[28]。损害的机制包括[29, 30]：①病毒侵犯心肌而诱导的心肌免疫损伤，心肌组织可见淋巴细胞浸润，患者出现心肌标志物（cTnI）和 BNP 或 NT-proBNP 增高。损伤严重时患者心功能明显障碍，左心室射血分数减低而呈现循环障碍，即为暴发性心肌炎，其比例低于 1%。②炎症风暴的作用。重症和危重症肺炎也即暴发性肺炎，如同暴发性心肌炎一样可形成炎症风暴，它主要在肺部形成损伤，同时肺部释放至血液中的大量炎症介质和细胞因子能抑制心脏收缩甚至心脏扩大，即所谓炎症型心肌病改变。实验室检查可见血清中 NT-proBNP 及心肌标志物 cTnI 升高。③持续严重缺氧时可抑制心肌功能而出现 NT-proBNP 升高伴有心功能减低，严重时也可伴有心肌标志物 cTnI 轻度升高，但是这些改变可因低血氧状态的纠正而得到纠正，如使用 V-V ECMO 治疗。值得注意的是，当重症肺炎合并心肌炎或心脏损害时，死亡风险显著增高。因此，当重症肺炎时，需要特别注意预防、及时发现和治疗心脏损害，降低风险，减少患者死亡。实际上，重症肺炎和暴发性心肌炎可以合并存在，治疗时需二者兼顾。

（三）脓毒血症性心肌炎

脓毒血症性心肌炎指严重细菌感染中毒所致的心肌损害，主要是脓毒血症时产生的细菌毒素如脂多糖（LPS）以及由此所致的细胞因子等所致的心肌损害，加之中毒性休克进一步损伤心肌而加重病情；但是，我们也注意到，脓毒血症也可致心肌大量炎症细胞浸润，因此也有免疫损伤机制参与[31, 32]。一般患者有明显感染史和发热，并能找到感染灶，通过血培养找到致病菌，这对于诊断和治疗帮助极大。当明确诊断后，主要针对病因治疗，同时注意到防治心脏损害加重，除了通过心肌标志物 cTnI 和 NT-proBNP 判断心脏损害外，心脏超声检查也能及时发现功能受损程度。如果心脏受损明显，应及时参照暴发性心肌炎加用机械循环支持和免疫调节治疗。

（四）应激性心肌病

应激性心肌病（stress cardiomyopathy）又称章鱼篓（Takotsubo）综合征、Takotsubo 心肌病或心碎综合征（broken heart syndrome），因发病后心脏超声和左心室造影显示心尖部扩张，左心室腔形态类似日本渔民捕鱼所用的章鱼篓而得名，由于心尖部扩张又称为心尖气球征（apical ballooning syndrome）[33]。本病发病急，严重者发生心源性休克[34]。由于大部分患者（75%）有胸痛，50% 有呼吸困难[33]，心电图有 ST 段改变，同时有心肌标志物 cTnI 和 NT-proBNP 升高，因此首先需要排除急性冠脉综合征。但是可由冠状动脉造影无显著血管病变和左心室造影的特征性改变而明确诊断；由于上述表现，在排除急性心肌梗死后还需要与暴发性心肌炎相鉴别。90% 的应激性心肌病患者为绝经后女性，通常在强烈精神应急后发病；此外，剧烈运动也可以诱发，少数患者在癫痫[34]、嗜铬细胞瘤[35]发作后诱发，这些都与极度交感兴奋有关。另外，虽然应激性心肌病患者心肌标志物 cTnI 和 BNP 或 NT-proBNP 均明显升高，但是，相对来说 BNP 或 NT-proBNP 升高更显著，表明心脏功能障碍更突出。总之，绝经后女性有强烈精神应急或强烈交感兴奋病史，而非感染等病史，冠状动脉造影正常，左心室特征性的鱼篓样改变，可以做出应激性心肌病诊断，但是也要注意到少数患者为全左心室型，还有左心室中间型[36]。

（五）普通急性心肌炎

暴发性心肌炎通常有前期感染病史，起病急骤，病情进展极其迅速，病情重，心脏功能损害明显，心肌标志物 cTnI 和 BNP 或 NT-proBNP 均显著增高且变化快。相反，普通型急性心肌炎是临床常见的心肌炎类型，患者常不具备上述特点，病情可长期迁延，随免疫力和感染等波动，心脏功能损害以及 cTnI 和 BNP 升高通常不显著[37]，短期预后尚好。

（六）特定因素所致暴发性心肌炎

如前所述，特定因素所致暴发性心肌炎包括自身免疫性疾病相关的暴发性心肌炎、药物毒性和药物过敏所致暴发性心肌炎和免疫检查点抑制剂诱导的暴发性心肌炎，其发生机制均与免疫异常激活或免疫紊乱有关，临床容易通过相关病史和实验室检查明确诊断。其治疗可采取"以生命支持为依托的综合救治方案"。另外，还有一类系药物和毒物所致暴发性心肌炎（确切地说为急性中毒性心肌病），同时伴有炎症细胞浸润[23]，其发病与相关毒物或药物使用史相关，治疗也可参照本方案进行，但是通过透析以清除毒物或药物尤其重要。

（七）心肌病

暴发性心肌炎时严重的炎症水肿致心肌肥厚，通常左心室厚度会达到 12 ～ 13mm，少数患者可厚达 15 ～ 25mm，发生于心尖部、游离壁，但是更多见于室间隔部，通常会被认为是肥厚型心肌病合并暴发性心肌炎，所以需要与肥厚型心肌病鉴别。但是，通过超声检查可以看到，除了前述的暴发性心肌炎基本超声特点外，心肌肥厚的部位并不像肥厚型心肌病那样收缩力增强，而是减弱，进一步经过区域应变分析可更直观反映心肌运动情况；随访检查可见，在适当治疗后，肥厚水肿的心肌少则 1 周，多则 1 个月渐消退恢复到正常水平 [38, 39]；MRI 检查可见左心室壁水肿表现，而局部心肌水肿更明显 [39]；暴发性心肌炎病情重，cTnI 和 NT-proBNP 显著增高。另外，极少数暴发性心肌炎患者入院时即见到心脏明显扩大，会被误诊为扩张型心肌病合并暴发性心肌炎，然而采用合理有效治疗后，患者心脏可迅速恢复到正常范围，可资鉴别。

四、暴发性心肌炎诊断中的核心要点

我们在临床实践中注意到，大部分患者的病情往往被延误了，早期没能被患者自身和医务人员重视，所以拖延到了后期，甚至许多患者至死都没能明确诊断。还有一种情况是，有的患者被诊断清楚了，但是没有认识到这一疾病的基本特点，即患者的心脏功能可以在短时间内急转直下，如 2 ～ 3 小时射血分数可由 50% 下降到 20% 左右，患者情况也就会非常危急。所以，我们提出，对于暴发性心肌炎患者应该做到"极早识别、极早诊断、极早预判、极早治疗"，方能有更多机会挽救患者生命和获得更好的长期预后 [7, 25-27]。所谓"极早预判"就是指一旦诊断或基本诊断是暴发性心肌炎，就要想到病情会迅速变化，心功能会很快降低，必须抓紧时间积极救治或者转诊到上级医院，而不能看到暂时尚稳定，结果耽误了转诊或救治机会。

总之，当患者就诊时，短时间内迅速做出正确诊断对于成功救治是至关重要的一环。为了便于一线医生查阅和诊断，也便于教学讲解，将暴发性心肌炎诊断流程归结为如下几点（图 11-1）。

（1）暴发性心肌炎可发生于任何年龄段患者，但以年轻人多见，是一种发病急骤并有明显血流动力学障碍的心肌炎症性疾病。

（2）暴发性心肌炎是一种临床诊断，对于出现了前驱感冒样症状且常规治疗没有好转的患者，需要提高警惕及时排除暴发性心肌炎；对患者进行细致的体格检查及针对性的实验室检查，包括心肌标志物 cTnI 和心功能标志物检测、心脏超声检查、心电图检查及心脏磁共振检查等。cTnI 和 NT-proBNP 显著增高，心脏超声见动力明显减低，排除急性心肌梗死和应激性心肌病，暴发性心肌炎诊断成立；有条件的中心可推荐开展心内膜活检。

（3）暴发性心肌炎的病理学分型主要有淋巴细胞型、巨细胞型及嗜酸性粒细胞型，但是不应过分强调心内膜活检在暴发性心肌炎急性期的诊断及指导治疗意义，以免延误治疗。

（4）暴发性心肌炎需要与急性心肌梗死、病毒性肺炎、脓毒血症所致心肌炎、应激性心肌病、急性心肌炎及特殊类型心肌病等其他心血管疾病做出鉴别诊断，尤其需要与急性心肌梗死相鉴别，需要立刻行冠状动脉造影以明确诊断。

（5）特别强调，对于暴发性心肌炎要做到极早识别、极早诊断、极早预判、极早治疗。暴发性心肌炎诊断流程参见图 11-1。

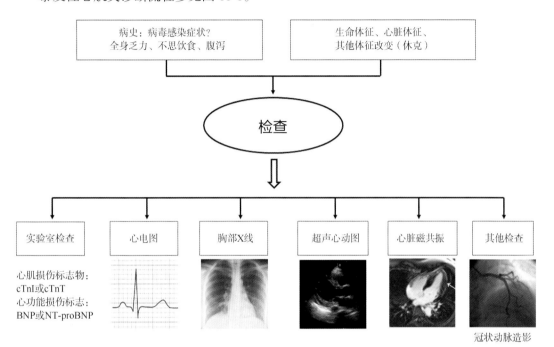

图 11-1　暴发性心肌炎诊断流程

cTnT，T 型心肌肌钙蛋白；cTnI，I 型心肌肌钙蛋白；BNP，B 型利钠肽；NT-proBNP，氨基末端 B 型利钠肽前体

参 考 文 献

[1] Wang HP, Zhao B, Jia HP, et al. A retrospective study: cardiac MRI of fulminant myocarditis in children—can we evaluate the short-term outcomes. Peer J, 2016, 4: e2750

[2] Jung SY, Shin HJ, Jung JW, et al. Extracorporeal life support can be a first-line treatment in children with acute fulminant myocarditis. Interact Cardiovasc Thorac Surg, 2016, 23(2): 247-252

[3] Amdani SM, Kim HS, Orvedahl A, et al. Successful treatment of fulminant neonatal enteroviral myocarditis in monochorionic diamniotic twins with cardiopulmonary support, intravenous immunoglobulin and pocapavir. BMJ Case Rep, 2018, 2018: bcr2017224133

[4] Wang DW, Li S, Jiang JJ, et al. Chinese society of cardiology expert consensus statement on the diagnosis and treatment of adult fulminant myocarditis. Sci China Life Sci, 2018, 62(2): 187-202

[5] Kociol RD, Cooper LT, Fang JC, et al. Recognition and initial management of fulminant myocarditis: a scientific statement from the American Heart Association. Circulation, 2020, 141(6): e69-e92

[6] 中华医学会心血管病学分会精准医学学组，中华心血管病杂志编辑委员会，成人暴发性心肌炎工作组．成人暴发性心肌炎诊断与治疗中国专家共识．中华心血管病杂志，2017，45(9): 742-752

[7] Friedrich MG, Sechtem U, Schulz-Menger J, et al. Cardiovascular magnetic resonance in myocarditis: a JACC white paper. J Am Coll Cardiol, 2009, 53(17): 1475-1487

[8] Zuo HJ, Li R, Ma F, et al. Temporal echocardiography findings in patients with fulminant myocarditis: beyond ejection fraction decline. Front Med, 2020, 14(3): 284-292

[9] Li HJ, Zhu H, Yang ZX, et al. Tissue characterization by mapping and strain cardiac MRI to evaluate myocardial inflammation in fulminant myocarditis. J Magn Reson Imaging, 2020, 52(3): 930-938

[10] Xu J, Brooks EG. Giant cell myocarditis: a brief review. Arch Pathol Lab Med, 2016, 140(12): 1429-1434

[11] Cooper LT Jr. Giant cell myocarditis: diagnosis and treatment. Herz, 2000, 25(3): 291-298

[12] Narang N, Kim GH, Uriel N. It's all in the tissue: a rare case of acute cardiogenic shock. Circulation, 2019, 140(18): 1519-1523

[13] Kasouridis I, Majo J, MacGowan G, et al. Giant cell myocarditis presenting with acute heart failure. BMJ Case Rep, 2017, 2017: bcr2017219574

[14] Katta N, Balla S, Aggarwal K. Clozapine-induced hypersensitivity myocarditis presenting as sudden cardiac death. Autops Case Rep, 2016, 6(4): 9-13

[15] Hajsadeghi S, Iranpour A, Hoshangain Teharani N, et al. Right atrial abscess: an unusual complication of intravascular catheter uncovered by transesophageal echocardiography. Anatol J Cardiol, 2019, 21(4): 233-234

[16] Aoki Y, Nata M, Hashiyada M, et al. Sudden unexpected death in childhood due to eosinophilic myocarditis. Int J Legal Med, 1996, 108(4): 221-224

[17] Corradi D, Vaglio A, Maestri R, et al. Eosinophilic myocarditis in a patient with idiopathic hypereosinophilic syndrome: insights into mechanisms of myocardial cell death. Hum pathol, 2004, 35(9): 1160-1163

[18] Ben Khelil M, Chkirbene Y, Mlika M, et al. Penicillin-induced fulminant myocarditis: a case report and review of the literature. Am J Forensic Med Pathol, 2017, 38(1): 29-31

[19] Yonenaga A, Hasumi E, Fujiu K, et al. Prognostic improvement of acute necrotizing eosinophilic myocarditis (ANEM) through a rapid pathological diagnosis and appropriate therapy. Int Heart J, 2018, 59(3): 641-646

[20] Fersini F, Fais P, Cerquetti I, et al. Sudden unexpected death in a case of necrotizing eosinophilic myocarditis. Leg Med (Tokyo), 2019, 38: 1-4

[21] Escudier M, Cautela J, Malissen N, et al. Clinical features, management, and outcomes of immune checkpoint inhibitor-related cardiotoxicity. Circulation, 2017, 136(21): 2085-2087

[22] Tajiri K, Aonuma K, Sekine I. Immune checkpoint inhibitor-related myocarditis. Jpn J Clin Oncol, 2018, 48(1): 7-12

[23] Johnson DB, Balko JM, Compton ML, et al. Fulminant myocarditis with combination immune checkpoint blockade. N Engl J Med, 2016, 375(18): 1749-1755

[24] Moslehi JJ, Salem JE, Sosman JA, et al. Increased reporting of fatal immune checkpoint inhibitor-associated myocarditis. Lancet, 2018, 391(10124): 933

[25] 马利川, 韩启定. 急性乌头碱中毒致心脏损害 60 例. 中国危重病急救医学, 2010, 22(2): 108

[26] Ansari A, Maron BJ, Berntson DG. Drug-induced toxic myocarditis. Tex Heart Inst J, 2003, 30(1): 76-79

[27] Li S, Xu SY, Li CZ, et al. A life support-based comprehensive treatment regimen dramatically lowers the in-hospital mortality of patients with fulminant myocarditis: a multiple center study. Sci China Life Sci, 2019, 62(3): 369-380

[28] 汪道文. 增强暴发性心肌炎救治的认识、信心和能力. 内科急危重症杂志, 2017, 23(6): 441-442

[29] 胡大一. 提高认识，增强信心，切实降低暴发性心肌炎病死率. 中华内科杂志, 2018, 57(8): 545-548

[30] Chen C, Zhou YW, Wang DW. SARS-CoV-2: a potential novel etiology of fulminant myocarditis. Herz, 2020, 45(3): 230-232

[31] Xu Z, Shi L, Wang YJ, et al. Pathological findings of COVID-19 associated with acute respiratory distress syndrome. Lancet Respir Med, 2020, 8(4): 420-422

[32] Chen C, Yan JT, Zhou N, et al. Analysis of myocardial injury in patients with COVID-19 and association between concomitant cardiovascular diseases and severity of COVID-19. Zhonghua Xin Xue Guan Bing Za Zhi, 2020, 48(7): 567-571

[33] Chen J, Wang B, Lai JS, et al. Trimetazidine attenuates cardiac dysfunction in endotoxemia and sepsis by promoting neutrophil migration. Front Immunol, 2018, 9: 2015

[34] Chen J, Lai JS, Yang L, et al. Trimetazidine prevents macrophage-mediated septic myocardial dysfunction via activation of the histone deacetylase sirtuin 1. Br J Pharmacol, 2016, 173(3): 545-561

[35] Boyd B, Solh T. Takotsubo cardiomyopathy. JAAPA, 2020, 33: 24-29

[36] Finsterer J. Takotsubo syndrome in Duchenne muscular dystrophy may be triggered by epilepsy. J Cardiol Cases, 2019, 21(2): 82

[37] Mierke J, Loehn T, Linke A, et al. Reverse takotsubo cardiomyopathy– life-threatening symptom of an incidental pheochromocytoma: a case report. Europ Heart J Case Reps, 2019, 3(4): 1-6

[38] Sattar Y, Siew KSW, Connerney M, et al. Management of takotsubo syndrome: a comprehensive review. Cureus, 2020, 12(1): e6556

[39] Vignola PA, Aonuma K, Swaye PS, et al. Lymphocytic myocarditis presenting as unexplained ventricular arrhythmias: diagnosis with endomyocardial biopsy and response to immunosuppression. J Am Coll Cardiol, 1984, 4(4): 812-819

第十二章　暴发性心肌炎治疗中的新理念

暴发性心肌炎（fulminant myocarditis，FM）起病急骤，进展迅速，起病即可表现为严重心律失常（乃至致命性的心律失常）、心源性休克、心力衰竭甚至猝死。由于人们对该病的病理生理和发病机制的本质缺乏正确认识，长期以来没有正确的治疗方法和规范，因此其病死率超过50%。华中科技大学同济医院汪道文教授带领的团队立足于临床观察，提出了"免疫反应过度激活和炎症瀑布"是导致患者心脏损伤、泵衰竭及循环崩溃的核心，由此提出"以生命支持为依托的综合救治方案"，经过临床实践，使得该病死亡率降低至5%以下。受中华医学会心血管病学分会委托，汪道文教授率领团队牵头制定了《成人暴发性心肌炎诊断与治疗中国专家共识》，这是世界首个暴发性心肌炎专家共识[1]。最近，美国AHA也公布了"Recognition and Initial Management of Fulminant Myocarditis：A Scientific Statement From the American Heart Association"[2]，进一步肯定了生命支持方案在暴发性心肌炎救治中的关键作用。

一、生命支持治疗

暴发性心肌炎患者常迅速出现严重心律失常、心力衰竭和心源性休克，需要积极的生命支持治疗。

（一）体外膜肺氧合

体外膜肺氧合（extracorporeal membrane oxygenation，ECMO）是体外生命支持（extracorporeal life support，ECLS）技术的一种，用于心肺衰竭患者的持续体外支持疗法。该技术的核心是将血液从体内引到体外，使用膜式氧合器（膜肺）氧合后再用离心泵将血灌入体内，部分或全部代替患者心肺功能，快速为急性呼吸或循环衰竭患者提供稳定血流动力学支持，确保危重患者的氧供与循环血量处于长期稳定的状态[3, 4]。ECMO可以分为V-A ECMO（静脉 - 动脉 ECMO）和V-V ECMO（静脉 - 静脉 ECMO）[5]。V-V ECMO主要提供呼吸支持，而V-A ECMO可以同时进行呼吸和循环支持。在暴发性心肌炎的治疗中主要使用的是V-A ECMO。V-A ECMO管路通过引流管从右心房或静脉系统引出非氧合血，由泵头驱动进入氧合器中进行气体交换，然后通过灌注管将氧合后的血液泵入动脉系统（图12-1A）。根据插管部位的不同，ECMO又可分为中心插管和外周插管两种形式。成人V-A ECMO最常采用股静脉 - 股动脉插管方式（图12-1B），该方法可以引流大部分回心血量，有效降低右心室前负荷，进而降低左心室前负荷，并增加心排血量，改善全身组织灌注。但由于回流至机体的血液由经股动脉置入降主动脉的导管逆行灌注，会与自身心脏搏出的血液发生抵抗，引起左心室舒张末压、左心房压和肺毛细血管楔压的升高，有潜在引起肺水肿和影响主动脉瓣开放的风险。此外，V-A ECMO 还有可能出现出血、溶血、血栓、感染、肝肾功能损害等并发症[6]。

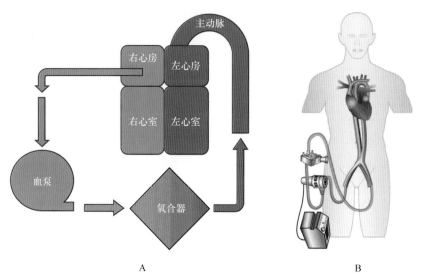

A   B

图 12-1   V-A ECMO 模式图（A）；股静脉 - 股动脉插管 V-A ECMO（B）

A. 引自 Guglin M，Zucker MJ，Bazan VM，et al. Venoarterial ECMO for adults：JACC Scientific Expert Panel. *J Am Coll Cardiol*，2019，73（6）：698-716；B. 引自 Aggarwal B，Aman W，Jeroudi O，et al. Mechanical circulatory support in high-risk percutaneous coronary intervention. *Methodist Debakey Cardiovasc J*，2018，14（1）：23-31

ECMO 是暴发性心肌炎患者的救治中最重要的生命支持设备之一，其救治作用已得到大量临床数据支持[7-9]。V-A ECMO 主要应用特点为"桥梁"作用，即将顽固性室性心律失常、心搏骤停、心源性休克等危重状态"桥接"至血流动力学稳定状态，以待长期机械循环辅助装置或心脏移植等下一步决策[5, 10]。虽然暴发性心肌炎发病较急，病程凶险，死亡率高，但若能快速有效地行 ECMO 治疗，就可以为患者的心脏和肺脏提供充足的休息时间，确保暴发性心肌炎患者的血流动力学的恢复，帮助患者度过危险期，提升暴发性心肌炎合并多器官功能衰竭患者的抢救成功率。

（二）主动脉内球囊反搏

主动脉内球囊反搏（intra-aortic balloon pump，IABP）是最常用的心室机械辅助装置，通过动脉系统将一根带气囊的导管安放在降主动脉内左锁骨下动脉开口远端 1 ～ 2cm 处。在舒张期早期气囊充气，提高舒张压，增加冠脉灌注压力，改善心肌血供。在收缩期开始主动脉瓣开放前瞬间气囊放气，主动脉压力下降，以减轻后负荷，降低室壁张力及心肌氧耗，增加前向血流，改善外周灌注（图 12-2）[11, 12]。IABP 可在短时间内改善暴发性心肌炎患者的血流动力学情况，帮助患者度过急性期[13]。对于血流动力学不稳定的暴发性心肌炎患者推荐尽早使用 IABP 进行治疗[1, 14, 15]。

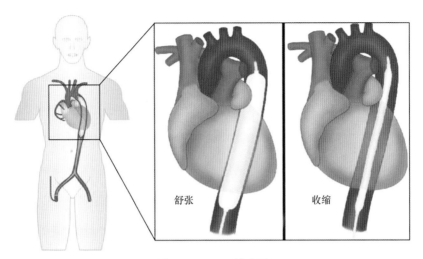

舒张　　收缩

图 12-2　IABP 模式图

IABP 的应用也有局限性，它属于被动式辅助装置，依赖患者自身心脏的电机械活动触发机械泵，其本身并不能代替心脏做功，因而对心肌严重受损或出现心脏停搏的患者 IABP 的治疗效果往往不佳。并且对于伴有心源性休克的重型暴发性心肌炎而言，心肌收缩力的下降主要是由病毒和炎症反应引起心肌细胞广泛受损，TNF-α、IL-1β、IL-6 和 IL-18 等细胞因子通过多种信号途径影响心肌收缩力，并不存在明显的冠脉血供受损，在这种情况下 IABP 对泵功能衰竭的治疗效果相对有限。因此，在暴发性心肌炎患者情况危重时应早期行 ECMO 辅助循环治疗，帮助患者度过危险期。由于 IABP 可以降低心脏后负荷，理论上有助于降低 V-A ECMO 增加心脏后负荷所导致的肺水肿风险，必要时对重症暴发性心肌炎合并心源性休克患者可联合使用 V-A ECMO 和 IABP 以纠正危重症患者心力衰竭及休克，挽救患者生命，改善预后。

（三）经皮左心室辅助装置

经皮左心室辅助装置（Impella）由控制台、心室辅助装置和净化系统组成。其原理复制了心脏原始功能，血液从左心室流入心室辅助装置，从主动脉根部泵出，泵出的血液通过降主动脉流向全身的同时通过冠状动脉入口提供冠脉血供，提高全身血流输出并增加心肌氧供（图 12-3）。

Impella 装置的流出部分位于主动脉根部，轴流泵能提供主动前向流动血液，从而提高心脏输出功率[16, 17]。由于泵出的血液直接来自于左心室，降低了心室收缩末期容积和压力，使心脏做功减小，降低心肌氧耗。血流量和血流压力的增加及心脏室壁张力的下降等都有利于增加冠脉血流和心肌氧供，提高心肌存活能力[18]。此外，暴发性心肌炎患者的心肌存在大量炎症细胞的激活，炎症反应可以引起心肌 Ca^{2+} 平衡失调，影响肌联蛋白（titin）功能，引起心肌肥大，并激活成纤维细胞，促进纤维化的发生，导致心脏负荷增加，诱导心脏功能失调。使用 Impella 降低心脏负荷则可通过整合素介导的机械传导通路阻断这些过程，改善心脏功能（图 12-4）[19]。

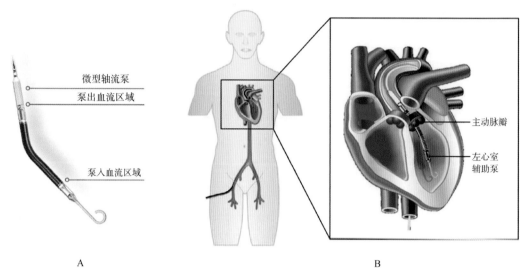

A   B

图 12-3　Impella 心室辅助装置（A）；Impella 安装模式图（B）

改自 Suradi H，Breall JA. Successful use of the Impella device in giant cell myocarditis as a bridge to permanent left ventricular mechanical support. *Tex Heart Inst J*，2011，38（4）：437-440

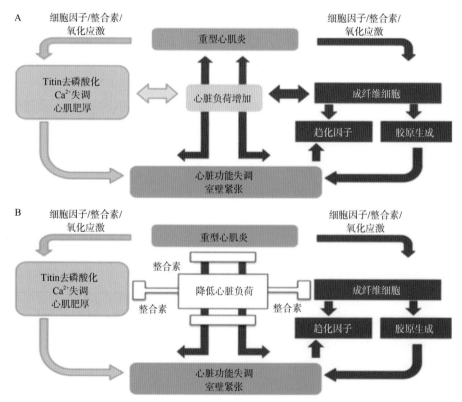

图 12-4　心脏负荷的变化对重型心肌炎病理生理过程的影响[19]

与 IABP 类似，Impella 也可用于持续左心室减压，可以减轻 V-A ECMO 增加左心室后负荷而引起的肺水肿作用。Impella 作为一种新型心室辅助装置，理论上在短期循环支持方面比 IABP 更具优势。一些小型临床试验也证实了 Impella 在稳定血流动力学及减少不良事件发生率等方面优于 IABP[20]（表 12-1，表 12-2）。目前 Impella 在欧美的应用更为广泛。

表 12-1　V-A ECMO、IABP 和 Impella 对心脏功能影响的比较

	V-A ECMO	IABP	Impella （2.5；CP；RP）
流量（L/min）	4～6	0.5～1	2.5～5
持续支持时间（FDA 标准）	6 小时	9 天	4 天（2.5，CP） 14 天（RP）
支持的心室	左心室和右心室	左心室	左心室或右心室
后负荷	↑↑↑	↓	↓
MAP	↑↑	↑	↑
心脏收缩力	↑↑	↑	↑↑
LVEDP	↔	↓	↓↓
PCWP	↓↓	↓	↓
左心室前负荷	↓	—	↓↓
冠脉血供	—	↑	↑
心肌氧耗量	↔	↓	↓↓

注：MAP，mean arterial pressure 平均动脉压；LVEDP，left ventricular end-diastolic pressure 左心室舒张末压；PCWP，pulmonary capillary wedge pressure 肺毛细血管楔压。↑增加，↓减少，—不详，↔不变。

表 12-2　V-A ECMO、IABP 和 Impella 的优缺点比较

	V-A ECMO	IABP	Impella （2.5；CP；RP）
优点	更高的心排血量 完全的心肺功能支持（包括氧合和 CO_2 清除）	容易放置 安全性更高 副作用少	更多的型号选择
缺点	对设备要求较高 引起后负荷增加 出现血管并发症 可出现血小板减少症	血流动力学支持有限 严重主动脉反流禁忌使用	侵入性高 与 IABP 相比植入复杂 较为不稳定 常伴溶血 血管并发症常见

（四）连续性肾脏替代治疗

连续性肾脏替代治疗（continuous renal replacement therapy，CRRT）是使用超滤、弥散、对流和吸附的原理，连续、缓慢清除水分和溶质的治疗方式的总称，也被称为"人工肾"。

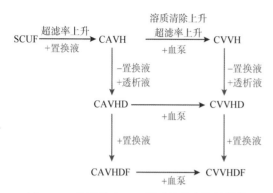

图 12-5　常见的 CRRT 模式及其之间的转换

SCUF，缓慢连续超滤；CAVH，连续动静脉血液滤过；CVVH，连续静静脉血液滤过；CAVHD，连续动静脉血液透析；CVVHD，连续静静脉血液透析；CAVHDF，连续动静脉血液透析滤过；CVVHDF，连续静静脉血液透析滤过

CRRT 的主要组成包括单针双腔静脉导管、体外环路和血液过滤器、血泵和流出泵，在不同的 CRRT 模式下还可包含透析液和（或）置换液泵。常用的模式包括 SCUF、CVVH、CVVHD 和 CVVHDF 等（图 12-5）。

在最常见的 CVVH 模式下，溶质和血浆在高超滤率的作用下穿过半透膜。同时，置换液在置换泵的作用下渗透入血液。置换液可以补充被滤掉的水分和电解质。置换液可以位于半透膜前（前稀释置换液）或半透膜后（后稀释置换液）。在 CVVHD 模式下，溶质和血浆通过渗透或超滤的方式进入血液过滤器，透析液在控制泵的作用下进入血液（图 12-6）。

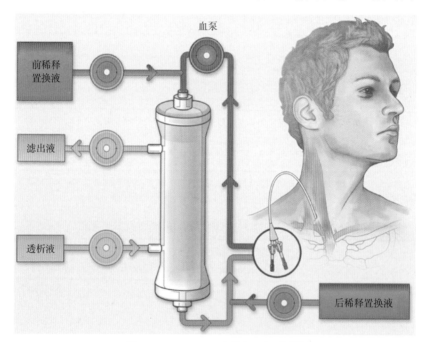

图 12-6　CRRT 环路的主要组成[21]

由于暴发性心肌炎患者存在免疫系统过度激活和细胞因子大量释放，使用 CRRT 可以连续清除体内多余的细胞因子、水分和代谢产物，维持机体血流动力学和酸碱平衡状态的稳定，减轻继发免疫损伤。且暴发性心肌炎患者常合并肾脏损伤，早期使用 CRRT 可以有效地稳定暴发性心肌炎患者的血流动力学，保护心肾功能，改善预后。但也有研究显示，CVVH 对血浆中一些细胞因子如 TNF-α、IL-6 的清除作用有限[22, 23]。许多炎性细胞因子的分子量超出了透析膜的截流分子量，难以实现有效的清除，而且 CVVH 主要通过吸附作用清除细胞因子，其清除效果会受到透析膜饱和的限制。

在 CRRT 环路中，还可置入血浆免疫吸附装置。免疫吸附（immunoadsorption，IA）是一种新型血液净化技术，类似于给血浆加上了"净化器"。IA 技术是将血液引出体外后利用高度特异性的抗原 - 抗体反应或吸附材料大量快速地除去血浆中与免疫有关的多种致病因子，再将净化的血液回输到患者体内，从而达到净化血液、缓解病情的目的。与 CRRT 相比，免疫吸附不受膜通透性和透析膜饱和的限制，可以对暴发性心肌炎患者体内的致病性细胞因子进行更加完全和彻底的清除，且几乎不损失患者体内的有益成分，因此理论上比 CRRT 更具优势。临床上常见的免疫吸附技术包括葡萄球菌蛋白 A（*Staphylococci protein A*，SPA）免疫吸附柱、CytoSorb 等细胞因子吸附柱和配对血浆滤过吸附（coupled plasma filtration adsorption，CPFA）等。

SPA 是目前使用最广泛的免疫吸附剂，它是某些金黄色葡萄球菌菌株细胞壁的一种蛋白成分。SPA 氨基末端的活性部分对 IgG 的结合率为 95% 左右。SPA 的羧基端为非免疫球蛋白结合区，可以共价结合的方式交联至珠状琼脂糖、硅胶等各种支架结构上，且其结合对温度、pH 的变化和变性剂的作用稳定，不易脱失[24]。SPA 对于缓解一些活动期的免疫性疾病有着良好的疗效，在多种免疫相关性疾病中均有应用。

CytoSorb（CS）细胞因子吸附柱由生物相容性好、高孔隙度、聚乙烯吡咯烷涂层的聚苯乙烯 - 二乙烯基苯聚合物珠组成，巨大的表面积与现有的透析器相比具有更强的清除能力，主要以孔捕获和表面吸附实现血液中物质的清除，可以作为独立的治疗手段，也可与体外管路结合使用（图 12-7）[25]。在免疫严重失衡的败血症性休克的治疗中，CS 的安全性和有效性不断得到证实[26-28]。有研究显示，对于 CAR-T 治疗等引起的细胞因子释放综合征（CRS）的患者，CS 治疗可以有效降低 IFN-γ、IFN-α、IL-1、IL-2、IL-5、CCL2/MCP1 等多种细胞因子的水平[29]。与 CS 类似的还有 oXiris、Toraymyxin 等吸附柱，其原理相似，只是在细胞因子和内毒素的清除效率上存在差别。

CPFA 也称连续性血浆滤过吸附，它结合了血浆分离、血浆吸附和 CRRT 等技术，常用于脓毒症的治疗，全血先通过血浆分离器分离出血浆，吸附后的血浆与血细胞混合后再进行连续性的血液滤过和（或）血液透析，其吸附剂多为树脂，在临床上主要用于小分子毒素和细胞因子等炎症介质的清除（图 12-8）。

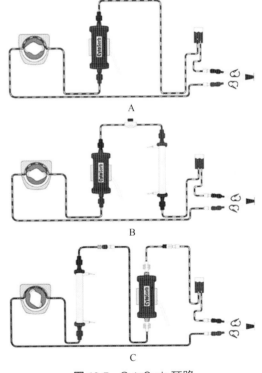

图 12-7 CytoSorb 环路

A. CytoSorb 独立治疗；B. 透析器前模式；C. 透析器后模式

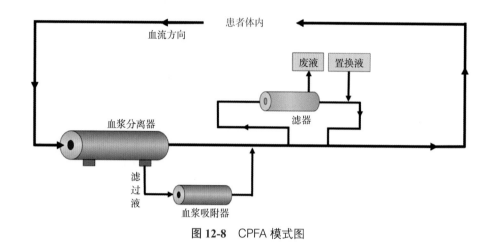

图 12-8　CPFA 模式图

二、免疫调节治疗

免疫系统过度激活在暴发性心肌炎的发病过程中起着重要的作用，因而适当的免疫调节治疗对于平息细胞因子风暴、减轻心脏损伤、改善预后具有重要的作用。目前关于不同免疫调节类药物在暴发性心肌炎中应用的临床研究有限，尚需更多循证医学证据。

（一）静脉丙种球蛋白

静脉丙种球蛋白（intravenous immunoglobulin，IVIG）是指富含 IgG（≥95%）制剂的血制品，从健康成人新鲜血浆分离而来，含有健康人群血清所具有的数十亿种独特型抗体，被广泛应用于各种自身免疫性疾病和炎症性疾病[30, 31]。动物实验显示 IVIG 可以有效减少心肌炎小鼠心脏炎症浸润[32, 33]。一系列病例报道也显示 IVIG 治疗有助于改善心肌炎患者的左心室功能[34, 35]。

IVIG 具有抗病毒和抗炎的双重作用，其主要成分 IgG 分子可以分为两个功能性片段：具有抗原结合活性的 F（ab'）$_2$ 段和具有免疫调节功能的 Fc 段。两者均在 IVIG 的抗炎和免疫调节中发挥着重要作用。F（ab'）$_2$ 段发挥作用的机制包括通过抗体依赖性细胞介导的细胞毒作用（ADCC）杀伤靶细胞、阻断细胞表面受体如 CD95 和 CD95L 等介导的细胞间相互作用、直接中和细胞因子和自身抗体、清除过敏毒素 C3a 和 C5a 等。Fc 段依赖的通路包括促进 Treg 细胞增殖、阻断免疫复合体与低亲和力 Fcγ 受体（FcγRs）的结合、通过 FcγR Ⅲ 活化树突状细胞、调节免疫效应细胞和 B 细胞上活化性和抑制性 FcγR 的表达等（图 12-9）[31]。

在暴发性心肌炎的治疗中，IVIG 的作用机制具体表现为以下方面。

1. 直接的抗病毒机制　抗体可以直接与游离于细胞外的病毒的表面蛋白结合，阻断病毒与细胞表面受体结合而侵入宿主细胞，抑制病毒在体内的扩散。

2. 调控免疫系统发挥抗炎作用　IVIG 可以抑制过度活化的 T 细胞、B 细胞和抗原提呈细胞等的增殖，减少细胞毒性 T 细胞对心肌细胞的攻击；促进 Treg 细胞活化，发挥抑炎作用；上调 IL-1 受体拮抗剂及 TNF-α、IL-1 和 L-6 等多种抑炎因子的合成和释放，抑

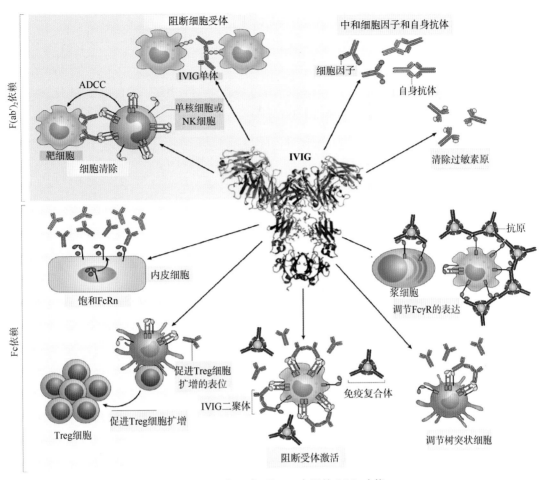

图 12-9 F（ab′）$_2$ 和 Fc 介导的 IVIG 功能

引自 Schwab I，Nimmerjahn F. Intravenous immunoglobulin therapy：how does IgG modulate the immune system? *Nat Rev Immunol*，2013，13（3）：176-189

制 IL-1、IL-6、IFN-γ 和 TNF-α 等促炎因子的产生。IVIG 还可通过下调多种重要黏附分子 [细胞间黏附分子 -1（ICAM-1）和血管细胞黏附分子 -1（VCAM-1）] 和趋化因子 [单核细胞趋化蛋白 -1（MCP-1）、巨噬细胞集落刺激因子（M-CSF）和粒细胞 - 巨噬细胞集落刺激因子（GM-CSF）] 的表达，抑制内皮细胞增殖和炎症细胞的趋化。可以说，IVIG 通过多种不同的途径来调节免疫系统和炎症反应，从而减轻心肌细胞损伤，改善心脏功能（图 12-10）[36-38]。

（二）糖皮质激素

糖皮质激素（glucocorticoid，GC）是由肾上腺皮质分泌的一类甾体激素，生理情况下对机体的生长发育、代谢、免疫功能等起着重要的调节作用。超生理剂量（药理剂量）时，糖皮质激素还具有抗炎、免疫抑制、抗过敏、抗休克等广泛的作用 [39, 40]。GC 在暴发性心肌炎治疗中的有效性目前尚缺乏大规模多中心的临床研究结果，但已有的临床实践提示其有效性及安全性良好。

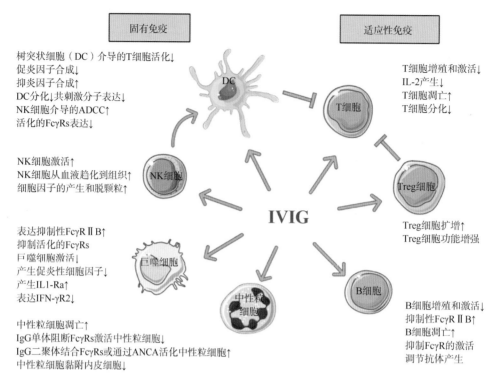

图 12-10　IVIG 对免疫系统的调控

在暴发性心肌炎的治疗中，GC 的治疗目标并不是病毒，而是控制过度激活的全身炎症反应及其导致的组织损伤。GC 具有很强的抗炎作用和免疫抑制作用，但其机制尚未完全明了。既往认为，GC 通过糖皮质激素受体（glucocorticoid receptor，GR）介导的基因组效应（genomic effect）发挥作用。脂溶性的 GC 穿过细胞膜与胞质内的 GR 结合形成复合体并异位至细胞核，通过多种途径发挥作用：①直接抑制激活蛋白 -1（AP-1）、活化 T 细胞核因子（NFAT）、核因子 κB（NF-κB）及信号转导和转录激活因子（STAT）等促炎性转录因子；②与负性糖皮质激素反应成分（negative glucocorticoid response element，nGRE）结合，抑制 IL-1β 和 IL-2 等炎性分子基因的转录；③与正性糖皮质激素反应成分（positive glucocorticoid response element，pGRE）结合，促进多种免疫抑制基因如 *IκB*、*IL-10*、*ANXA1* 等的转录起到免疫抑制作用。由于前两种作用需在机体原有的促炎性蛋白和因子的降解后才能显现出来，故而较为缓慢。近年的研究显示，非基因组效应（nongenomic effect）也在 GC 发挥作用的机制中起到了重要作用。GC 通过与 mGR（membrane GR）、cGR（cytosolic GR）或非特异性 GR 结合，在数分钟内即可影响细胞跨膜电流，抑制 TCR 和 MAPK 信号转导通路，从而影响胞内钙离子动员，发挥免疫调节作用（图 12-11）[39, 41]。

GC 的炎症抑制作用具体表现为以下方面。

1. 对炎症相关化学介质的调控　GC 可以影响花生四烯酸代谢，减少前列腺素和白三烯类炎症介质的生成，还可通过抑制一氧化氮合酶和环氧酶 -2 等的表达，阻断 NO、前列腺素 E_2（PGE_2）等相关炎症介质的产生。同时，GC 还可以促进 CYP 表氧化酶途径产物表氧化二十碳三烯酸（EETs）等生成，起到抗炎和抗心肌损伤的作用。

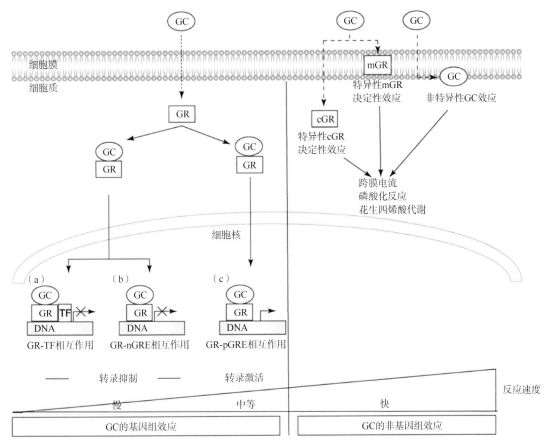

图 12-11　糖皮质激素的基因组效应和非基因组效应

引自 Löwenberg M，Verhaar AP，van den Brink GR，et al. Glucocorticoid signaling：a nongenomic mechanism for T-cell immunosuppression. *Trends Mol Med*，2007，13（4）：158-163

2. 对细胞因子的调控　GC 可以抑制 TNF-α、IL-1、IL-2、IL-5、IL-6、IL-8 等多种促炎因子的表达并促进 NF-κB 抑制蛋白（inhibitory kappa B1，IκB1）、IL-10、IL-12、IL-1RA 等多种促炎介质的表达。

3. 对炎症细胞的调控　GC 可以抑制巨噬细胞对抗原的吞噬和处理，通过下调 *c-myc* 和 *c-myb* 等细胞增殖相关基因抑制淋巴细胞的增殖，阻断活化的 T 淋巴细胞所诱发的单核巨噬细胞的募集。大剂量 GC 还能抑制 B 细胞转化为浆细胞的过程，使抗体生成减少，干扰体液免疫。此外，GC 可以通过诱导胞内 DNA 降解、激活 caspase 和特异性核酸内切酶、抑制黏附分子的表达等途径促进单核巨噬细胞、粒细胞、淋巴细胞等多种炎症细胞的凋亡（图 12-12）[42, 43]。

GC 还可通过增强机体应激能力、提高机体对毒素的耐受、抗休克、调节代谢等多种途径对暴发性心肌炎起到治疗作用。值得注意的是，由于 GC 可以广泛抑制机体防御功能，在治疗病毒引起的暴发性心肌炎时，大剂量使用 GC 可能会加重或进一步诱发感染。因而在暴发性心肌炎的治疗中需注意把握给药时机和给药剂量。

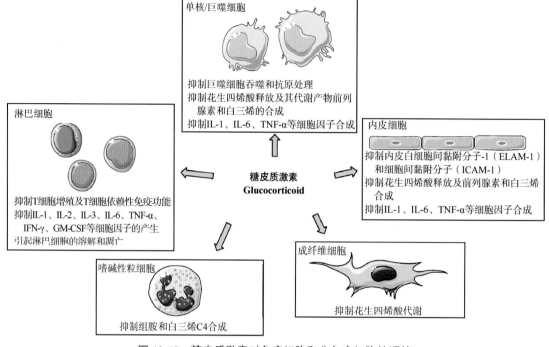

图 12-12　糖皮质激素对免疫细胞和非免疫细胞的调控

（三）细胞毒性免疫抑制药物

目前，环孢素、硫唑嘌呤等免疫抑制治疗多用于确诊自身免疫性心肌炎且无禁忌证的患者，包括巨细胞性心肌炎、心脏结节病和与已知心外自身免疫性疾病相关的心肌炎[2, 44]。使用这些药物前应先行心内膜活检排除病毒感染。

1. 环孢素 A（cyclosporin A，CsA）　环孢素是从真菌的代谢产物中分离得到的中性环肽，其对胸腺依赖性抗原的体液免疫有较高的选择性抑制作用，可以抑制 IL-2 的产生以及 IL-2 依赖的 T 细胞增殖和细胞因子的产生。环孢素与环孢素受体结合后可以抑制钙调磷酸酶对活化 T 细胞核因子（nuclear factor of activated T cell，NFAT）去磷酸化的催化作用，并抑制 NFAT 入核，阻止其诱导的基因转录。此外，环孢素还可以减少巨噬细胞和中性粒细胞炎症因子的产生，抑制 IL-1 和抗凋亡蛋白等细胞因子的表达，起到抑制免疫的作用[45]。

2. 硫唑嘌呤　硫唑嘌呤是常见的嘌呤类抗代谢类药物，是 6- 巯基嘌呤的衍生物，通过干扰嘌呤代谢的环节抑制嘌呤核苷酸的合成，进而抑制细胞 DNA、RNA 和蛋白质的合成，发挥抑制 T、B 淋巴细胞及 NK 细胞的效应，同时能抑制细胞免疫和体液免疫反应，但不抑制巨噬细胞的吞噬功能。

由于存在潜在的致病毒扩散的风险，对于病毒阳性的暴发性心肌炎，尚不推荐使用环孢素、硫唑嘌呤等免疫抑制剂。

总之，鉴于暴发性心肌炎的组织病理中可见大量淋巴细胞和巨噬细胞浸润以及发生机制中的过度免疫激活等，使用细胞毒性药物抑制免疫无疑是有道理的。然而，在临床实践中细胞毒性免疫抑制药物似并未带来显著临床效果。尽管最近有进一步意见指出，巨细胞性暴发性心肌炎患者预后差，使用免疫抑制剂可能更能获益，但需要进一步的研究支持[46]。

三、抗病毒治疗

目前认为暴发性心肌炎最常见的病因为柯萨奇病毒 B3（CVB3）和人类细小病毒 B19（PVB19）等病毒感染，因而抗病毒药物或可起到一定的治疗效果。理论上所有病毒性暴发性心肌炎患者均应早期采取联合抗病毒治疗，但目前尚无认可的针对肠道病毒和细小病毒的抗病毒疗法。临床上常用于暴发性心肌炎抗病毒治疗的药物包括奥司他韦、更昔洛韦等。

奥司他韦是神经氨酸酶（neuraminidase，NA）抑制剂的前体药物，其活性代谢产物是强效的选择性的甲型和乙型流感病毒的 NA 抑制剂。其抗病毒的主要机制为抑制病毒神经氨酸酶，阻断新形成的病毒颗粒从被感染细胞中向外释放（图 12-13）。但绝大多数暴发性心肌炎患者的病因并非是流感病毒感染，针对流感病毒的作用机制无法起到治疗作用。然而，有研究显示，心肌损伤时，心肌细胞可能会释放神经氨酸酶和 N- 乙酰神经氨酸（Neu5Ac），使多种蛋白发生唾液酸化修饰改变，从而影响心脏功能，因此奥司他韦在抑制病毒的同时或可减少心肌损伤[47]。

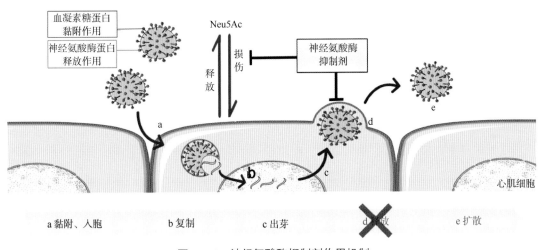

图 12-13　神经氨酸酶抑制剂作用机制

更昔洛韦为阿昔洛韦的衍生物，为常见的抗病毒药物，在细胞内被 HSV 等病毒基因编码的特异性胸腺激酶磷酸化，生成三磷酸型，可抑制疱疹病毒、巨细胞病毒等的 DNA 多聚酶并掺入病毒 DNA 中，抑制病毒 DNA 的合成。

由于病毒侵犯机体引起心肌损害常见于暴发性心肌炎病程早期，因此应尽早行抗病毒治疗。

暴发性心肌炎病程凶险，死亡率高。《成人暴发性心肌炎诊断与治疗中国专家共识》提出的以"生命支持为依托的综合救治方案"将暴发性心肌炎的死亡率从 50% 降到 5% 以下。未来新的治疗方式如以 Treg 细胞、Th17 细胞为靶点的治疗，针对各种细胞因子的单克隆抗体的治疗，S100A9 抑制剂、全局性免疫调节及纳米载体治疗等将为暴发性心肌炎的治疗带来更多的希望和选择[48, 49]。

最近，来自美国心脏协会、欧洲心脏病学会、中华医学会心血管病学分会等学术团体的领域内权威专家在中国武汉围绕暴发性心肌炎的最新治疗方案展开了深入的探讨，认为尽管目前各国的专业学会尚未制定针对暴发性心肌炎的指南，但大量的实践证明生命支持治疗对于暴发性心肌炎救治至关重要[50]，特别是"以生命支持为依托的综合救治方案"的疗效显著，应展开暴发性心肌炎全球多中心临床合作研究，进一步规范化救治暴发性心肌炎[51]。

关键知识点

1. "免疫反应过度激活和炎症瀑布"是导致患者心脏损伤、泵衰竭及循环崩溃的核心。

2. "以生命支持为依托的综合救治方案"，经过临床实践，使得暴发性心肌炎死亡率降低至 5% 以下。

3. "以生命支持为依托的综合救治方案"包括各类生命支持治疗、免疫调节治疗和神经氨酸酶抑制剂治疗等。

参 考 文 献

[1] Wang DW, Li S, Jiang JG, et al. Chinese society of cardiology expert consensus statement on the diagnosis and treatment of adult fulminant myocarditis. Sci China Life Sci, 2019, 62(2): 187-202

[2] Kociol RD, Cooper LT, Fang JC, et al. Recognition and initial management of fulminant myocarditis: a scientific statement from the American Heart Association. Circulation, 2020, 141(6): e69-e92

[3] Batra J, Toyoda N, Goldstone AB, et al. Extracorporeal membrane oxygenation in New York State. Circ Heart Fail, 2016, 9(12): e003179

[4] Gerke AK, Tang F, Cavanaugh JE, et al. Increased trend in extracorporeal membrane oxygenation use by adults in the United States since 2007. BMC Res Notes, 2015, 8 : 686

[5] Abrams D, Combes A, Brodie D. Extracorporeal membrane oxygenation in cardiopulmonary disease in adults. J Am Coll Cardiol, 2014, 63(25 Pt A): 2769-2778

[6] Zangrillo A, Landoni G, Biondi-Zoccai G, et al. A meta-analysis of complications and mortality of extracorporeal membrane oxygenation. Crit Care Resusc, 2013, 15(3): 172-178

[7] Hsu KH, Chi NH, Yu HY, et al. Extracorporeal membranous oxygenation support for acute fulminant myocarditis: analysis of a single center's experience. Eur J Cardiothorac Surg, 2011, 40(3): 682-688

[8] Diddle JW, Almodovar MC, Rajagopal SK, et al. Extracorporeal membrane oxygenation for the support of adults with acute myocarditis. Crit Care Med, 2015, 43(5): 1016-1025

[9] Lorusso R, Centofanti P, Gelsomino S, et al. Venoarterial extracorporeal membrane oxygenation for acute fulminant myocarditis in adult patients: a 5-year multi-institutional experience. Ann Thorac Surg, 2016, 101(3): 919-926

[10] den Uil CA, Akin S, Jewbali LS, et al. Short-term mechanical circulatory support as a bridge to durable left ventricular assist device implantation in refractory cardiogenic shock: a systematic review and meta-analysis. Eur J Cardiothorac Surg, 2017, 52(1): 14-25

[11] Werdan K, Gielen S, Ebelt H, et al. Mechanical circulatory support in cardiogenic shock. Eur Heart J, 2014, 35(3): 156-167

[12] Ginat D, Massey HT, Bhatt S, et al. Imaging of mechanical cardiac assist devices. J Clin Imaging Sci, 2011, 1: 21

[13] Okai I, Inoue K, Maruyama M, et al. Transbrachial intra-aortic balloon pumping for a patient with fulminant myocarditis. Heart Vessels, 2012, 27(6): 639-642

[14] Ihdayhid AR, Chopra S, Rankin J. Intra-aortic balloon pump: indications, efficacy, guidelines and future directions. Curr Opin Cardiol, 2014, 29(4): 285-292

[15] Maisch B, Ruppert V, Pankuweit S. Management of fulminant myocarditis: a diagnosis in search of its etiology but with therapeutic

options. Curr Heart Fail Rep, 2014, 11(2): 166-177

[16] Tschöpe C, van Linthout S, Klein O, et al. Mechanical unloading by fulminant myocarditis: LV-IMPELLA, ECMELLA, BI-PELLA, and PROPELLA concepts. J Cardiovasc Transl Res, 2019, 12(2): 116-123

[17] Valgimigli M, Steendijk P, Sianos G, et al. Left ventricular unloading and concomitant total cardiac output increase by the use of percutaneous impella recover LP 2.5 assist device during high-risk coronary intervention. Catheter Cardiovasc Interv, 2005, 65(2): 263-267

[18] Remmelink M, Sjauw KD, Henriques JP, et al. Effects of left ventricular unloading by impella recover LP2.5 on coronary hemodynamics. Catheter Cardiovasc Interv, 2007, 70(4): 532-537

[19] Spillmann F, van Linthout S, Schmidt G, et al. Mode-of-action of the PROPELLA concept in fulminant myocarditis. Eur Heart J, 2019, 40(26): 2164-2169

[20] Seyfarth M, Sibbing D, Bauer I, et al. A randomized clinical trial to evaluate the safety and efficacy of a percutaneous left ventricular assist device versus intra-aortic balloon pumping for treatment of cardiogenic shock caused by myocardial infarction. J Am Coll Cardiol, 2008, 52(19): 1584-1588

[21] Tolwani A. Continuous renal-replacement therapy for acute kidney injury. N Engl J Med, 2012, 367: 2505-2514

[22] Sander A, Armbruster W, Sander B, et al. Hemofiltration increases IL-6 clearance in early systemic inflammatory response syndrome but does not alter IL-6 and TNF alpha plasma concentrations. Intensive Care Med, 1997, 23(8): 878-8845

[23] de Vriese AS, Vanholder RC, Pascual M, et al. Can inflammatory cytokines be removed efficiently by continuous renal replacement therapies? Intensive Care Med, 1999, 25(9): 903-910

[24] Matic G, Bosch T, Ramlow W. Background and indications for protein A-based extracorporeal immunoadsorption. Ther Apher, 2001, 5(5): 394-403

[25] Ankawi G, Xie Y, Yang B, et al. What have we learned about the use of cytosorb adsorption columns? Blood Purif, 2019, 48(3): 196-202

[26] Brouwer WP, Duran S, Kuijper M, et al. Hemoadsorption with CytoSorb shows a decreased observed versus expected 28-day all-cause mortality in ICU patients with septic shock: a propensity-score-weighted retrospective study. Crit Care, 2019, 23(1): 317

[27] Friesecke S, Stecher SS, Gross S, et al. Extracorporeal cytokine elimination as rescue therapy in refractory septic shock: a prospective single-center study. J Artif Organs, 2017, 20(3): 252-259

[28] Schädler D, Pausch C, Heise D, et al. The effect of a novel extracorporeal cytokine hemoadsorption device on IL-6 elimination in septic patients: A randomized controlled trial. PLoS One, 2017, 12(10): e0187015

[29] Stahl K, Schmidt BMW, Hoeper MM, et al. Extracorporeal cytokine removal in severe CAR-T cell associated cytokine release syndrome. J Crit Care, 2020, 57: 124-129

[30] Nimmerjahn F, Ravetch JV. Anti-inflammatory actions of intravenous immunoglobulin. Annu Rev Immunol, 2008, 26: 513-533

[31] Schwab I, Nimmerjahn F. Intravenous immunoglobulin therapy: how does IgG modulate the immune system? Nat Rev Immunol, 2013, 13(3): 176-189

[32] Takada H, Kishimoto C, Hiraoka Y. Therapy with immunoglobulin suppresses myocarditis in a murine Coxsackievirus B3 model. Antiviral and anti-inflammatory effects. Circulation, 1995, 92(6): 1604-1611

[33] Kishimoto C, Takamatsu N, Kawamata H, et al. Immunoglobulin treatment ameliorates murine myocarditis associated with reduction of neurohumoral activity and improvement of extracellular matrix change. J Am Coll Cardiol, 2000, 36(6): 1979-1984

[34] Drucker NA, Colan SD, Lewis AB, et al. Gamma-globulin treatment of acute myocarditis in the pediatric population. Circulation, 1994, 89(1): 252-257

[35] McNamara DM, Rosenblum WD, Janosko KM, et al. Intravenous immune globulin in the therapy of myocarditis and acute cardiomyopathy. Circulation, 1997, 95(11): 2476-2478

[36] Ballow M. The IgG molecule as a biological immune response modifier: mechanisms of action of intravenous immune serum globulin in autoimmune and inflammatory disorders. J Allergy Clin Immunol, 2011, 127(2): 315-323

[37] Clynes R. IVIG therapy: interfering with interferon-gamma. Immunity, 2007, 26(1): 4-6

[38] Gelfand EW. Intravenous immune globulin in autoimmune and inflammatory diseases. N Engl J Med, 2013, 368(8): 777

[39] Franchimont D. Overview of the actions of glucocorticoids on the immune response: a good model to characterize new pathways of immunosuppression for new treatment strategies. Ann N Y Acad Sci, 2004, 1024: 124-137

[40] Newton R. Molecular mechanisms of glucocorticoid action: what is important? Thorax, 2000, 55(7): 603-613

[41] Löwenberg M, Verhaar AP, van den Brink GR, et al. Glucocorticoid signaling: a nongenomic mechanism for T-cell immunosuppression. Trends Mol Med, 2007, 13(4): 158-163

[42] Ashwell JD, Lu FW, Vacchio MS. Glucocorticoids in T cell development and function*. Annu Rev Immunol, 2000, 18: 309-345

[43] Cohen JJ, Duke RC. Glucocorticoid activation of a calcium-dependent endonuclease in thymocyte nuclei leads to cell death. J Immunol, 1984, 132(1): 38-42

[44] Frustaci A, Chimenti C. Immunosuppressive therapy in myocarditis. Circ J, 2014, 79(1): 4-7

[45] Liddicoat AM, Lavelle EC. Modulation of innate immunity by cyclosporine A. Biochem Pharmacol, 2019, 163: 472-480

[46] Ammirati E, Veronese G, Brambatti M, et al. Fulminant versus acute nonfulminant myocarditis in patients with left ventricular systolic dysfunction. J Am Coll Cardiol, 2019, 74(3): 299-311

[47] Zhang L, Wei TT, Li Y, et al. Functional metabolomics characterizes a key role for N-acetylneuraminic acid in coronary artery diseases. Circulation, 2018, 137(13): 1374-1390

[48] Jensen LD, Marchant DJ. Emerging pharmacologic targets and treatments for myocarditis. Pharmacol Ther, 2016, 161: 40-51

[49] Tschöpe C, Cooper LT, van Linthout S, et al. Management of myocarditis-related cardiomyopathy in adults. Circ Res, 2019, 124(11): 1568-1583

[50] Veronese G，Ammirati E，Chen C，et al. Management perspectives from the 2019 Wuhan international workshop on fulminant myocarditis. Int J Cardiol，2020，S0167-5273(20)34050-X

[51] Hang WJ，Chen C，Seubert JM，Wang DW. Fulminant myocarditis: a comprehensive review from etiology to treatments and outcomes. Signal Transduct Target Ther，2020，5(1):287

第十三章　暴发性心肌炎急性期的治疗

因暴发性心肌炎发病急骤，病情进展迅速，早期病死率高，而患者一旦度过危险期，大部分长期预后较好，故此，对于暴发性心肌炎的治疗，应高度重视，采用各种可能手段，尽力挽救患者生命。临床上急性期应尽早采取积极的综合治疗方法，除一般治疗（如严格卧床休息、营养支持）和普通药物治疗（包括营养心肌、减轻心脏负荷、护胃、护肾、护肝、护脑等）外，急性期救治总的原则还包括抗感染、抗病毒、大剂量糖皮质激素、丙种球蛋白、血浆和血液净化、主动脉内球囊反搏（IABP）及其他对症支持治疗（如临时起搏器植入、呼吸机辅助呼吸和体外膜肺氧合等）以稳定生命体征，尽可能地使各组织器官做功减少，减少并发症发生，使患者平稳度过急性期。慢性期则预防转化成扩张型心肌病。

因暴发性心肌炎进展迅速并可导致急性心力衰竭、恶性心律失常和心源性休克，往往合并肝肾及血液系统功能异常，从而导致高死亡率和高致残率，以血管活性药物为主的传统治疗方案预后极差。因此，此类药物均非暴发性心肌炎患者理想的治疗选择。基于对心肌炎发病机制及病理生理学的深入了解和研究，根据我们的经验，在药物治疗的同时早期积极使用生命支持治疗尤为关键。因此，我们提出了"以生命支持为依托的综合救治方案"[1-3]。该方案根据暴发性心肌炎的发病机制和特点及可救治性，强调机械生命支持治疗及免疫调节的重要性和必要性，并体现了多种治疗手段的综合运用。

一、急性期治疗：核心治疗

（一）治疗原则

第一，采用机械支持维持生命体征，让严重损伤的心脏休息。
第二，采用免疫调节而不是免疫抑制方法治疗心肌炎症和炎症风暴。
第三，采用神经氨酸酶抑制剂减少心脏去唾液酸化，协助减轻心肌损伤。
其中，核心的治疗方法是以生命支持为依托的综合救治方案。

（二）治疗的实施

1. 生命支持治疗　生命支持治疗对于暴发性心肌炎的治疗极为重要，是重中之重。暴发性心肌炎患者的心肌受到广泛弥漫性且严重的损伤，泵功能严重受损，因而出现低血压、休克和致命性心律失常，加之肺淤血和肺部炎症损伤，难以支撑全身血液和氧供应。过去由于缺乏对其病理生理的正确理解，传统的治疗仍然和其他休克一样处理，对症治疗，并给予强心、扩容和血管活性药物（尤其是广泛使用去甲肾上腺素等）等。新的强心药物左西孟旦（levosimendan，心肌钙增敏剂）在美国、德国等西方国家的暴发性心肌炎患者中广泛应用。这些治疗无疑增加了心脏负担，使原本严重受损的心肌雪上加霜。正确的治疗应是尽可能减轻心脏负担，让心脏休息。从这个原则出发，首选治疗就是通过机械生命支持维持基本的呼吸、循环，使心脏能够充分休息，同时在系统治疗情况下恢复其功能。使用强心或儿茶酚胺类药物，尤其是去甲肾上腺素等进行治疗只是在缺乏生命支持治疗条件、采用其他药物维持循环后脑组织等仍明显低灌注时的次选，且只可短时间内应用。因此，特别提出"以生命支持为依托的综合救治方案"。生命支持治疗包括呼吸支持（呼吸机使用）、循环支持（包括 IABP、ECMO）和血液净化治疗等方面。

（1）循环支持：目前临床循环支持系统包括 IABP、ECMO、Impella 和左心室辅助装置。常用的操作快速、简单并且效价比高的是 IABP 和 ECMO。

1）主动脉内球囊反搏（intraaortic balloon pump 或 intraaortic balloon counterpulsation，IABP）：IABP 通过由动脉系统置入一根带气囊的导管到左锁骨下动脉开口下方和肾动脉开口上方的降主动脉内，经反复节律性地在心脏舒张期球囊不断充气和放气，达到辅助心脏、减轻心脏负担的作用。在心脏舒张期球囊充气时，球囊占据主动脉内空间，可升高舒张压力，增加心脑等重要脏器的循环灌注；在球囊于收缩期前瞬间放气时，主动脉内压力降低，可减少心脏收缩时面临的后负荷，减少心脏做功，增加每搏量，增加前向血流，增加体循环灌注。对于暴发性心肌炎血流动力学不稳定患者，可减少血管活性药物的使用及使用剂量，帮助患者度过急性期。笔者所在医院和国外的临床实践证明 IABP 对暴发性心肌炎心肌严重损伤能够产生明显的辅助治疗作用。暴发性心肌炎患者一旦出现心源性休克等血流动力学不稳定情况应立即启动植入 IABP[4, 5]。如果 IABP 不足以支持患者的循环稳定，应及时考虑行 ECMO 治疗[6]。IABP 单独应用于治疗暴发性心肌炎心源性休克患者的效果显著低于 IABP 与 ECMO 联合应用的救治效果，IABP 与 ECMO 联合应用能够将各自的缺点最小化，而将对患者的辅助效果最大化，基本能够满足对患者自身心肺功能的支持[7]。IABP 是由固定在导管的圆柱形气囊构成，将其安放在胸主动脉部位。导管近端位于左锁骨下动脉末梢，远端位于肾动脉。当心脏舒张时气囊充气，心脏收缩时气囊放气，由此产生双重血流动力学效应：心脏舒张，气囊充气使血流向前，提高舒张压和冠脉的灌注；在心脏收缩之前气囊放气，降低收缩压（心脏后负荷）从而改善左心室射血。通过控制台可以在每一心动周期内气囊充放气一次（1：1模式），也可以每两个心动周期内气囊充放气一次（1：2模式）或每三个心动周期内气囊充放气一次（1：3模式）（图13-1A）。控制台可以根据进入气囊的气体量的多少来调整气囊的大小。医师根据患者的身高、体重进行评估后选择不同型号的 IABP 气囊（图13-1B）。

IABP 应用的血流动力学指征：①心指数 < 2L/（min·m^2）；②平均动脉压（MAP）< 60mmHg 或收缩压 < 90mmHg；③左心房压（LAP）或肺毛细血管楔压（PCWP）> 20mmHg；④成人尿量 < 20ml/h，四肢凉，发绀，末梢循环差。

简单地说，当患者出现上述情况或低血压或休克状态时，在有条件时应极早开始 IABP 治疗。多数研究证明，具备指征的患者，开始治疗越早，获益越大。我们的经验证明，使用 IABP 能使患者收缩压提高 20mmHg 以上，明显减少血管活性药物用量，70% 以上的暴发性心肌炎患者 IABP 治疗即能维持循环。因此，我们主张尽早启动这项治疗。

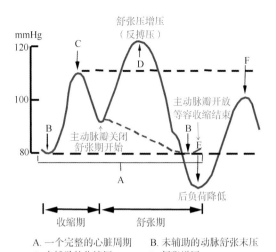
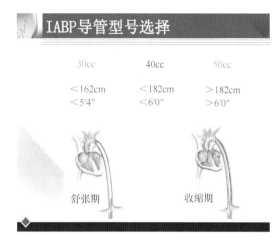

A. 一个完整的心脏周期　　B. 未辅助的动脉舒张末压
C. 未辅助的收缩压　　　　D. 舒张增压
E. 降低了的动脉舒张末压　F. 降低了的收缩压

A　　　　　　　　　　　　　　　　　　　　　　　B

图 13-1　IABP 的工作原理图（A）；IABP 导管型号的选择（B）

对于重症心肌炎患者，IABP 的撤机指征如下：①血流动力学状态稳定；②心指数 > 2.5L/（min·m²）；③收缩压 > 100mmHg，MAP > 80mmHg；④ PCWP < 18mmHg；⑤尿量 > 1ml/（kg·h）；⑥末梢循环良好，神志清楚，多巴胺用量 < 5μg/（kg·min）。

使用 IABP 的禁忌证：①合并主动脉夹层、动脉瘤、主动脉窦瘤破裂；②主动脉瓣关闭不全，尤其中、重度者；③严重的主动脉 - 髂动脉病变；④凝血功能障碍；⑤其他，如严重贫血、脑出血急性期等。

IABP 的并发症：常见有肢端缺血（5% ～ 47%）、血栓或栓塞（1% ～ 7%），其他如动脉穿孔、出血、感染、主动脉夹层、血小板减少症等亦常见。IABP 导致血栓栓塞的机制：动脉管腔内涡流形成，涡流的离心作用导致血小板聚集；气囊拍击导致粥样斑块碎裂脱落；球囊导致末端血栓形成，栓子脱落；部分患者存在高凝状态。所以，IABP 患者必须要抗凝。目前国内普遍的抗凝方法：肝素 0.5 ～ 1mg/kg，6 ～ 8 小时静脉推注 1 次；每 2 小时监测 1 次 ACT，维持 ACT 时间 > 180 秒，或监测 APTT，维持其时间为正常的 1.5 ～ 2 倍；肝素 100mg 加入 50ml 生理盐水中用微量泵均匀缓慢推注，速度为 2 ～ 4ml/h，监测指标同上；低分子肝素每天 2 次，无须监测；低分子右旋糖酐，每小时 1 ～ 20ml。

IABP 管路的冲洗：肝素 12 500U 加 500ml 生理盐水，每 1 小时冲洗一次，每次 5ml，24 小时 200 ～ 250ml，输注肝素 3000 ～ 5000U；如果在介入术前或术中应用 IABP，那么介入术后应持续静脉输注肝素，维持 ACT 于 250 ～ 300 秒，不宜用低分子肝素，因为栓塞和缺血事件将明显增加。如果应用 GP Ⅱ b/ Ⅲ a 受体拮抗剂，不宜再静脉使用肝素抗凝，因为出血风险将明显增加。如果 IABP 需较长时间应用，应在停用 GP Ⅱ b/ Ⅲ a 受体拮抗剂后再应用肝素，使 APTT 延长至 50 ～ 70 秒。

2）体外膜肺氧合（ECMO）：通常与 IABP 结合使用，可使心肺得到休息，为其功能恢复赢得时间。暴发性心肌炎患者比普通心肌炎患者危重，IABP 不足以维持基本循环、休克不足以纠正时，应加用 ECMO。此类危重患者如出现心源性休克、心指数小于 2.0L/

（min·m²）、血乳酸大于 2mmol/L 者，更能从 ECMO 治疗中获益。对于此类患者，应积极而且尽早使用 ECMO 治疗，能挽救部分危重患者的生命。我们的经验证明，对使用 IABP 后仍不足以达到支持循环的暴发性心肌炎患者（20%～25%）在加用 ECMO 后均能使循环稳定。

ECMO 技术出现于 20 世纪 70 年代，主要设计思路是通过密闭式的膜氧合取代常规体外循环中开放式的氧合方法，克服常规开放式体外循环设备复杂、并发症高、出血多、上机循环时间有限等缺陷。经过几十年的不断提高改进，这一方法已逐渐成为一种操作简单方便、不需外科参与手术、可提供较长时间生命支持的便携式体外机械辅助装置。ECMO 主要由三大部分组成：①将血液由身体引出及回送至体内的管道系统；②保持血液快速流动的动力泵（人工心脏）；③提供血液进行气体交换的密闭式膜氧合器（膜肺）。其他辅助装置包括恒温水箱、供氧管道及各种监测系统等。

ECMO 对暴发性心肌炎的救治，已得到大量临床数据支持[5, 8, 9]。据报道，中位 ECMO 治疗天数为 5～9 天，成活出院率为 55%～66%[9, 10]。一项 2012～2019 年的荟萃分析显示暴发性心肌炎患者使用循环支持，特别是 ECMO 支持治疗的存活率显著高于其他治疗方法（表 13-1）[11, 12]。

表 13-1　成人暴发性心肌炎临床结局分析

作者及时间	病例数	病原体	心肌浸润	治疗方法	存活率
Saji, 2012	64	病毒	淋巴细胞, 嗜酸性粒细胞	IVIG, CS, MCS	52%
Ning, 2013	5	—	—	ECMO	80%
Ukimura, 2013	29	流感病毒 A	—	MCS	72%
Polito, 2015	6	—	—	MCS	67%
Lin, 2016	18	—	—	ECMO	78%
Okada, 2016	8	腮腺炎病毒（1pt）未知（7pts）	—	ECMO	63%
Vigneswaran, 2016	11	微小病毒 B19	淋巴细胞	IVIG	54%
Lorusso, 2016	57	—	—	ECMO	75%
Inaba, 2017	42				85%
Chin, 2018	13	恙虫病	—	CS	84.50%
Hekimian, 2018	4	流感病毒 B	—	ECMO	100%
Liao, 2018	33			ECMO	79%
Ammirati, 2019	165	病毒	淋巴细胞, 嗜酸性粒细胞, 巨噬细胞	IVIG, CS, MCS	72%

注：IVIG，丙种球蛋白；MCS，机械循环支持；ECMO，体外膜肺；CS，糖皮质激素。

（2）呼吸支持——机械通气：已有报道显示，呼吸机可作为急性左心衰的辅助治疗手段，能改善肺功能，降低患者劳力负荷和心脏做功[6]。根据上述原则，并非像其他疾病那样必须在普通吸氧后仍然低氧血症时才使用机械通气，建议在患者呼吸急促或呼吸频率快、心率快时即给予正压给氧，以减轻患者劳力负荷和心脏做功。有下列两种方式。①无创呼吸机辅助通气：分为持续气道正压通气和双相间歇气道正压通气两种模式。推荐呼吸困难或呼吸频率

＞ 20 次 / 分，能配合呼吸机通气的患者。②气道插管和人工机械通气：应用指征为心肺复苏时、呼吸衰竭，尤其是出现明显的呼吸性和代谢性酸中毒并影响到意识状态的患者必须使用。鼓励在上述呼吸急促或呼吸频率快、心率快时积极使用。总之，呼吸机的使用应尽早给予，即使血氧饱和度正常但呼吸频率快且费力者也应使用，以减轻患者负荷、减轻心脏负担。

（3）血液净化：主要目的是持续过滤去除细胞毒素和炎症因子。合并肾功能损伤时，应早期积极使用。血液净化治疗还可以通过超滤减轻心脏负荷，保证体内水、电解质及酸碱平衡，恢复血管对血管活性药物的反应来治疗心力衰竭，对暴发性心肌炎的患者有较大帮助。值得注意的是：①由于是为了清除有毒性物质，因此需要持续进行，每天至少 8 ～ 12 小时或更长时间；②由于此时患者心脏功能极其脆弱，起始和终止时放血和血液回输必须很缓慢，以免诱发循环和心功能衰竭。

病毒或其他微生物感染可导致大量炎症细胞浸润，包括单核细胞、淋巴细胞和中性粒细胞等，激活细胞免疫和体液免疫，同时刺激产生细胞黏附分子和细胞因子表达并伴有抗体产生，形成炎症风暴。局部炎症形成有助于清除病原和坏死组织，然而炎症风暴（即多种大量炎症因子）则会进一步损伤心脏、血管和其他组织，这一过程在疾病的发生发展过程中发挥了最重要的作用[13]。血液净化治疗除了维持体内内环境平衡外，还可以帮助清除炎症介质，对暴发性心肌炎患者具有重要的意义。有研究表明，早期有效地稳定暴发性心肌炎患者的血流动力学，并减轻继发免疫损伤可明显改善预后。

1）连续性静脉 - 静脉血液透析滤过（continuous veno-venous hemodiafiltration，CVVHDF）：肾脏替代治疗（renal replacement therapy，RRT）广泛应用于慢性心力衰竭，其中的一种方式 CVVHDF 常用于危重患者。CVVHDF 利用血泵驱动血液从静脉端引出，流经滤器后仍由静脉回流体内，它通过可控的方式连续、缓慢、等渗地平衡体内钠和水，将炎性递质从血液中清除出去。其主要作用包括：①通过对流、弥散、吸附作用，清除各种小分子毒素，迅速清除各种水溶性炎性递质，下调炎症反应，降低器官损伤程度；②纠正水、电解质及酸碱平衡紊乱，降低血液温度，维持内环境的稳定；③有效清除组织水肿，改善组织氧供和器官功能；④提供足够液体量，保证其他必要药物治疗和肠外营养支持。在 CVVHDF 治疗过程中，患者的容量状态及胶体渗透压变化程度小，可维持足够的组织灌注，因此在减少肺及外周组织水肿、改善肺功能的过程中并不影响血流动力学，但仍有少数研究表明在 RRT 过程中出现过低血压和血流动力学不稳定的情况。

虽然肾脏替代治疗的传统适应证为少尿、无尿、高血钾、严重代谢性酸中毒（pH＜7.1）、氮质血症（血尿素氮＞ 30mmol/L）等，但是对于暴发性心肌炎特别是伴有急性左心功能不全的患者，应尽早考虑使用。循环衰竭和休克不是此项治疗的禁忌证，相反，其提示病情严重，更需要及早使用。

2）免疫吸附（immunoadsorption，IA）：IA 疗法是近 15 年发展起来的一种血液净化技术，是将高度特异性的抗原、抗体或有特定物理化学亲和力的物质（配体）与吸附材料（载体）结合制成吸附剂（柱），选择性或特异地清除血液中的致病因子如 IL-6，从而达到净化血液，减缓炎症风暴带来的损害、加重病情的目的。暴发性心肌炎病理生理过程中均存在体液免疫和细胞免疫过程，而免疫吸附的目标就是选择性地清除血浆中的致病因子。目前虽尚无大规模临床试验的循证证据，但小样本的临床研究结果表明[14]，IA 疗法可以改善患者的心脏功能、临床表现、血流动力学参数（心排血量、每搏量、外周血管阻力）等，并降低评判心力衰竭严重程度指标（如运动耐力、NT-proBNP等）。此外，IA还可减少心肌炎症反应，心肌炎患者在运用蛋白A免疫吸附的治疗手段后，左心室收缩功能得以改善。因此，条件允许时推荐尝试使用。

2. 免疫调节治疗　暴发性心肌炎心肌损伤的病理生理机制包括发生在早期的病毒或其他病原的直接损伤，随后大量炎症细胞浸润激发的过度免疫激活，这些炎症细胞和免疫物质（自身抗体）刺激组织释放大量细胞因子和炎症介质，介导了间接损伤，导致心肌损伤甚至坏死、炎症渗出和水肿、休克（参见第三章 暴发性心肌炎发病机制）。"以生命支持为依托的综合救治方案"中的重要环节就是使用足够剂量的糖皮质激素和足够剂量的免疫球蛋白，通过免疫调节，针对过度免疫激活和炎症损伤的病理生理环节，理论上可阻断发病环节、缓解症状、挽救心肌、改善预后。目前虽没有大规模多中心的临床研究结果，但已有的研究成果证实了其有效性及安全性，而不是西方国家广泛采用细胞毒性药进行的"免疫抑制"治疗。

（1）足够剂量糖皮质激素：建议开始每天200～500mg甲泼尼龙（甲基强的松龙）静脉滴注，严密观察病情变化，尤其是循环状态和心脏功能变化，连续3～5天后左心室射血分数（LVEF）触底反弹，明显改善后逐渐减量，维持使用2周左右。

糖皮质激素具有抑制抗原抗体反应、一定程度杀伤淋巴细胞、减少抗体产生抗炎、抗休克、抗多器官损伤等多种作用，消除变态反应，减轻炎性渗出和水肿，减轻毒素和炎症因子对心肌的不良影响[15]。理论上，糖皮质激素应在病毒性心肌炎的第二阶段即免疫损伤阶段使用，而应避免在第一阶段即病毒复制和病毒损伤阶段使用，原因是糖皮质激素可能导致病毒复制增加。但对于暴发性心肌炎，第一阶段短暂，当患者出现明显症状甚至休克时，实际已经进入第二阶段，故对于重症患者，推荐早期、足量使用，没有必要顾虑病毒复制问题。可以先用地塞米松10～20mg静脉推注，然后立即给予甲强龙静脉滴注使其尽快发挥作用。

既往Cochrane Meta分析总结了应用糖皮质激素治疗病毒性心肌炎4个有效的临床试验，共计719例病例[16, 17]。统计结果显示，虽然死亡率在治疗组和对照组间没有差别，但在1～3个月的随访中，治疗组的左心室功能（LVEF）明显高于对照组（表13-2）。

表13-2　部分心肌炎患者应用糖皮质激素的随机对照临床研究荟萃

实验设计	主要终点	结果
102例原发性扩张型心肌病患者的随机对照研究（泼尼松 vs 安慰剂）	3个月后LVEF和LVED变化	泼尼松组LVEF值较对照组增加4.3%±1.5%（$P < 0.054$）
111例心肌炎患者随机对照研究（泼尼松 vs 传统疗法）	28周后LVEF值变化	无统计学意义
84例炎症性扩张型心肌病患者的随机对照研究（泼尼松 vs 安慰剂）	2年的死亡，心脏移植，再住院	两组数据均无明显统计学意义
85例炎症但病毒阴性的扩张型心肌病患者的随机对照研究（泼尼松 vs 安慰剂）	6个月LVEF值变化	泼尼松组LVEF值较对照组显著增加

注：LVED，左心室舒张末期内径。

　　值得注意的是，糖皮质激素治疗组并未发生病毒复制增加、病情变得更为严重的情况，因此，糖皮质激素治疗的安全性至少能得以肯定。对于糖皮质激素应用于暴发性心肌炎尚无大规模临床研究而仅有一些病例报道。2016 年 Bjelakovic 等报道了 2 例儿童暴发性心肌炎患者应用大剂量甲泼尼龙治疗成功的病例[18]，2 例患儿均已发生心源性休克，存在代谢性酸中毒、低氧血症和高乳酸血症，采用大剂量多巴胺和多巴酚丁胺治疗但病情仍继续恶化。在应用大剂量甲泼尼龙 10mg/（kg·h）后病情显著改善，用药后 10 个小时血压和氧饱和度均恢复正常，左心室功能在 2 周后完全恢复正常。我们的多中心研究显示，足够剂量使用糖皮质激素的疗效是肯定的，并且进一步的实验研究发现，在暴发性心肌炎时使用糖皮质激素不但没有增加病毒复制，相反还抑制其复制[2]。其机制可能与其激活花生四烯酸表氧化代谢产生环氧二十碳三烯酸（epoxyeicosatrienoic acids，EETs），而后者能促进干扰素产生有关。

　　（2）足够剂量免疫球蛋白（IVIG）：建议每天 20 ～ 40g 静脉滴注，使用 1 ～ 2 天，此后每天 10 ～ 20g，持续应用 5 ～ 7 天或更长时间。

　　免疫球蛋白不但能中和病毒等致病原，更重要的是它是一种免疫调节剂和抗炎剂。免疫球蛋白能结合于 Fc 受体，通过调节抗原提呈细胞（树突状细胞）及 T 辅助细胞功能，抑制细胞免疫过度活化，降低细胞毒性 T 细胞对心肌细胞的攻击，并减少细胞因子产生和抑制炎症风暴形成[19]，从而减轻心肌细胞损伤，改善左心室功能，减少恶性心律失常的发生和死亡。

　　虽然尚缺乏大样本量的前瞻性随机对照临床研究，一些小样本的研究已证实 IVIG 对于暴发性重症心肌炎具有良好的治疗效果。早期美国一项针对 LVEF ＜ 30% 的 6 例暴发性心肌炎患者予以大剂量 IVIG 治疗的观察性研究结果显示[20]，左心室射血分数可由治疗前的 21.7%±7.5% 上升至治疗后的 50.3%±8.6%（P=0.005）；平均随访 13.2 个月后 LVEF 仍可维持在 53%±6%，且随访期间无一例需再次住院治疗（图 13-2）。

　　而对 21 例儿童急性心肌炎患者应用大剂量 IVIG 治疗（2g/kg，24 小时内应用）的对照性研究结果显示[21]，与 26 例对照组比较，治疗组左心室舒张末期内径（LVED）随访期间均有显著性改善（3 ～ 6 个月 P=0.008；6 ～ 12 个月 P=0.072）。左心室功能在 6 个月后改善效果明显（图 13-3）。

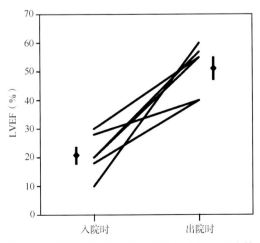

图 13-2　患者入院时和出院时的左心室射血分数比较（21.7%±7.5% vs 50.3%±8.6%，P=0.005）

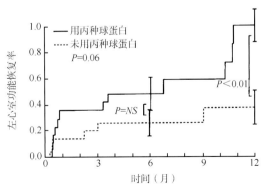

图 13-3　使用丙种球蛋白和不使用丙种球蛋白治疗的患者生存分析曲线

近期日本对 41 例急性心肌炎患者的一项临床多中心对照研究显示[22]，大剂量 IVIG（1 ～ 2g/kg 体重，应用 2 天）可显著改善患者的生存曲线（$P < 0.01$），1 个月死亡率具有下降趋势（治疗组 vs 对照组，20.0% vs 34.6%），外周血中的炎性因子如 TNF、IL-6 等在治疗组中均有明显改善（$P < 0.01$）。我国广东的一项对 58 例儿童暴发性心肌炎的回顾性研究显示[23]，应用 400mg/kg 体重 IVIG 治疗 5 天，和未用 IVIG 的对照组比较，4 周后患者左心室射血分数（LVEF）及左心室舒张末期内径（LVED）均得到显著性改善（P 值分别为 0.011 和 0.048）（图 13-4）。

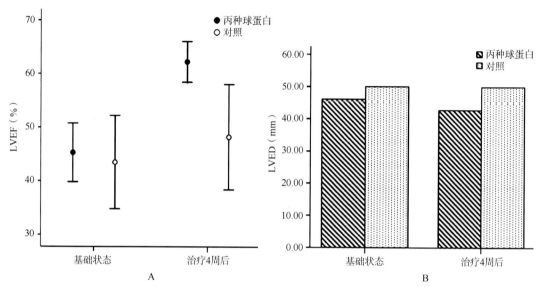

图 13-4　患者基础状态下及丙种球蛋白治疗 4 周后的左心室射血分数（A）和左心室舒张末期内径（B）变化趋势图

室速和室颤的发生在 IVIG 治疗后显著降低（$P=0.025$）而在非治疗组无显著变化（$P=0.564$）；死亡率在治疗组为 6% 而在非治疗组为 27%，虽因样本量偏小未呈现显著统计学差异（$P=0.072$）但下降趋势明显。值得注意的是，在治疗组 33% 的患者因心力衰竭 / 心源性休克接受 IABP 治疗，而非 IVIG 治疗组仅为 16%，提示治疗组患者可能病情更为严重一些，但亦可能因样本量小而未呈现显著的统计学差异（$P=0.073$）[23]。

IVIG 治疗宜足量并尽早应用。2015 年发表的一项回顾性分析研究并未发现对暴发性心肌炎患者应用 IVIG 治疗能改善住院期间的死亡率。仔细分析发现，首先，治疗组多数患者使用的 IVIG 剂量未能达到 2g/kg 体重，剂量不足可能是导致疗效不佳的一个原因；其次，该研究仅纳入了机械循环支持后才应用 IVIG 治疗的患者，而将在机械循环支持应用之前已应用 IVIG 治疗的患者排除在外，显然，当临床上需要应用机械辅助支持治疗时，患者病情已经相当严重，此时再启动 IVIG 治疗可能为时已晚。故此，IVIG 应用的剂量和时机可能是目前对其疗效结论有所争论的关键所在，需要高质量大样本的临床试验进一步证实。

3. 神经氨酸酶（neuraminidase）抑制剂等　理论上，病毒感染是引发病毒性心肌炎病理过程的始动因素，抗病毒治疗抑制病毒复制应该对疾病转归有所裨益。还有证据表明 H1N1 感染所致病毒性心肌炎患者[24]，早期使用抗病毒治疗较晚期使用能降低病死率和改善预后。值得注意的是，病毒侵犯、复制以及所引发的心肌直接损伤均发生在疾病早期，故抗病毒治疗应早期应用。目前尚缺乏对于心肌炎患者抗病毒治疗的大型临床研究，特别是阿昔洛韦、更昔洛韦等一线抗病毒药物在心肌炎中的疗效仍需要进一步研究。目前对于心肌炎患者可使用的抗病毒药物主要有以下几种，可根据患者的个体差异而做不同的选择。

（1）奥司他韦（oseltamivir）、帕拉米韦（peramivir）等：此类药物抑制流感病毒的神经氨酸酶，从而抑制新合成病毒颗粒从感染细胞中的释放及病毒在人体内复制播散，对 A 型和 B 型流感病毒或由流感病毒引起的心肌炎有治疗作用[25]。磷酸奥司他韦胶囊（达菲胶囊）推荐在需要时使用，用法为 75mg 口服，一日 2 次；帕拉米韦注射液是我国首个静脉给药的神经氨酸酶抑制剂，用法为 300 ～ 600mg 静脉滴注，每日 1 次，连续使用 1 ～ 5天。实际上使用神经氨酸酶抑制剂获益的机制并未被大多数医生所认识，可能并不是来自于抗病毒作用。人体细胞组织如心肌中广泛存在神经氨酸酶（包含 4 个亚型），当组织损伤时，其表达增高并释放到细胞外和循环中，消化细胞表面蛋白糖基化末端的神经氨酸，从而损伤心肌。我们的研究证明，暴发性心肌炎患者血浆中神经氨酸水平显著升高（即将在 *Cardiovascular Research* 发表的文章），而奥司他韦的使用带来了患者获益[2]，支持这一假说。

（2）阿昔洛韦（acyclovir）和更昔洛韦（ganciclovir）：鸟苷酸类似物阿昔洛韦对 EB病毒等 DNA 病毒有效，对于部分由 EB 病毒引起的心肌炎患者可能会有效[26]；更昔洛韦（0.5 ～ 0.6g/d 静脉滴注）则对巨细胞病毒有效。由于大部分患者并不清楚病毒种类，可考虑抗病毒药物联合使用。

（3）干扰素：可以试用，特别是对肠道病毒（enterovirus）感染的患者。来自于一项德国的小样本研究显示，持续性地应用干扰素治疗（18 106 IU/ 周）共 24 周后，患者心腔大小及心功能情况得到有效的改善（图 13-5）[27]。但在急性心肌炎中干扰素的临床应用仍需更多临床证据的支持[28]。

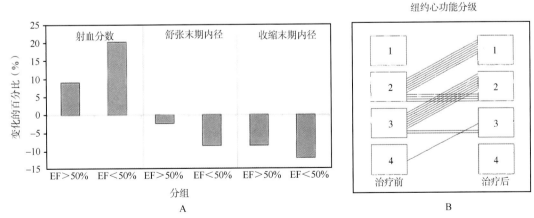

图 13-5　患者心腔大小（A）及心功能（B）变化图

目前对替比夫定（telbivudine）治疗细小病毒 B19 的研究尚在进行中。

二、治疗效果评价

目前随着医师对此疾病认识程度的提高、诊断手段的多样化，大部分患者根据临床症状、体征及恰当的辅助检查即可做出明确诊断。但治疗方式的不同决定了患者预后不同[30]。一项针对 83 例暴发性心肌炎患者临床资料的回顾性研究，分析了治疗方式对预后的影响。其中，传统治疗组是指首先对心力衰竭和心源性休克进行常规药物治疗，使用大剂量血管活性药物或抗心力衰竭治疗仍不能维持血流动力学稳定时，再采用器械生命支持，如主动脉内球囊反搏（intra-aortic balloon pump，IABP）、连续性肾脏替代治疗（continuous renal replacement therapy，CRRT）等。抗病毒药物、静脉用免疫球蛋白、糖皮质激素类药物等根据医生的个人经验进行使用；而生命支持治疗组需满足以下条件：①医疗接触后立即使用糖皮质激素类药物（立即给予地塞米松 20mg 静脉推注 1 次，后续每天静脉注射甲泼尼龙 200mg/ 次，持续 5 天）；②大剂量静脉用免疫球蛋白静脉注射（10 ～ 20g/d 持续 2 天，再以 5 ～ 10g/d 持续 5 ～ 7 天）；③患者尽早接受抗病毒治疗，通常使用 2 种不同作用机制的抗病毒药物（如奥司他韦和喷昔洛韦）联合使用 5 天；④立即开始 CRRT 治疗，每天 8 ～ 20 小时，持续 3 ～ 7 天。器械生命支持包括对循环系统和呼吸系统的支持：循环系统支持，立即使用 IABP，若使用后仍存在血流动力学不稳定则立刻使用体外膜肺氧合（ECMO）；呼吸系统支持，根据患者病情需要，对呼吸困难（呼吸频率降低或 > 20 次 / 分）患者优先使用双水平气道内正压通气，若患者呼吸困难无法改善或无法耐受则使用气管插管 + 呼吸机辅助通气。血管活性药物（如多巴胺、去甲肾上腺素等）只用于 IABP 或 ECMO 准备阶段，且只需维持收缩压在 86 ～ 90mmHg。所有患者均严密监测生命体征和采取一般治疗，包括：①有创血压监测、心电及氧饱和度监测；②绝对卧床休息，避免精神刺激和交感神经兴奋，严格控制出入水量；③使用改善心肌代谢类药物（包括磷酸肌酸、辅酶 Q10、曲美他嗪类等）；④积极补充水溶性和脂溶性维生素等。研究结果如下：传统治疗组与生命支持治疗组患者基线情况（年龄、性别、就诊时间、症状、心肌损伤标志物、肝肾功能及左心室射血分数峰值等指标）均无明显统计学差异。

主要观察终点，传统治疗组的院内病死率为 6%，而生命支持治疗组院内病死率仅为 5.6%，差异有明显统计学意义（$P < 0.01$），见图 13-6。传统治疗组的平均住院时间为 14 天，而生命支持治疗组平均住院时间为 12.5 天（$P < 0.05$），提示经生命支持治疗的患者住院天数显著缩短。生命支持治疗组的院内病死率及住院时间均明显优于传统治疗组（$P < 0.05$），特别是院内病死率统计结果更证实了生命支持治疗的优势所在（图 13-6）。

亚组分析对是否使用特殊治疗（如抗病毒药物、静脉用免疫球蛋白、大剂量激素、IABP、CRRT 等）的单一要素逐个进行独立统计分析。结果表明，使用 IABP、抗病毒药物、免疫抑制剂、CRRT、大剂量激素

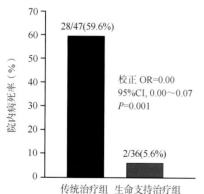

图 13-6 传统治疗组与生命支持治疗组院内病死率

均提示有降低院内病死率的趋势，特别是使用 IABP 和使用抗病毒药物组具有统计学差异（均 $P < 0.05$）（图 13-7）。

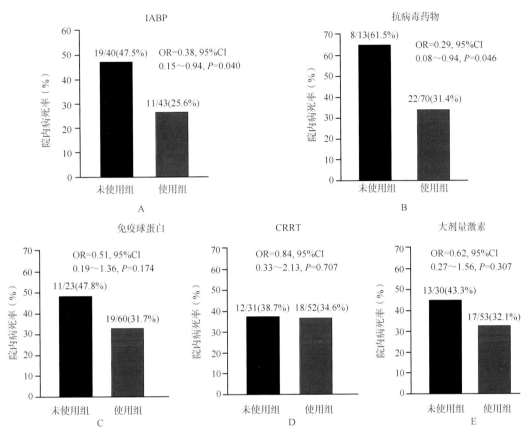

图 13-7　使用特殊治疗各单一要素与院内病死率独立关系数据分析

三、辅助治疗

1. 严密监测　收入心脏重症监护病房，24 小时特别护理，主要包括：

（1）严密监测和控制出入水量，应每小时记录和报告作为治疗补液参考。

（2）严密监护心电、血氧饱和度和血流动力学各项指标，及时了解病情进展。

（3）监测血常规、心肌酶谱、血气分析、肝肾功能、血乳酸、电解质、凝血功能等各项实验室指标，预防多器官功能障碍发生。

（4）一日一次或隔日一次床边胸部平片、床边心脏 B 超，可一日多次，以了解病情进展及评价治疗措施的有效性。

（5）进行无创或有创血流动力学检测，根据中心静脉压、肺毛细血管楔压进行血容量、心功能的监测，调整输液量及出入量，并做动脉血压监测[29]。

2. 积极的支持治疗　支持治疗对暴发性心肌患者极其重要，包括：

（1）绝对卧床休息，减少探视，减少情绪刺激与波动，必要时给予镇静剂镇静，尽可能让患者全身心得以休息放松，避免情绪等刺激引起的交感兴奋而增加组织器官的做功和耗氧，避免病情的恶化。

（2）高流量吸氧和正压给氧，有效保证全身氧供，缓解心肺功能受损所致的氧供不足。

（3）给予清淡、易消化而富含营养的饮食，并且少食多餐，补充各种水溶性和脂溶性维生素，减少胃肠负担，同时避免因肝功能受损导致凝血因子合成缺乏。

（4）改善心肌能量代谢（磷酸肌酸，辅酶 Q10），提高心肌细胞的能量供应。

（5）发热时体温低于 38.5℃，一般不建议使用退热药，患者不耐受时可物理降温；如超过 38.5℃，可考虑药物降温，糖皮质激素治疗，不建议应用非甾体消炎药类药物降温。

（6）由于病情危重而出现应激和使用糖皮质激素者，给予质子泵抑制剂保护胃黏膜，防止消化道出血。

（7）如果有气管插管或者动脉有创操作，需要应用抗生素预防感染，并对患者进行保护性约束。

（8）每日液体量的维持：要严格记录患者的液体出入量，每日总液体量一般不超过2500ml。同时，在维持基本液体需求过程中避免过多盐水的摄入，每日必须观察和记录出入量，做好出入量管理：出入量平衡 =24 小时的入量 –24 小时的出量，若为负值则为负平衡，正值则为正平衡。暴发性心肌炎严重泵衰竭的患者通常伴有肺淤血、体循环淤血等表现。在无明显低容量因素（大出血、严重脱水、大汗淋漓等）前提下，正常人每日所需总量为2000 ~ 2500ml，心力衰竭患者 24 小时摄入量宜在 1500ml 以内。每日保持 24 小时出入量负平衡约 500ml，而严重肺水肿的患者负平衡为 1000 ~ 2000ml，具体程度还需要依据临床评估。一般 3 ~ 5 天后，肺淤血、肺水肿减退，应逐渐减少负平衡量，逐渐过渡到出入平衡。出入量平衡期间应注意防止发生低血容量、低血钾（袢利尿剂的使用）和低血钠等。

（9）液体量的检测：有条件时，推荐采用 PICCO 补液技术。此技术可用于指导补液量，尤其适用于需要补液却合并心功能不全的患者，可避免盲目补液从而缩短病程，唯一美中不足的是费用较高。如果没有 PICCO，以下指标也可以来相助：

1）直接观测：观察患者水肿情况，如有无球结膜水肿、有无双下肢水肿等。

2）中心静脉压（CVP）：中心静脉压是指右心房及上下腔静脉胸腔段的压力。它可反映患者血容量、心功能与血管张力的综合情况。CVP 的正常值为 5 ~ 12cmH₂O。CVP增高，补液治疗前，首先需要改善心功能，根据 CVP 调整补液速度。需要注意的是，CVP 不能单从数值上进行判断，还需要看动态的发展，从而做出判断。

3）肺毛细血管楔压：正常范围 6 ~ 15mmHg。CWP 增高，即使 CVP 正常，也应避免输液过多，以免加重肺水肿，并应考虑降低肺循环阻力。CWP 低于正常值时，则反映血容量不足，比 CVP 灵敏度高。

4）心指数（CI）：心指数 =（心率 × 每搏量）/ 体表面积。代表每平方米体表面积的每分输出量。为非连续指标，正常范围 3 ~ 5L/（min·m²），降低时提示心功能差。

（10）心理干预：暴发性心肌炎患者由于病情重，患者多数存在心理恐惧感，应及时对患者进行心理干预，主动及时地对患者的心理障碍进行排解。

与其他原因所致的休克不同，暴发性心肌炎患者心脏泵功能严重受损，所以治疗过程中应根据心肾功能计算出入量，切忌液体快进快出，尤其是没有循环支持时。

3. 并发症治疗

（1）休克和急性左心衰的药物治疗：暴发性心肌炎合并休克非常常见，急性左心衰或全心衰竭几乎见于每一位患者。休克机制涉及泵功能衰竭、全身毒性作用和容量不足等，其中泵功能严重受损是其与其他休克最根本的不同，这也决定了治疗方法的差异。因此，如果条件允许，依托生命支持治疗，泵功能仍不足时加用药物治疗。

1）休克的药物治疗：根据休克的原因进行治疗，暴发性心肌炎合并大量出汗、恶心呕吐、腹泻等导致容量不足时，可适当补液。根据动力学监测指标决定补液速度和剂量，首先给予多巴胺和碳酸氢钠治疗，必要时加用间羟胺（阿拉明）治疗，以维持基本生命征，为进一步治疗争取时间，除了明显失液外，补液治疗需要渐进，切忌太快。α受体激动剂仅能够短暂使用，长期使用可导致组织缺氧加重甚至不可逆的组织器官功能损害及患者死亡。多巴胺也容易导致心率明显增快和室性心律失常如早搏、室性心动过速甚至室颤，增加心脏负担，应予注意，尽量减少使用。作为抗休克治疗的一部分，糖皮质激素应尽早使用。

2）急性左心衰的药物治疗：包括正压呼吸、血液超滤、利尿剂使用等。在心率明显增快时少量使用洋地黄类药物，尽量少用单胺类强心剂，以免增加心脏耗氧和心律失常。由于患者血压低，所以血管扩张剂应该谨慎使用。为了减少急性左心衰发生，每天应根据液体平衡和血流动力学状况决定液体进出量。对于心力衰竭严重甚至心源性休克患者，需要积极应用生命支持治疗，维持血流动力学稳定，保证心、脑、肾等重要脏器的灌注，使心脏本身得到充分的休息，以帮助患者度过急性期。

（2）心律失常的治疗：暴发性心肌炎患者往往存在低血压或休克，如发生严重心律失常将加重血流动力学障碍，以致威胁患者生命。其处理原则应遵循现有的心律失常指南，同时充分考虑患者的心脏功能和血压状况选择合适的药物或处理策略。

1）恶性心律失常的预测：窦性心动过缓、QRS波增宽、超声心动图显示左心室功能恶化、心肌肌钙蛋白水平持续升高或波动，或出现非持续性室速，通常预示着恶性心律失常的发生；另外特别提示，严重低血压是致命性心律失常最重要的诱发因素，所以应该及时纠正。患者在向上级医院转院过程中必须保持适当的血压水平，如使用多巴胺、阿拉明或去甲肾上腺素，将收缩压保持在70mmHg以上，以避免发生致命性心律失常如室速和室颤而致命。

2）总体治疗原则

A. 快速识别并纠正血流动力学障碍。因心律失常导致严重血流动力学障碍者，需立即纠正心律失常，对快速心律失常如室性心动过速或室颤者应立即予以电复律（同步或非同步电复律）。电复律不能纠正或纠正后复发，需兼用药物，通常使用胺碘酮150mg加入5%葡萄糖溶液中缓慢静脉注射，后用胺碘酮300mg加入5%葡萄糖溶液50ml中静脉泵入（前6小时10ml/h，以后减为5ml/h）。如心律失常无法终止，以稳定血流动力学、改善症状为目标，如使用IABP＋ECMO。

B. 血流动力学相对稳定者，根据临床症状、心功能状态及心律失常性质，选用适当治疗策略及抗心律失常药物，通常静脉使用胺碘酮；如果交感神经兴奋性高，即有交感风暴时可尝试使用β受体阻断剂艾索洛尔50mg缓慢静脉注射，必要时小剂量维持注射。在心律失常纠正后应采取预防措施，尽力减少复发。

C. 积极改善心脏功能、低血压情况，纠正与处理电解质紊乱、血气和酸碱平衡紊乱等内环境紊乱。

D. 心肌炎患者往往合并心功能不全、心源性休克和组织器官低灌注，快速心律失常患者不宜使用β受体阻滞剂、非二氢吡啶类钙拮抗剂等负性肌力、负性频率抗心律失常药物；胺碘酮静脉泵入为首选，但不宜快速静脉推注；合并房颤者可给予洋地黄类药物控制过快的心室率。

E. 心动过缓者首先考虑置入临时起搏器，无条件时可用提高心率的药物如异丙肾上腺素或阿托品。

F. 大多数心肌炎患者度过急性期后可以痊愈。发生心动过缓的患者，急性期不建议植入永久起搏器，需观察3～4周以上，全身病情稳定后传导阻滞仍未恢复者，再考虑植入永久起搏器；急性期发生室速室颤者，急性期及病情恢复后均不建议使用植入式心脏复律除颤器（ICD）。

（3）消化道的治疗：暴发性心肌炎患者伴发消化道出血多见于急性期各种有创操作和管路的抗凝治疗过程中，少数见于大剂量激素治疗过程中。部分患者因暴发性心肌炎急需生命支持治疗，在生命支持治疗过程中需充分的抗凝治疗，如患者自身凝血功能不良，或凝血功能受损可能导致患者出现消化道出血。如出现因抗凝药物的使用导致患者消化道出血，应立即停用抗凝药物，根据出血情况立即申请输注血液制品，纠正出血。止血药物的使用应慎重，因为使用过多止血药物会导致生命支持设备出现血栓进而影响救治效果。待充分评估患者出血情况改善后应立即使用静脉抗凝药物进行低剂量抗凝管理。暴发性心肌炎患者往往需要大剂量激素冲击治疗，故需常规给予护胃治疗，既往有胃部疾病的患者，应加大护胃治疗的强度，避免出现消化道出血。

除消化道出血外，还应注重消化道功能的治疗。暴发性心肌炎患者多伴有休克，部分患者需要镇静及制动治疗，胃肠道功能得不到锻炼，部分患者会出现腹胀、便秘及腹泻等胃肠道功能症状，应根据患者具体的胃肠道症状给予相应的处理和必要的治疗，避免发生医源性的胃肠道功能紊乱。

（4）凝血功能障碍的治疗：正常机体内存在着凝血系统和抗凝血系统，两者处于平衡状态。暴发性心肌炎患者通常需要多种有创操作，且患者本身往往合并感染、休克等多器官功能不良的情况，此时，内源性、外源性凝血途径会被激活，患者会出现突发的、广泛的多个部位出血，不能用原发病解释，常伴有弥散性血管内凝血（DIC）表现，并逐步出现肝、肾功能不良。如出现凝血功能不良情况，应积极有效地处理，避免患者进一步进展到DIC。所以，治疗原发病是根本措施。纠正凝血功能紊乱，可补充凝血因子及输注血液制品，给予抗自由基等治疗。

（5）有创操作导致肢体缺血的治疗：暴发性心肌炎伴发严重心源性休克患者往往需要及时有效的生命支持治疗，如IABP和ECMO治疗，在诸如此类的有创操作管路植入患者体内后，部分患者可能伴发患侧肢体缺血情况，其中ECMO管路伴发下肢缺血多见。处理办法：①在患侧缺血肢体外行再灌注治疗；②进行有效的患肢保暖；③适当使用促进血液循环药物，如前列腺素等。

（6）脑功能的保护及脑损伤的治疗：严重心源性休克的暴发性心肌炎患者，往往需要气管插管，加之部分患者甚至出现心搏骤停，或者进行了有效的心肺脑复苏术，此时患者的脑功能可能存在受损甚至有出现缺血缺氧性脑病的可能。所以，保证正常的脑功能对于患者的康复至关重要。我们需要积极地对患者的脑功能进行及时的评估及干预，避免缺血缺氧性脑病的发生。首先，及时有效的心肺复苏对于保证脑血流的供应至关重要，这是避免出现缺血缺氧性脑病的基础；其次，要及时进行低温脑保护，使用冰帽，降低脑代谢；根据患者病情，可酌情使用脱水剂和糖皮质激素(已在部分患者中使用)及脑神经保护剂等。

　　总之，暴发性心肌炎作为心肌炎中发病迅速、病情危重的一种特殊类型，其血流动力学不稳定，药物难以维持，相比于其他危重病，机械辅助治疗对于协助患者度过急性期具有极其重要的意义。临床医师应做到高度重视、极早识别和预判，极早实施全方位救治，严密监护，不应轻言放弃，将最新的抢救措施如 CRRT 和 ECMO 等应用到位，即采用"以生命支持为依托的综合救治方案"施治，争分夺秒，以期提高救治存活率，挽救患者生命。

参 考 文 献

[1] Wang DW, Li Sheng, Jiang JJ, et al. Chinese society of cardiology expert consensus statement on the diagnosis and treatment of adult fulminant myocarditis. Sci China Life Sci, 2019, 62(2): 187-202

[2] Li S, Xu SY, Li CZ, et al. A life support-based comprehensive treatment regimen dramatically lowers the in-hospital mortality of patients with fulminant myocarditis: a multiple center study. Sci China Life Sci, 2019, 62(3): 369-380

[3] 中华医学会心血管病学分会精准医学学组，中华心血管病杂志编辑委员会，成人暴发性心肌炎工作组. 成人暴发性心肌炎诊断与治疗中国专家共识. 中华心血管病杂志, 2017, 45(9): 742-752

[4] Okai I, Inoue K, Maruyama M, et al. Transbrachial intra-aortic balloon pumping for a patient with fulminant myocarditis. Heart Vessels, 2012, 27(6): 639-642

[5] Mizote I, Hirayama A. Indications, management, and complications for the use of a percutaneous intra-aortic balloon counterpulsation and cardiopulmonary support system. Nihon Rinsho, 2003, 61(5): 833-838

[6] Saito S, Toda K, Miyagawa S, et al. Diagnosis, medical treatment, and stepwise mechanical circulatory support for fulminat myocarditis. J Artifl Organs, 2018, 21(2): 172-179

[7] Matsumoto M, Asaumi Y, Nakamura Y, et al. Clinical determinants of successful weaning from extracorporeal membrane oxygenation in patients with fulminant myocarditis. ESC Heart Failure, 2018, 5(4): 675-684

[8] Schmidt M, Burrell A, Roberts L, et al. Predicting survival after ECMO for refractory cardiogenic shock: the survival after veno-arterial-ECMO (SAVE)-score. Eur Heart J, 2015, 36(33): 2246-2256

[9] Nakamura T, Ishida K, Taniguchi Y, et al. Prognosis of patients with fulminant myocarditis managed by peripheral venoarterial extracorporeal membranous oxygenation support: a retrospective single-center study. J Intensive Care, 2015, 3(1): 5

[10] Sawamura A, Okumura T, Ito M, et al. Prognostic value of electrocardiography in patients with fulminant myocarditis supported by percutaneous venoarterial extracorporeal membrane oxygenation—analysis from the change pump study. Circ J, 2018, 82(8): 2089-2095

[11] Huang YF, Hsu PS, Tsai CS, et al. Levitronix bilateral ventricular assist device, a bridge to recovery in a patient with acute fulminant myocarditis and concomitant cerebellar infarction. Cardiovasc J Afr, 2018, 29(3): e1-e4

[12] Badawy SS, Fahmy A. Efficacy and cardiovascular tolerability of continuous veno-venous hemodiafiltration in acute decompensated heart failure: a randomized comparative study. J Crit Care, 2012, 27(1): 106 e107-113

[13] Chen C, Li HH , Hang WJ, et al. Cardiac injuries in coronavirus disease 2019(COVID-19). J Mol Cell Cardiol, 2020, 145: 25-29

[14] Felix SB, Beug D, Dörr M. Immunoadsorption therapy in dilated cardiomyopathy. Expert Rev Cardiovasc Ther, 2015, 13(2): 145-152

[15] Hafezi-Moghadam A, Simoncini T, Yang ZQ, et al. Acute cardiovascular protective effects of corticosteroids are mediated by non-transcriptional activation of endothelial nitric oxide synthase. Nat Med, 2002, 8(5): 473-479

[16] Jensen LD, Marchant DJ. Emerging pharmacologic targets and treatments for myocarditis. Pharmacol Ther, 2016, 161: 40-51

[17] Isogai T, Yasunaga H, Matsui H, et al. Effect of intravenous immunoglobulin for fulminant myocarditis on in-hospital mortality: propensity score analyses. J Card Fail, 2015, 21(5): 391-397

[18] Bjelakovic B, Vukomanovic V, Jovic M. Fulminant myocarditis in children successfully treated with high dose of methyl-prednisolone. Indian J Pediatr, 2016, 83(3): 268-269

[19] Shioji K , Kishimoto C , Sasayama S. Fc receptor-mediated inhibitory effect of immunoglobulin therapy on autoimmune giant cell myocarditis: concomitant suppression of the expression of dendritic cells. Circ Res, 2001, 89(6): 540-546

[20] Goland S, Czer LSC, Siegel RJ, et al. Intravenous immunoglobulin treatment for acute fulminant inflammatory cardiomyopathy: series of six patients and review of literature. Ca J Cardiol, 2008, 24(7): 571-574

[21] Drucker NA, Colan SD, Lewis AB, et al. Gamma-globulin treatment of acute myocarditis in the pediatric population. Circulation, 1994, 89(1): 252-257

[22] Kishimoto C, Shioji K, Hashimoto T, et al. Therapy with immunoglobulin in patients with acute myocarditis and cardiomyopathy: analysis of leukocyte balance. Heart Vessels, 2014, 29(3): 336-342

[23] Yu DQ, Wang Y, Ma GZ, et al. Intravenous immunoglobulin in the therapy of adult acute fulminant myocarditis: a retrospective study. Exp Ther Med, 2014, 7(1): 97-102

[24] Davidović G, Simović S, Mitrović S, et al. Fulminant myocarditis as a primary manifestation of H1N1 infection: a first reported case from Serbia. Hellenic J Cardiol, 2016, 57(3): 181-184

[25] Silva E, Montenegro JS, Estupinan MC, et al. Fulminant myocarditis due to the influenza B virus in adults: report of two cases and literature review. Biomedica, 2019, 39(Supl. 2): 11-19

[26] Blagova OV, Nedostup AV, Kogan EA, et al. Myocardial biopsy in "idiopathic" atrial fibrillation and other arrhythmias: nosological diagnosis, clinicalaAnd morphological parallels, and treatment. J Atr Fibrllation, 2016, 9(1): 1414

[27] Kühl U, Pauschinger M, Schwimmbeck PL, et al. Interferon-beta treatment eliminates cardiotropic viruses and improves left ventricular function in patients with myocardial persistence of viral genomes and left ventricular dysfunction. Circulation, 2003, 107(22): 2793-2798

[28] Combes A. Acute myocarditis. Presse Med, 2012, 41(6 Pt 1): 621-627

[29] 叶燕，周舸，胡迪，等. 以生命支持为依托的综合救治方案在暴发性心肌炎病人中的应用. 全科护理，2019, 17(5): 580-582

[30] 苗琨，陈琛，崔广林，等. 成人暴发性心肌炎不同治疗方案差异分析. 内科急危重症杂志，2017, 23(6): 465-468

第十四章　暴发性心肌炎并发心律失常的预防及治疗

暴发性心肌炎病情发展迅速，有些患者可以在数小时内发展为完全性房室传导阻滞，部分患者可能频发房速、室早和室速甚至电风暴，是心脏猝死的重要原因，因此，对于暴发性心肌炎及时识别和正确处置极为重要[1-3]。

一、致命性心律失常的预判和预防

暴发性心肌炎患者本身就极易发生各种心律失常，尤其是致命性心律失常。除此之外，还有一些诱发因素值得临床关注和预防[3]。

1. 低血压　严重低血压尤其是灌注压低于 70mmHg 是诱发致命性心律失常包括室速和室颤的重要危险因素，因此应该尽量保持适当灌注压，特别是在患者转运过程中，应注意维持适当血压，包括使用血管活性药如去甲肾上腺素等。

2. 儿茶酚胺类药物的使用　为了强心和升高血压而使用多巴胺和多巴酚丁胺等容易诱发心律失常，应避免大剂量使用，使用过程中严密观察。维持血压时可与 α 受体激动剂如去甲肾上腺素或间羟胺联合使用。

3. 长时间使用 α 受体激动剂　α 受体激动剂如去甲肾上腺素可使心肌灌注减少，长时间使用同样可诱发致命性心律失常，因此应避免长期使用，而要及时转换成机械生命支持。

4. 长时间休克　也是诱发心律失常的因素，应该尽早纠正，尤其是及早使用机械生命支持和免疫调节治疗。

5. 心电图 QRS 波间期长　常提示心室内阻滞，容易发生恶性心律失常。

6. 女性患者　易发生恶性心律失常，其中部分原因可能与女性对糖皮质激素敏感性较低需要更大剂量或者使用剂量不足有关。

7. 低钾血症　呕吐、食欲缺乏、利尿等原因常可导致低钾。

8. 低氧血症　暴发性心肌炎合并肺部感染或心力衰竭肺淤血均可导致心肌缺氧而诱发心律失常。

二、缓慢型心律失常的治疗

对于暴发性心肌炎，如果患者出现一度房室传导阻滞，就需要警惕高度房室传导阻滞的风险。在积极治疗心肌炎的基础上，采用抗心律失常药物治疗，并做应用临时起搏的相关准备。

（一）药物治疗

（1）阿托品：0.5 ～ 1mg 静脉注射，必要时重复 1 ～ 2mg，同时考虑临时起搏的必要性。

（2）异丙肾上腺素：异丙肾上腺素 1mg 加入 50ml 5% 葡萄糖或生理盐水溶液，静脉微泵，根据心率调整剂量。需要注意的是，使用异丙肾上腺素有触发快速心律失常的风险，应予重视。如果出现早搏增多，应及时减量或改用临时起搏器。

（二）临时起搏治疗

1. 植入适应证

（1）二度 I 型房室传导阻滞（AVB）患者，即使无黑矇和晕厥，如经过评估病情可能会继续加剧，可以考虑提前植入起搏器。

（2）有明显心动过缓慢相关症状的窦性停搏，只要有心动过缓患者的症状，哪怕是 2 秒，也要考虑植入起搏器。这里的评估指标是是否有心动过缓相关的症状。

（3）二度 I 型患者，所有二度 II 型、三度房室传导阻滞患者，均应考虑植入临时起搏器，因为在其他疾病状态下不会发生明显症状的心动过缓，在暴发性心肌炎时都可能产生明显的血流动力学后果或严重症状。

（4）频发室速，需要使用较大剂量抗心律失常药物，但由于患者基础心率相对较慢，会影响抗心律失常药物的使用。

上述适应证是美国 ACC/AHA/HRS 2008 年心脏节律异常的器械治疗指南对于临时起搏的推荐，但由于暴发性心肌炎病情往往急转直下，如果患者有严重心肌损害和严重心力衰竭，毫无疑问，如再合并严重的心律失常，致命风险极高。因此，在这类患者，对临时起搏的适应证应给予预判[4]。

2. 植入路径的选择

（1）对于极其危重的心跳缓慢、心脏停搏，为避免大脑受损，应采用最快速和最简便的途径植入临时起搏器。例如，在病房配备漂浮电极时，可以床边经上腔静脉植入临时起搏电极。病房没有漂浮电极时，可以选择较柔软的电极，前端塑形为 C 形，尾部连接起搏高电压起搏，缓慢轻柔送入电极至合适长度，一般为 25 ～ 35cm，观察心电监护有无起搏。即使在无 X 线指引下，多数情况下也可以植入临时起搏器。

（2）如果在介入导管室，可以经股静脉植入临时起搏器，先快速保证恢复心脏搏动。

（3）当合并极度严重的心力衰竭和肺部淤血，严重缺氧，且患者心跳缓慢相对不太严重时，优先尝试腋静脉植入。如果穿刺锁骨下静脉或颈内静脉，应特别细致和谨慎，因为此时如果并发气胸或血胸，极可能致命，有条件时可以在超声引导下穿刺血管。

（4）床旁三维导航植入临时起搏电极。对于极度危重、应用呼吸机或 ECMO 治疗、插管后转运困难的患者，可以采用三维电场导航，床边无射线植入临时起搏电极。

3. 植入电极的选择

（1）多数临时起搏电极，包括漂浮电极，如果经上腔静脉植入，起搏电极在心室内稳定性不佳，起搏状态不够稳定，对于进行主动脉内球囊反搏的患者，可出现心电节律紊乱，导致反搏不能同步，可能反搏效果差。

（2）少数严重患者，经下肢血管通路行主动脉球囊反搏（IABP）或体外膜肺氧合（ECMO）治疗，再采用下肢血管通路临时起搏，其管理维护及翻身护理困难。

上述两种情况，可以考虑选择永久起搏电极，经上腔静脉植入，连接永久起搏器（置于体外），或者经转接头连接临时起搏器，导管位置相对稳定，起搏更加稳定可靠。

（三）永久起搏器治疗

经过积极治疗，患者肌钙蛋白恢复正常，再经过大约2周，窦性停搏或传导阻滞未恢复，经过评估有永久起搏适应证，应考虑植入永久起搏器[4]。

（四）起搏频率管理

（1）对于严重心力衰竭患者，可以根据有创血压适当调整起搏频率，2～3分钟递增起搏频率。根据患者的血压变化和主观感受，选择合适的起搏频率，如70～110次/分等。

（2）对于无严重心力衰竭或心力衰竭恢复期，表现为严重传导阻滞的患者，为满足生命所需，同时减少心脏做功，可以将心率调整为50～70次/分。

（3）对于频发室早和室速，严重影响血流动力学者，可以尝试适当增加起搏频率，观察是否能够明显抑制室早和室速发作。

三、快速型心律失常的治疗

暴发性心肌炎，由于存在广泛心肌受损和弥漫损害，具有猝死风险，应该按照猝死管理指南，积极管理电解质，必要时使用抗心律失常药物等，预防和治疗恶性快速型心律失常。心肌炎时室早可能频发，室早的Lown分级法在冠心病中的风险评估意义较明确（表14-1），在治疗暴发性心肌炎这种急性严重心肌损害中可以借鉴和参考。

此外，室性早搏的QRS形态，出现下列情况时提示具有更高的风险：① QRS时限宽，如＞0.14秒；② QRS电压低，如＜1.0mV；③ QRS波群曲线有切迹，不光滑；④ ST段起始部有等电位线，T波对称高尖，T波与QRS波群主波方向一致；⑤室早指数为0.6～0.85时风险较大（室早指数=室早的联律间期QR/QT）。

表14-1　Lown和Wolf室早分级法（1971）

等级	定义
0级	无室早
Ⅰ级	室早≤30次/小时
Ⅱ级	室早＞30次/小时
Ⅲ级	多形性室早
Ⅳ-A级	成对室早
Ⅳ-B级	3个或更多室早，形成短阵室速
Ⅴ级	早期发生的室早（R on T）

（一）电解质管理

（1）血钾：每日复查血钾，保持血钾水平≥4.0mmol/L，在发生尖端扭转型室速（Tdp）时，血钾浓度控制在4.5～5mmol/L。

（2）血镁：如果发生Tdp，可适当补充镁离子，25%硫酸镁稀释至20～40ml，缓慢静脉注射或静脉滴注[5,6]。

（二）监测 QTc 间期

如果患者 QTc 间期动态延长超过 20%，尤其有尖端扭转型室速的患者，应避免使用明显延长 QT 的药物，包括大环内酯类抗生素、喹诺酮类抗生素、胺碘酮、索他洛尔、氯丙嗪等[5, 6]。

（三）抗心律失常药物

1. 胺碘酮 为最常用药物，对于频发房速、室早和室速的患者，QTc 间期无明显延长者，可以胺碘酮泵入，一般使用 300mg 胺碘酮，以 5% 葡萄糖配制为 50ml，10ml/h 静脉输注 6 小时后改为 5ml/h 维持。对于室速患者可先用 150mg 于 50ml 葡萄糖溶液中缓慢静脉注射后再静脉泵入。

2. 尼非卡兰 适用于顽固性室速和室颤发作而无长 QTc 间期者。尼非卡兰无负性频率和负性肌力作用，同时可以快速起效，注射后 3 分钟达最大药理作用，30 分钟基本消失。具体用法：

（1）负荷量单次静脉注射：成人常规用量每次 0.3mg/kg，溶入 0.9% 氯化钠注射液或 5% 葡萄糖注射液 10 ～ 20ml 中，在连续心电监护下，5 分钟内注射完毕；可适当增加剂量，最大剂量不得超过 0.5mg/kg。

（2）静脉维持：成人常规用量 0.4mg/（kg·h），在持续心电监护下匀速静脉输注，配制最高浓度不得超过 2mg/ml，最大用量不得超过 0.8mg/（kg·h）。国外报道，约 3% 的患者可发生尖端扭转型室速；对于频发快速房颤或房速，鉴于尼非卡兰潜在的 Tdp 风险，使用时需要评估治疗获益是否大于药物治疗的风险[6, 7]。

（四）电复律

心律失常表现为突发突止，缺乏温醒和加速过程，诊断考虑为折返性房速或室速，如果发作室率极快，严重影响血流动力学，应积极电复律处理，同时积极使用药物减少再次发作，减少电复律对心肌的潜在损伤；对于有典型温醒现象和加速过程的自律性房速或室速，不宜使用电复律，应积极采用药物控制心室率。

（五）电风暴治疗

（1）积极镇静和镇痛处理，必要时考虑冬眠。镇静可选择心脏抑制作用较弱的咪达唑仑，一般 ICU 患者镇静采用 2 ～ 3mg 静脉注射，以 0.05mg/（kg·h）静脉维持。咪达唑仑经肝脏微粒体酶代谢，充血性心力衰竭患者及肝功受损者半衰期延长，应减量使用，警惕呼吸抑制可能，必要时给予口咽管通气或给予氟马西尼拮抗[8, 9]。

（2）在心力衰竭相对可控或血流动力学设备辅助下，可以考虑适当应用 β 受体阻滞剂，优先使用短效的艾司洛尔。艾司洛尔主要由红细胞胞质中的酯酶代谢，不受肝肾功能的影响，消除半衰期仅 9 分钟，其酸性代谢产物经肾脏排出。在肾衰竭患者长期大剂量使用时，应予减量，根据病情过渡至中长效 β 受体阻滞剂。艾司洛尔用法为 1mg/kg 在 30 秒内静脉注射，0.15mg/（kg·min）静脉维持，最大维持量为 0.3mg/（kg·min）。

（3）无先天性长 QT 综合征、反复发作的 Tdp 患者，尤其心动过缓触发者，急性期可临时应用异丙肾上腺素。

（4）对于严重威胁生命而难以控制的心律失常，如室速和室颤电风暴，在起搏保护下，经过评估也可以超大剂量使用胺碘酮控制心律失常，或者使用尼非卡兰。

（六）中医中药

对于上述处理效果欠佳、反复发作的心律失常，可考虑尝试稳心颗粒，或者参松养心胶囊口服或鼻饲[6, 10]。

参 考 文 献

[1] 马敏，惠杰.重症暴发性心肌炎的治疗进展.临床心血管病杂志，2010，26(2):83-86

[2] 李莹，孙丽杰，郭丽君.暴发性心肌炎的诊治现状及进展.中华医学杂志，2017，97(3):235-237

[3] 中华医学会心血管病学分会精准医学学组，中华心血管病杂志编辑委员会，成人暴发性心肌炎工作组.成人暴发性心肌炎诊断与治疗中国专家共识.中华心血管病杂志，2017，45(9):742-752

[4] Epstein AE，Dimarco JP，Ellenbogen KA，et al. ACC/AHA/HRS 2008 Guidelines for device-based therapy of cardiac rhythm abnormalities. Heart Rhythm，2008，5(6):e1-62

[5] Zipes D P，Camm A J，Borggrefe M，et al. ACC/AHA/ESC 2006 Guidelines for Management of Patients With Ventricular Arrhythmias and the Prevention of Sudden Cardiac Death—Executive Summary: a report of the American College of Cardiology/American Heart Association Task Force and the European Society of Cardiology Committee for Practice Guidelines (writing committee to develop Guidelines for Management of Patients with Ventricular Arrhythmias and the Prevention of Sudden Cardiac Death): developed in collaboration with the European Heart Rhythm Association and the Heart Rhythm Society. Circulation，2006，114(10): e385-e484

[6] 曹克将，陈柯萍，陈明龙，等.2020 室性心律失常中国专家共识(2016 共识升级版).中国心脏起搏与心电生理杂志，2020，34(3): 189-253

[7] 郭牧，田树光，宋昱.尼非卡兰的临床应用.临床心血管病杂志，2017，33(2):188-190

[8] 中华医学会重症医学分会.中国成人 ICU 镇痛和镇静治疗指南.中华危重病急救医学，2018，30(6):497-514

[9] 中国湖北绿色电生理联盟，武汉医学会心电生理与起搏学分会.心房颤动导管射频消融围手术期管理要点和认识.临床内科杂志，2020，37(10):743-746

[10] 黄从新，张澍，黄德嘉，等.心房颤动：目前的认识和治疗的建议 -2018.中国心脏起搏与心电生理杂志，2018，32(4): 315-368

第十五章　暴发性心肌炎继发弥散性血管内凝血的防治

暴发性心肌炎患者生命支持治疗期间，出血或栓塞等凝血系统相关并发症仍然是影响致病率及患者死亡的主要因素之一。适当的抗凝治疗至关重要，贯穿整个生命支持治疗的始末，也是生命支持治疗面临的一大难题。弥散性血管内凝血是生命支持治疗过程中凝血功能异常严重的并发症之一。

弥散性血管内凝血（disseminated or diffuse intravascular coagulation，DIC）是以不同原因所致的凝血因子和血小板被激活、凝血酶增加及广泛微血栓形成为病理特征的获得性临床综合征。

暴发性心肌炎患者如果救治不及时或者治疗不当极易发生 DIC。生命支持治疗期间，发生 DIC 的始动环节是在全身大量炎症因子释放形成炎症风暴的基础上，促凝物质大量入血，使机体凝血系统被激活，进而引起机体凝血与抗凝血平衡紊乱。在微血管内广泛地形成主要由纤维蛋白（fibrin，Fbn）和聚集血小板构成的微血栓的过程中，消耗了大量凝血因子和血小板，加上继发性纤维蛋白溶解功能增强，以及生命支持期间抗凝药物的使用等，综合因素导致患者出现明显的出血、休克、器官功能障碍及贫血 [1]。

一、暴发性心肌炎继发 DIC 的病因

在 DIC 的一些常见病因中，感染因素引起 DIC 约占 30%。暴发性心肌炎通常由病毒感染引起，其中感染的病原体以病毒最为常见，包括肠道病毒（尤其是柯萨奇 B 病毒）、腺病毒、巨细胞病毒、EB 病毒和流感病毒等。急性期主要以病毒侵袭、复制，对心肌造成损害为主；亚急性期以免疫反应为主要病理生理变化；少数患者进入慢性期，表现为慢性持续性及突发加重的炎症活动，心肌收缩力减弱、心肌纤维化、心脏扩大 [2]。

暴发性心肌炎患者较长时间休克或者较长时间使用间羟胺、去甲肾上腺素或垂体后叶素等血管收缩药是诱发 DIC 的最常见和最重要的危险因素。

此外，在暴发性心肌炎发生过程中，炎症风暴形成、缺氧、酸中毒、抗原 - 抗体复合物、自由脂肪酸与脂类物质，以及相继激活、触发的纤维蛋白溶解系统、激肽系统、补体系统等多种因素均可能激活凝血系统和促进 DIC 发生、发展。

二、暴发性心肌炎继发 DIC 的发病机制

（一）凝血系统的激活

1. 组织严重损伤　暴发性心肌炎患者除严重的心肌炎性损伤外，往往合并全身多器

官的炎性损伤，甚至组织坏死等，这都可促使组织因子（TF）短时间内大量释放入血，导致凝血系统激活，进而出现 DIC。TF 是由 263 个氨基酸残基构成的跨膜糖蛋白，主要存在于细胞的内质网中。血管外层的平滑肌细胞、成纤维细胞及周细胞、星形细胞、足状突细胞可恒定地表达 TF。当组织、血管受到损伤时，TF 从损伤的细胞中释放入血，TF 含有带负电荷的 γ- 羧基谷氨酸（γ-carboxyglutamate，GLA）能与 Ca^{2+} 结合。因子Ⅶ通过 Ca^{2+} 与 TF 结合形成复合物（Ⅶa-TF），Ⅶa-TF 使大量因子 X 激活（传统通路，classical pathway），从而形成因子 X a- Ⅴ a-Ca^{2+}-PL 复合物；也可通过因子Ⅸ激活（选择通路，alternative pathway）形成因子Ⅸa- Ⅷa-Ca^{2+}-PL 复合物。两者继而产生凝血酶原激活物，导致凝血酶生成。凝血酶又可以正反馈加速因子Ⅴ、因子Ⅷ、因子Ⅸ激活，从而也加速了凝血酶的生成，并加速凝血反应及血小板活化、聚集过程，在微血管内形成大量微血栓[3]。

2. 血管内皮细胞损伤　暴发性心肌炎患者出现休克、炎症风暴，体内可短时间内大量蓄积细菌、病毒、内毒素、抗原 - 抗体复合物，并继发持续性缺氧、酸中毒等，这些因素都可以损伤血管内皮细胞（VEC），尤其是微血管的 VEC。其中的作用机制包括：①损伤的 VEC 表达、释放大量 TF 并激活凝血系统，导致 DIC 的发生；②损伤暴露的内皮下胶原等组织可以直接激活因子Ⅻ或因子Ⅺ，启动内源性凝血系统；③触发血小板活化，产生黏附、聚集和释放反应，加剧微血栓形成。

另外，暴发性心肌炎患者心肌组织内甚至全身多器官组织内均存在大量的炎症细胞浸润，各种炎症细胞释放的 TNF-α、IL-1、IFN、内皮黏附分子、血小板活化因子（platelet-activating factor，PAF），补体成分 C3a、C5a 和氧自由基等体液因子又加剧了 VEC 损伤和刺激 TF 表达，进一步促进和加速凝血反应过程[4]。

3. 血细胞大量破坏，血小板被激活　暴发性心肌炎患者多需要强有力的生命支持设备，目前国内普及的主要生命支持设备有 IABP、ECMO、Impella 及 Tandem heart。临床证据显示，IABP 对血液系统的影响较小，但是 ECMO 转流期间血小板易黏附于硅胶膜和管道表面，导致血小板的持续破坏和消耗，因而 ECMO 对血液系统损害最大的是血小板。红细胞破坏和溶血也容易发生，特别是在离心泵高转速运转时，ECMO 人工装置及其控制过程无法避免导致不同程度的红细胞完整性破坏，血红蛋白逸出形成溶血。临床主要表现为血红蛋白浓度下降、血浆中游离血红蛋白浓度上升（1.0g/L）（100mg/dl）及血红蛋白尿，通常随辅助流量的增加、辅助时间的延长及血细胞比容（Hct）的增加而加重[5]。

4. 其他激活凝血系统的途径　①部分以消化道症状为主的暴发性心肌炎患者，炎症累及胰腺时胰蛋白酶大量入血，胰蛋白酶具有直接激活凝血酶原的作用，导致大量微血栓形成；②蜂毒、蛇毒等导致毒素相关的心肌炎时，这些外源性毒素是一种高效的促凝血物质，它们能直接激活因子 X、凝血酶原或直接使纤维蛋白原（fibrinogen，Fbg）转变为纤维蛋白单体（FM）；③肿瘤相关的心肌炎时，某些肿瘤细胞能分泌特有的促凝血蛋白（CP），可直接激活因子 X，激活凝血系统。

（二）纤溶功能失调

纤维蛋白溶解功能（简称纤溶功能）是人体重要的抗凝血功能，它在清除血管和腺体排泌管道内形成和沉积的 Fbn、防止血栓形成方面起着重要的作用。

暴发性心肌炎患者生命支持治疗期间，由于全身大量炎症因子释放，促凝物质大量入血，机体凝血系统被激活，进而引起机体凝血与抗凝血功能平衡紊乱。在此基础上，继发性纤维蛋白溶解功能失调，以及生命支持期间抗凝药物的使用等，综合因素导致患者出现明显的出血、休克、器官功能障碍及贫血[6]。

1. 纤溶功能降低 暴发性心肌炎患者血管内皮功能严重受损，特别是血管内皮依赖性舒张功能受损明显[7]，而 VEC 受损是 DIC 发生、发展的关键。损伤的 VEC 失去了正常的抗凝功能，有利于 Fbn 在局部沉积和微血栓形成。例如，VEC 表面负电性降低，生成组织因子途径抑制物（TFPI）和吸附 AT- Ⅲ 等抗凝血物质减少，使微血管局部抗凝功能降低；同样，受损的 VEC 膜上的血栓调节蛋白（TM）表达减少，使其促进蛋白 C（protein C，PC）活化的能力降低，也导致局部抗凝和纤溶功能降低。受影响的 VEC 产生纤溶酶原活化素抑制物 -1（PAI-1）增加和分泌组织型纤溶酶原活化素（t-PA）减少，使纤溶功能降低，这均有利于 Fbn 在局部沉积和微血栓形成。另外，微血管部位的纤溶活性可能无明显降低，但由于微血管内凝血亢进和大量 Fbn 形成，超过了纤溶酶及时清除的能力，这使得 Fbn 沉淀并形成微血栓。因此，微血管局部的抗凝活性降低和纤溶活性绝对或相对降低，是透明微血栓形成和保留的又一个重要条件[8]。

2. 继发性纤溶功能增强 继发性纤维蛋白溶解（继发性纤溶）是指在凝血系统活化之后相继引起的纤维蛋白溶解系统激活，并发挥溶解 Fbn 及 Fbg 作用的过程。继发性纤溶功能增强可以在凝血功能亢进的同时发生，也可以在出现于凝血功能亢进之后呈相继发生。因此，继发性纤溶功能亢进在促使微血管中微血栓溶解的同时，也加剧了机体止、凝血功能的障碍而引起出血。

三、影响 DIC 发生发展的因素

暴发性心肌炎患者除了心肌组织甚至全身多器官受炎症损伤外，还存在全身免疫调节功能的下降，这些综合因素均可使得暴发性心肌炎患者易发展为 DIC。

（一）单核巨噬细胞系统功能受损

单核巨噬细胞可以吞噬清除细菌内毒素、组织细胞碎片、免疫复合物、细胞因子和二磷酸腺苷（ADP）等促凝物质。暴发性心肌炎时，心肌细胞肿胀、变性；心肌纤维间质水肿，大量炎症细胞浸润（以单核细胞为主）。因此，当单核巨噬细胞系统功能严重障碍（如长期大量应用糖皮质激素、严重肝脏疾病）或由于过量吞噬（如细菌、内毒素、脂质、坏死组织）导致细胞功能受封闭时，单核巨噬细胞对血液中促凝物质清除减少，大量促凝物质堆积，极易诱发 DIC 发生。同时，单核巨噬细胞系统吞噬激活的凝血因子的能力降低并无法使内毒素灭活。内毒素具有激活凝血因子和损伤 VEC 作用，促使血小板聚集和收缩血管作用，故能引起 DIC 样的病理变化。

（二）严重肝功能障碍

暴发性心肌炎易导致急性肝功能损伤，多由严重感染、心排血量不足、肝淤血与灌注不足引起。休克时间长、长时间使用血管活性药物，尤其是间羟胺、去甲肾上腺素、垂体后叶素等强效血管收缩剂将进一步加重组织和肝脏缺血；此外，病毒能够直接损伤肝细胞（可见到肝酶明显升高）；炎症风暴时，炎症因子也可以直接抑制肝细胞合成功能，包括凝血因子合成而参与 DIC 发病[9]。

（1）肝脏合成抗凝物质减少：抗凝血物质 PC、AT-Ⅲ（抗凝血酶Ⅲ）和 Plg（纤溶酶原）是由肝脏合成的，所以慢性迁延性肝炎和肝硬化时，肝脏合成抗凝物质减少，血液处于高凝状态，易诱发 DIC。

（2）肝脏灭活活化凝血因子减少：在凝血系统激活过程中，活化的凝血因子Ⅸa、因子Ⅺa、因子Ⅹa、TAT、PAP 均在肝脏内被清除和灭活。在急性重症肝炎、肝硬化时灭活活化凝血因子减少，血液处于高凝状态，易诱发 DIC。

（3）急性肝坏死时可大量释放 TF。

（4）肝功能障碍的某些病因（病毒、某些药物）可激活凝血因子。

以上这些因素在 DIC 的发生、发展中均有一定作用。

（三）血液的高凝状态

血液的高凝状态是指在某些生理或病理条件下，血液凝固性增高，有利于血栓形成的一种状态。暴发性心肌炎患者多由全身性的严重感染、酸中毒等导致血液的继发性高凝状态。

1. 原发性高凝状态 见于遗传性 AT-Ⅲ、PC、PS（蛋白 S）缺乏症和因子Ⅴ结构异常引起的 PC 抵抗症。

2. 继发性高凝状态 其发生机制为：①炎症导致 VEC 的损伤，启动凝血系统，诱发 DIC 的发生；②血液 pH 降低使凝血因子的酶活性升高，肝素的抗凝活性减弱；③炎症风暴和休克促使血小板聚集性增强，聚集后血小板可释放一系列促凝因子，使血液处于高凝状态。

（四）微循环障碍

暴发性心肌炎常合并心源性休克，休克得不到及时纠正进而导致严重的微循环障碍，微循环内血流缓慢，出现血液涡流或淤滞，血细胞聚集，促使 DIC 形成。

暴发性心肌炎 DIC 的发生发展还与促凝物质进入血液的数量、速度和途径有关。慢性心肌炎或轻型病毒性心肌炎患者促凝物质进入血液少而慢时，如机体代偿功能（吞噬功能）健全，可不发生或仅表现为症状不明显的慢性型 DIC；暴发性心肌炎患者促凝物质在短时间内入血过多过快，超过机体代偿能力时，则可引起急性 DIC。另外，促凝物质入血的途径与微血栓形成的部位有重要的关系，静脉系统入血，DIC 分布以肺为主；动脉入血以肾为主[3]。

四、暴发性心肌炎继发 DIC 的主要临床表现

暴发性心肌炎继发 DIC 的主要临床症状可归纳为出血、多器官功能障碍、微循环障碍（休克）和贫血。急性 DIC 时以前三种症状较为多见。

需要注意的是，暴发性心肌炎患者容易合并出现多器官功能衰竭。例如：①合并病毒性肺炎，肺内广泛微血栓形成，可引起肺泡 - 毛细血管膜损伤，出现急性呼吸窘迫综合征（ARDS）一类急性呼吸衰竭的临床症状；②如肾内广泛微血栓形成，可引起两侧肾皮质坏死和急性肾功能衰竭，临床表现为少尿、血尿和蛋白尿等；③消化系统出现 DIC，可引起恶心、呕吐、腹泻、消化道出血；④肝内微血栓形成，可引起门静脉高压和肝功能障碍，出现消化道淤血、水肿、黄疸和其他相关症状；⑤累及心脏，可导致心肌收缩力减弱，心排血量降低，心指数减低，肌酸磷酸激酶和乳酸脱氢酶明显增高，神经系统病变则出现神志不清、嗜睡、昏迷、惊厥等非特异性症状[9]。

五、暴发性心肌炎继发 DIC 的治疗

暴发性心肌炎患者一旦出现 DIC，提示病情严重、病势凶险且发展迅速，必须积极抢救，否则病情即可发展为不可逆性。暴发性心肌炎心源性休克与 DIC 两者互为因果，治疗中必须同时兼顾，严密观察临床表现及实验室化验结果的变化。

治疗原则：目前的观点认为，暴发性心肌炎的治疗是终止 DIC 病理过程的最为关键和根本的治疗措施。

主要治疗措施：①去除产生 DIC 的基础疾病的诱因；②阻断血管内凝血过程；③恢复正常血小板和血浆凝血因子水平；④抗纤溶治疗；⑤对症和支持治疗。

1. 治疗原发病、减少（消除）诱因和预防 DIC　暴发性心肌炎患者使用糖皮质激素，易致全身感染，故主张从开始就给予抗感染预防策略。如果已经发生感染，更应积极治疗，抗生素应用宜早期、广谱、足量，经验性用药则应采取"降阶梯"原则，尽早减轻感染对微血管系统损害，这与暴发性心肌炎的治疗理念完全一致（详见暴发性心肌炎治疗相关章节）。相反，如原发感染不予去除或难以控制，则 DIC 虽经积极治疗，但仍难控制其病情发展或易于复发。感染、休克、酸中毒及缺氧状态等是导致或促发 DIC 的重要因素，积极消除这些诱发因素，可以预防或阻止 DIC 发生、发展，为人体正常凝血与抗凝血平衡的恢复创造条件。

应用机械循环支持积极治疗休克，除非在基层医院维持血压以作转院，否则要避免使用间羟胺、去甲肾上腺素和垂体后叶素等强的收缩血管、升血压药物，以免减少器官血液供应而诱导难以逆转的 DIC[10]。

由于患病期间营养摄入和吸收等原因，患者可能伴有维生素缺乏，所以在危重阶段可常规补充水溶性和脂溶性维生素，以利于肝脏凝血因子合成不受其影响。

2. 干预 DIC 病理生理过程的治疗措施　暴发性心肌炎患者的病情处于不断发展变化中，即使是对同一病例，治疗方法亦必须根据病情变化，有针对性地采取不同的治疗措施。需要指出的是，临床所见暴发性心肌炎合并 DIC 患者的临床分期多存在一定重叠，故在治疗上需紧密结合患者临床过程及实验室改变进行判断，采取综合措施[11]。

（1）早期（弥散性微血栓形成期）：以微血栓形成为主，此期治疗目的在于抑制广泛性微血栓形成，防止血小板及各种凝血因子进一步消耗，因此治疗以抗凝为主。

（2）中期（消耗性低凝血期）：此期微血栓形成仍在进行，抗凝治疗仍然必不可少，

但因凝血因子进行性消耗，临床中易引发出血情况，故在充分抗凝基础上，应进行补充血小板和凝血因子的替代治疗。目前推荐的替代治疗制剂包括输注血浆（包括新鲜血浆、新鲜冷冻血浆、冷沉淀、凝血酶原复合物）和血小板等。

1）新鲜血浆：新鲜血浆所含凝血因子与新鲜全血相似，并可减少输入液体总量、避免红细胞破坏产生膜磷脂等促凝因子进入患者体内，是较理想的凝血因子的补充制剂。同时，血浆输入还有助于纠正休克和微循环。

2）纤维蛋白原：适用于急性 DIC 有明显低纤维蛋白原血症或出血极为严重者。首剂 $2 \sim 4g$，静脉滴注，以后根据血浆纤维蛋白原含量而补充，以使血浆纤维蛋白原含量达到 $1.0g/L$ 以上为度。由于纤维蛋白原半衰期达 $96 \sim 144$ 小时，在纤维蛋白原血浆浓度恢复到 $1.0g/L$ 以上或无明显纤溶亢进的患者，24 小时后一般不需要重复使用。

3）血小板悬液：未出血的患者血小板计数低于（$10 \sim 20$）$\times 10^9/L$，或者存在活动性出血且血小板计数低于 $50 \times 10^9/L$ 的患者，需紧急输入血小板悬液。血小板输注要求足量，首次用量至少在 1 成人单位。

（3）晚期（继发性纤溶亢进期）：此期微血栓形成已基本停止，继发性纤溶亢进为主要矛盾。若临床确认纤溶亢进是出血首要原因，则可适量应用抗纤溶药物。同时，由于凝血因子和血小板消耗，也应积极补充。纤溶抑制物主要适应证：①暴发性心肌炎已有效控制，并且已行有效抗凝治疗和补充血小板、凝血因子，出血仍难控制；②纤溶亢进为主型 DIC；③ DIC 后期，纤溶亢进已成为 DIC 主要病理过程和再发性出血或出血加重的主要原因；④ DIC 时，纤溶实验指标证实有明显继发性纤溶亢进。

暴发性心肌炎患者极易继发 DIC，这也是导致患者死亡的重要因素。根据我们的临床经验，低血压或休克时间长，较长时间使用去甲肾上腺素、间羟胺或垂体后叶素等维持血压是诱发 DIC 的最重要的危险因素。因此及早使用机械循环支持和免疫调节等治疗，同时有效预防和治疗感染，早期补充水溶性和脂溶性维生素，可能有助于预防 DIC。此外，在治疗期间要注意复查凝血状态，及时发现异常并予纠正和治疗。

关键知识点

1. 暴发性心肌炎患者由于感染和炎症风暴，长时间低血压或休克，极易诱发 DIC。

2. 长时间使用去甲肾上腺素、间羟胺或垂体后叶素等药物维持血压易导致组织缺血，是诱发 DIC 的最重要的危险因素。

3. 生命支持治疗期间，需应用抗凝剂。监测凝血功能是预防 DIC 的重要举措。

4. 尽早使用机械循环支持和免疫调节等治疗、有效预防和治疗感染、监测相关的出凝血指标、早期补充水溶性和脂溶性维生素，可能有助于预防 DIC。

参 考 文 献

[1] Caforio AL, Pankuweit S, Arbustini E, et al. Current state of knowledge on aetiology, diagnosis, management, and therapy of myocarditis: a position statement of the European Society of Cardiology Working Group on Myocardial and Pericardial Diseases. Eur Heart J, 2013, 34(33): 2636-2648, 2648a-2648d

[2] Li S, Xu SY, Li CZ, et al. A life support-based comprehensive treatment regimen dramatically lowers the in-hospital mortality of patients with fulminant myocarditis: a multiple center study. Sci China Life Sci, 2019, 62(3): 369-380

[3] Wang DW, Li S, Jiang JG, et al. Chinese society of cardiology expert consensus statement on the diagnosis and treatment of adult fulminant myocarditis. Sci China Life Sci, 2019, 62(2): 187-202

[4] Li CZ, Jiang JJ, Wang F, et al. Longitudinal correlation of biomarkers of cardiac injury, inflammation, and coagulation to outcome in hospitalized COVID-19 patients. J Mol Cell Cardiol, 2020, 147: 74-87

[5] Xiong HL, Xia BQ, Zhu JY, et al. Clinical outcomes in pediatric patients hospitalized with fulminant myocarditis requiring extracorporeal membrane oxygenation: a meta-analysis. Pediatr Cardiol, 2017, 38(2): 209-214

[6] Guodong G, Lin L, Qiang H, et al. Outcome of extracorporeal membrane oxygenation support for adult patients in Fuwai Hospital during the last 10 years: Treatment strategy and risk factors. Zhonghua Wei Zhong Bing Ji Jiu Yi Xue. 2015, 27(12): 959-964

[7] Van Linthout S, Elsanhoury A, Klein O, et al. Telbivudine in chronic lymphocytic myocarditis and human parvovirus B19 transcriptional activity. ESC Heart Failure, 2018, 5(5): 818-829

[8] Lobo MLS, Taguchi Â, Gaspar HA, et al. Fulminant myocarditis associated with the H1N1 influenza virus: Case report and literature review. Rev Bras Ter Intensiva, 2014, 26(3): 321-326

[9] Huang W, Li CZ, Wang ZQ, et al. Decreased serum albumin level indicates poor prognosis of COVID-19 patients: hepatic injury analysis from 2, 623 hospitalized cases. Sci China Life Sci, 2020, 63(11): 1678-1687

[10] Montero S, Aissaoui N, Tadié JM, et al. Fulminant giant-cell myocarditis on mechanical circulatory support: Management and outcomes of a French multicentre cohort. Intl J Cardiol, 2018, 253: 105-112

[11] Jain U. Effect of COVID-19 on the organs. Cureus, 2020, 12(8): e9540

第十六章　心肌炎康复期治疗

一、概述

心肌炎患者临床上可分为急性期、亚急性期和慢性期。急性期一般持续 3 ～ 5 天，主要是病毒侵袭、复制对心肌造成损害；亚急性期以免疫反应为主要病理生理改变；少数患者进入慢性期，表现为慢性持续性及突发加重的炎症活动，心肌收缩力减弱、心肌纤维化、心脏扩大[1]。急性心肌炎中有约 50% 的患者会在 2 ～ 4 周逐渐恢复，约 25% 的患者仍然存在持续的心功能损伤，12% ～ 25% 的患者会突然恶化，导致死亡或终末期的扩张型心肌病，需要心脏移植[2]。心肌炎能够慢性进展至扩张型心肌病已经成为国际上的共识[1-8]。有研究发现，在经心肌活检确诊的心肌炎患者中，30% 的患者逐渐进展成扩张型心肌病，出现心力衰竭的表现[2]。

目前没有灵敏或特异的检查方法来判断心肌炎症反应过程是否结束，与扩张型心肌病相关的急性心肌炎，一般炎症反应消失的时间会超过 6 ～ 12 个月[8]。国际指南一致认为所有心肌炎患者急性期出院后，发病 6 个月内，要避免竞争性或业余空闲的体育运动，不论患者年龄、性别以及症状轻重、是否在服用药物等因素。经医生临床再评估后，可逐步恢复运动[2, 8, 9]。

美国心脏协会（AHA）针对心肌炎患者 6 个月后参加运动，详细列出了三点要求：①心室收缩功能已经恢复到正常范围；②抽血检验提示心肌损伤标志物、炎症指标和心力衰竭指标都恢复正常；③动态心电图和负荷心电图中未见临床相关的心律失常，如频发或复杂形式的室性或室上性心电异位活动。关于"心脏磁共振提示的心肌炎相关的 LGE 消失作为可以参加剧烈运动的标准之一"的观点还有待进一步讨论。但心肌瘢痕的存在仍然有发生心律失常的风险[8, 10, 11]。

心肌炎患者在发病 6 个月内，除了休息外，服用药物也是必要的。心肌炎患者左心室壁增厚往往是活动性炎症的表现，需要数周方能逐渐恢复[12]。心脏磁共振可以了解患者心肌水肿及炎症的情况[13-17]。另外，采用超声心动图进行系统斑点追踪分析也能方便地发现和了解心脏炎症和功能恢复状态[18]。对于出院后仍然存在心肌水肿及炎症活动的患者，口服适量糖皮质激素可以改善患者心功能[19-22]。对于出院后心肌损伤标志物偏高但心功能正常的患者，建议 1 ～ 2 周后复诊，侧重观察患者肌钙蛋白及心功能的变化情况[12]，有必要时做心内膜心肌活检进行组织学评估。如果患者左心室射血分数偏低或者超声斑点追踪检查见到异常，就需要使用 β 受体阻滞剂、血管紧张素转化酶抑制剂（ACEI）或血管紧张素受体阻滞剂（ARB）治疗，这不仅可以帮助改善心脏功能，也可能帮助减轻炎症。大部分心功能受损的心肌炎患者对于规范的心力衰竭治疗效果较好[2, 8, 12]。

心肌炎患者在发病 6 个月后仍然出现心功能的受损，需要按照慢性心力衰竭的指南用药,应尽早使用ACEI/ARB和β受体阻滞剂(除非有禁忌证或不能耐受),有淤血症状和(或)体征的心力衰竭患者应先使用利尿剂以减轻液体潴留;若仍有症状,推荐加用醛固醇受体拮抗剂或用血管紧张素受体脑啡肽酶抑制剂(ARNI)代替ACEI/ARB;若β受体阻滞剂已达到目标计量或最大耐受剂量,心率仍大于70次/分,LVEF小于35%,可考虑加用伊伐布雷定;若符合心脏再同步治疗(CRT)/植入式心脏复律除颤器(ICD)的适应证,应予推荐[23]。效果不佳且未行心内膜活检术者,需要完善心内膜活检,明确心肌炎病理类型[24]。心肌炎患者康复治疗流程如图16-1所示。

若患者出院后经过正规抗心衰治疗,心功能仍较差,则需行心内膜活检进一步指导治疗。

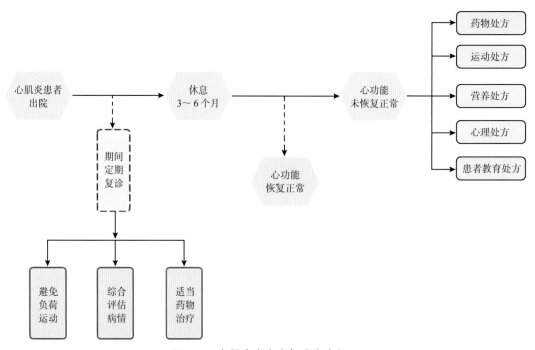

图16-1　心肌炎患者康复治疗流程

所有心肌炎患者发病后3～6个月均需休息,避免负荷性运动。患者自出院后第1个月、第3个月、第6个月门诊随访,综合评估患者病情,包括详细询问症状、用药情况、生活习惯、精神心理状态、营养状态、生活质量等,进行体格检查,完善血常规、肝肾功能、电解质、炎症指标、心肌酶、心力衰竭标志物、心电图、心脏彩超等检查。出院后第3个月建议行心脏磁共振检查,了解心脏结构、心肌水肿及纤维化情况。若心肌仍有水肿,建议口服激素。肌钙蛋白水平偏高的患者,建议1～2周后复诊,侧重观察患者肌钙蛋白及心功能的变化情况。如果患者左心室射血分数低于40%,需要按照国际指南中B阶段心力衰竭的治疗,使用ACEI、β受体阻滞剂或ARB。患者症状好转且超声斑点追踪显示心功能恢复正常者,则可停药观察。若患者症状或检验结果持续不恢复,可考虑行心内膜活检进一步明确心脏病理改变。心功能下降的患者,建议参照慢性心力衰竭进行心脏康复治疗,包括药物处方、运动处方、营养处方、心理处方和患者教育处方。

二、心脏康复治疗

对于心肌炎患者，出院后要特别注意限制运动，根据心功能未恢复正常或心脏结构增大情况，在半年至一年之后建议患者按照心力衰竭指南行心脏康复治疗[23, 25, 26]。多项研究表明，各种原因导致的慢性心力衰竭可从心脏康复中获益[27-29]。

心脏康复/二级预防是一门融合生物医学、运动医学、营养医学、心身医学和行为医学的专业防治体系，是指以医学整体评估为基础，将心血管病预防管理措施系统化、结构化、数字化和个体化，通过五大核心处方[药物处方、运动处方、营养处方、心理处方（含睡眠管理）和戒烟限酒处方]的综合模型干预危险因素，为心血管疾病患者在急性期、恢复期、维持期以及整个生命过程中提供的生理、心理和社会的全面、全程管理服务和关爱[30, 31]。

心脏康复/二级预防的具体内容包括：

（1）系统评估。初始评估、阶段评估和结局评估是实施心脏康复的前提和基础。

（2）循证用药。控制心血管危险因素。

（3）改变不健康生活方式。主要包括戒烟、合理饮食和科学运动。

（4）情绪和睡眠管理。关注精神心理状态和睡眠质量对生活质量和心血管预后的不良影响。

（5）健康教育行为改变。指导患者学会自我管理是心脏康复的终极目标。

（6）提高生活质量、回归社会、职业回归[30]。

心脏康复五大处方分别是药物处方、运动处方、营养处方、心理处方（含睡眠管理）、患者教育（危险因素管理和戒烟）处方，患者的综合评估与"五大处方"的联合作用，可为心血管疾病患者在急性期、恢复期、维持期，直至整个生命过程提供心理、生物和社会等多方面、长期综合管理[30]。

心脏康复临床路径可分为6个步骤：

（1）心肌炎患者出院6个月后仍存在心功能受损，建议患者接受心脏康复治疗。

（2）医师对患者进行首次评估。

（3）医师根据评估结果制定个体化心脏康复处方。

（4）由医师指导患者在医院或家庭完成36次心脏康复处方。

（5）医师完成对患者心脏康复结局评估，并提供心脏康复效果分析报告。

（6）医师根据评估结果向患者提供院外长期治疗方案[30]。

（一）心脏评估

心脏评估贯穿心脏康复治疗始终。对于心脏康复患者进行全面评估非常重要，这一过程应该从首次接触患者开始，贯穿心脏康复的全过程，是心脏康复的首要且重要的内容[32]。

1. 心脏综合评估　包括生物学病史、生活习惯、危险因素、心血管功能和运动风险、精神和心理状态、营养状态、生活质量，以及全身状态和疾病认知（表16-1）。通过评估，了解患者的整体状态、危险分层以及影响其治疗效果和预后的各种因素，从而为患者制订急性期和慢性期最优化治疗策略，实现全面、全程的医学管理[32]。

表 16-1　心脏康复中患者综合评估的内容

项目	内容
病史	与本次心血管病相关的诊断、并发症、合并症及既往病史
体格检查	心肺功能评估 肌肉骨骼系统功能评估，特别是四肢和腰部
静息心电图	了解有无静息心电图 ST-T 改变、严重心律失常等
用药情况	包括药物种类、名称、剂量和次数
心血管病危险因素	不可校正的危险因素 　年龄、性别、心血管病家族史 可校正的危险因素 ·吸烟情况，包括一手烟和二手烟 ·高血压病史及控制情况 ·血脂异常病史及控制情况：6～8 周血脂谱，包括总胆固醇、低密度脂蛋白胆固醇、高密度脂蛋白胆固醇、甘油三酯 ·饮食结构，特别是膳食脂肪、饱和脂肪、胆固醇和热卡摄入量 ·身体构成：体重、身高、体重指数（BMI）、腰围、腰臀比、体脂含量（%） ·空腹血糖、糖化血红蛋白及糖尿病病史和血糖控制情况 ·体力活动状态：休闲运动情况、最喜欢的运动形式、每日静坐时间 ·心理社会功能评估：抑郁、焦虑情况、精神疾病家族史 ·其他问卷资料，如睡眠障碍和睡眠呼吸暂停（匹兹堡睡眠质量量表，PISQ）
运动能力	运动试验 心肺运动试验 6 分钟步行试验
心肌坏死标志物	血肌钙蛋白浓度
超声心动图	心腔大小、左心室射血分数

注：引自中国心脏康复与二级预防指南（2018 版）。

同意参加心脏康复的心肌炎患者，评估时间包括 5 个时间点，分别为初始评估，每次运动治疗前评估，针对新发或异常体征/症状的紧急评估，心脏康复治疗周期中每 30 天再评估和 90 天结局评估。

评估内容包括病史、症状、体征、用药情况、心血管危险因素及常规辅助检查，包括静息心电图、超声心动图（判断有无心腔扩大、左心室射血分数）和血液检查（如血脂、血糖、心肌损伤标志物）等。

2. 运动风险评估　运动处方的禁忌证为不稳定性心绞痛、安静时收缩压＞200mmHg 或舒张压＞110mmHg 的患者、直立后血压下降＞20mmHg 并伴有症状者、重度主动脉瓣狭窄、急性全身疾病或发热、未控制的严重房性或室性心律失常、未控制的明显窦性心动过速（＞120 次/分）、未控制的心力衰竭、三度房室传导阻滞且未置入起搏器、活动性心包炎或心肌炎、血栓性静脉炎、近期血栓栓塞、安静时 ST 段压低或抬高（＞2mm）、严重的可限制运动能力的运动系统异常及其他代谢异常，如急性甲状腺炎、低血钾、高血钾或血容量不足[33]。

患者接受运动处方前需进行运动风险评估。评估内容包括心血管病史及其他器官疾病病史；体格检查，重点检查心肺和肌肉骨骼系统；了解最近的心血管检查结果，包括血生化检查、12 导联心电图、冠状动脉造影、超声心动图、运动负荷试验、起搏器或置入式心脏复律除颤器功能；目前服用的药物，包括剂量、服用方法和不良反应；心血管疾病危险因素控制是否达标；日常饮食习惯和运动习惯[34]。

　　运动负荷试验和危险分层是运动风险评估中的重点内容，需临床医师掌握相关专业知识。所有患者在接受心脏康复治疗前需要进行危险分层（表 16-2）。低危患者可参加心电监护下运动 6 ～ 18 次，中危患者参加心电监护下运动 12 ～ 24 次，高危患者参加心电监护下运动 18 ～ 36 次。运动负荷试验类型包括仪器法运动负荷试验和徒手 6 分钟步行试验[34]。运动负荷试验的禁忌证同运动处方。

表 16-2　运动过程中发生心血管事件的危险分层

项目		危险分层		
		低危	中危	高危
运动试验指标	心绞痛	无	可有	有
	无症状但心电图有心肌缺血改变	无	可有，但心电图 ST 段下降＜ 2mm	有，心电图 ST 段下降 ≥ 2mm
	其他明显不适症状，如气促、头晕等	无	可有	有
	复杂室性心律失常	无	无	有
	血流动力学反应（随着运动负荷量的增加，心率增快、收缩压增高）	正常	正常	异常，包括随着运动负荷量的增加心率变时功能不良或收缩压下降
	功能储备	≥ 7Mets	5.0 ～ 7.0Mets	≤ 5Mets
非运动试验指标	左心室射血分数	≥ 50%	40% ～ 50%	＜ 40%
	猝死史或猝死	无	无	有
	静息时复杂室性心律失常	无	无	有
	心肌梗死或再血管化并发症	无	无	有
	心肌梗死或再血管化后心肌缺血	无	无	有
	充血性心力衰竭	无	无	有
	临床抑郁	无	无	有

注：低危条目中所有项目均满足为低危；高危条目中有一项满足即为高危；Mets 为代谢当量。
引自中国心脏康复与二级预防指南（2018 版）。

　　值得临床医生注意的是，在制定患者心脏康复方案时，要遵守个性化的原则。由于患者的认知、行为、心理和动机、生理、所处环境的差异，康复目标和治疗方案需要根据患者实际情况，和患者本人及合适的家庭成员一起商量着来制定。在心脏康复治疗过程中的每一次评估，要根据患者的情况进行调整，逐步形成一个稳定的康复计划[33]。

　　（二）心脏康复的五大处方

　　心脏康复内容包括五大处方：药物处方、运动处方、营养处方、心理处方（含睡眠管理）、患者教育（危险因素管理和戒烟）处方。

1. 药物处方 循证用药，控制心血管危险因素。心脏康复医师需掌握并及时更新心血管疾病药物治疗相关指南核心内容，熟练掌握心血管危险因素控制目标、心血管保护药物的选择和治疗靶目标。主要心血管疾病危险因素的控制目标及相关药物如表 16-3[30] 所示。除了控制危险因素外，可以使用血管紧张素转化酶抑制剂（ACEI）和 β 受体阻滞剂以预防和延缓心力衰竭发生进展；对不能耐受 ACEI 的患者，可使用血管紧张素 Ⅱ 受体阻滞剂（ARB）。临床医生根据患者情况调整用药及用量[23]。

表 16-3 主要心血管疾病危险因素的控制目标及相关药物

危险因素	控制目标及相关药物
血脂异常	· LDL-C ＜ 2.6mmol/L（100mg/dl）（高危患者）；＜ 1.8mmol/L（70mg/dl）（极高危患者，包括 ACS 或冠心病合并糖尿病） · TG ＜ 1.7mmol/L（15mg/dl） · 非 HDL-C ＜ 3.3mmol/L（130mg/dl）（高危患者）；＜ 2.6mmol/L（100mg/dl）（极高危患者） · 他汀类药物是降低胆固醇的首选药物，应用中等强度他汀类 LDL-C 未达标时，可加用依折麦布 5 ～ 10mg/d 口服
高血压	· 理想血压：120/80mmHg · 血压控制目标：＜ 140/90mmHg，如耐受，可进一步将血压控制到 120 ～ 130/70 ～ 80mmHg，身体健康的老年人可将血压控制到 130 ～ 140/70 ～ 80mmHg，体弱老年人放宽到 150/90mmHg · 所有患者接受健康生活方式指导，注意发现并纠正睡眠呼吸暂停；冠心病或心力衰竭合并高血压患者首选 β- 受体阻滞剂、ACEI 或 ARB，必要时加用其他种类降压药物
糖尿病	控制目标：糖化血红蛋白≤ 7.0%
心率控制	· 冠心病患者静息心率应控制在 55 ～ 60 次 / 分 · 控制心率的药物首选 β 受体阻滞剂美托洛尔、比索洛尔、卡维地洛 · 伊伐布雷定适用于应用 β 受体阻滞剂后窦性心律＞ 70 次 / 分的慢性稳定性心绞痛患者
体重和腰围	体重指数维持在 18.5 ～ 23.9kg/m^2；腰围控制在男≤ 90cm、女≤ 85cm

注：LDL-C 为低密度脂蛋白胆固醇；ACS 为冠状动脉综合征；TG 为甘油三酯；HDL-C 为高密度脂蛋白胆固醇；ACEI 为血管紧张素转化酶抑制剂；ARB 为血管紧张素受体拮抗剂；1mmHg=0.133kPa。

引自中国心脏康复与二级预防指南（2018 版）。

2. 运动处方 对于满足运动处方适应证及排除禁忌证的患者，根据运动风险评估制定个体化的运动处方。运动处方的要素包括运动种类、运动强度、运动时间和频率，其中运动强度是制定运动处方的重要内容，直接关系运动的安全性和效果。

有氧运动是慢性心力衰竭患者运动康复的主要形式[26, 35]。有氧运动种类包括走路、踏车、游泳、骑自行车、爬楼梯、太极拳等。有氧运动处方的渐进性调整原则为"通过调整运动持续时间、频率和（或）强度逐渐增加运动量，直到达到预期目标为止；阻抗训练通过对每组更大的阻力和（或）更多的重复，并且和（或）增加频率来调整"[30]。

美国心肺康复学会提出关于运动量渐进性方案的具体建议如下：为每位患者制定个性化渐进性运动方案；每周对运动方案进行 1 次调整；一般来说，每次只对 1 项运动内容（如时间、频率、强度）进行调整；每次增加有氧运动的持续时间 1 ～ 5 分钟，直至达到目标值；每次增加 5% ～ 10% 的运动强度和持续时间，一般耐受性良好；建议首先增加有氧运动的持续时间至预期目标，然后增加强度和（或）频率[33]。

3. 营养处方　在为患者提供营养建议时，要先了解和评估患者每天摄入的能量、饮食中饱和脂肪酸、胆固醇、钠等营养元素[33]。患者应接受饮食习惯评估，评估患者对心血管保护性饮食的依从性，评估患者对营养知识的了解程度，纠正错误的营养认知。对于患者的营养处方建议，应根据患者的文化、喜好以及心血管保护性饮食的原则制定[30]。定期监测体重、体重指数(BMI)和腰围。建议超重和肥胖者在6～12个月内减轻体重5%～10%，使 BMI 维持在 18.5 ～ 23.9kg/m^2；腰围控制在男≤ 90cm、女≤ 85cm[36]。

4. 心理处方（含睡眠管理）　通过问诊了解患者的一般情绪反应，进一步使用心理筛查自评量表评估患者的焦虑抑郁情绪。对于存在焦虑抑郁情绪的患者，可先给予对症治疗，包括正确的疾病认知教育、运动治疗和抗抑郁药物对症治疗。通过问诊了解患者对自身睡眠质量的评价；采用匹兹堡睡眠质量评定量表客观评价患者的睡眠质量。了解患者睡眠行为，纠正患者不正确的失眠认知和不正确的睡眠习惯[30]。患者在心脏康复治疗过程中，心理可能会出现波动，需要耐心与患者交流，帮助患者理性地去分析看待，鼓励患者独立去完成康复的方案。可以让康复获益的病友进行交流，身边家人营造一种支持的环境。

5. 患者教育（危险因素管理和戒烟）处方　患者对疾病及康复治疗的良好认知，对康复治疗顺利进行及较好的获益有着非常重要的作用。结合患者的认知能力、行为特征、心理特点、环境等因素，对患者进行个性化的教育。指导患者学会自我管理，所有心脏康复专业人员应接受医患沟通技巧培训。采用以证据为基础的健康行为改变模型及干预技术，指导患者改变不健康行为。临床医生应常规询问患者吸烟史和被动吸烟情况。面对吸烟患者，需用明确清晰的态度建议患者戒烟。药物结合行为干预疗法会提高戒烟成功率。建议所有患者避免暴露在工作、家庭和公共场所的环境烟草烟雾中。

心脏康复运动不是简单的运动锻炼，心脏康复有其适应证、禁忌证、不良反应和"毒副"作用。心脏康复运动需要规范实施，对心血管病患者的运动应有严格的限制和指导。因此，开展心脏康复需要组建专业的心血管疾病康复团队，包括心内科医生、康复医师、康复治疗师、护士、营养师、心理学专家或咨询师、临床药师等。为保证心脏康复的安全性，心脏康复一定要在心内科医生主导下共同对患者进行运动风险评估，制定合理的二级预防和运动处方并加强监管和指导。

参 考 文 献

[1] 中华医学会心血管病学分会精准医学学组，中华心血管病杂志编辑委员会，成人暴发性心肌炎工作组 . 成人暴发性心肌炎诊断与治疗中国专家共识 . 中华心血管病杂志，2017, 45(9): 742-752

[2] Caforio ALP, Pankuweit S, Arbustini E, et al. Current state of knowledge on aetiology, diagnosis, management, and therapy of myocarditis: a position statement of the European Society of Cardiology Working Group on Myocardial and Pericardial Diseases. Eur Heart J, 2013, 34(33): 2636-2648, 2648a-2648d

[3] Leone O, Veinot JP, Angelini A, et al. 2011 consensus statement on endomyocardial biopsy from the Association for European Cardiovascular Pathology and the Society for Cardiovascular Pathology. Cardiovasc Pathol, 2012, 21(4): 245-274

[4] Mason JW, O'Connell JB, Herskowitz A, et al. A clinical trial of immunosuppressive therapy for myocarditis. T N Engl J Med, 1995, 333(5): 269-275

[5] Towbin JA, Lowe AM, Colan SD, et al. Incidence, causes, and outcomes of dilated cardiomyopathy in children. Jama, 2006, 296(15): 1867-1876

[6] Richardson P, McKenna W, Bristow M, et al. Report of the 1995 World Health Organization/International Society and Federation of Cardiology Task Force on the Definition and Classification of Cardiomyopathies. Circulation, 1996, 93(5): 841-842

[7] Felker GM, Hu W, Hare JM, et al. The spectrum of dilated cardiomyopathy: The Johns Hopkins experience with 1, 278 patients. Medicine (Baltimore), 1999, 78(4): 270-283

[8] Maron BJ, Udelson JE, Bonow RO, et al. Eligibility and disqualification recommendations for competitive athletes with cardiovascular abnormalities: task force 3: hypertrophic cardiomyopathy, arrhythmogenic right ventricular cardiomyopathy and other cardiomyopathies, and myocarditis: a scientific statement from the American Heart Association and American College of Cardiology. Circulation, 2015, 132(22): e273-e280

[9] Pelliccia A, Solberg EE, Papadakis M, et al. Recommendations for participation in competitive and leisure time sport in athletes with cardiomyopathies, myocarditis, and pericarditis: position statement of the Sport Cardiology Section of the European Association of Preventive Cardiology (EAPC). Eur Heart J, 2019, 40(1): 19-33

[10] Sanguineti F, Garot P, Mana M, et al. Cardiovascular magnetic resonance predictors of clinical outcome in patients with suspected acute myocarditis. J Cardiovasc Magn Reson, 2015, 17(1): 78

[11] Schumm J, Greulich S, Wagner A, et al. Cardiovascular magnetic resonance risk stratification in patients with clinically suspected myocarditis. J Cardiovasc Magn Reson, 2014, 16(1): 14

[12] Sagar S, Liu PP, Cooper LJ Jr. Myocarditis. Lancet, 2012, 379(9817): 738-747

[13] Aletras AH, Kellman P, Derbyshire JA, et al. ACUT2E TSE-SSFP: a hybrid method for T2-weighted imaging of edema in the heart. Magn Reso Med, 2008, 59(2): 229-235

[14] Friedrich MG, Strohm O, Schulz-Menger J, et al. Contrast media-enhanced magnetic resonance imaging visualizes myocardial changes in the course of viral myocarditis. Circulation, 1998, 97(18): 1802-1809

[15] Abdel-Aty H, Boyé P, Zagrosek A, et al. Diagnostic performance of cardiovascular magnetic resonance in patients with suspected acute myocarditis: comparison of different approaches. J Am Coll Cardiol, 2005, 45(11): 1815-1822

[16] Baccouche H, Mahrholdt H, Meinhardt G, et al. Diagnostic synergy of non-invasive cardiovascular magnetic resonance and invasive endomyocardial biopsy in troponin-positive patients without coronary artery disease. Eur Heart J, 2009, 30(23): 2869-2879

[17] Gutberlet M, Spors B, Thoma T, et al. Suspected chronic myocarditis at cardiac MR: diagnostic accuracy and association with immunohistologically detected inflammation and viral persistence. Radiology, 2008, 246(2): 401-409

[18] 左后娟, 周宁, 蒋建刚, 等. 二维斑点追踪技术评价轻型心肌炎和暴发性心肌炎左心功能. 内科急危重症杂志, 2018, 24(6): 451-455

[19] Parrillo JE, Cunnion RE, Epstein SE, et al. A prospective, randomized, controlled trial of prednisone for dilated cardiomyopathy. N Engl J Med. 1989, 321(16): 1061-1068

[20] Frustaci A, Chimenti C, Calabrese F, et al. Immunosuppressive therapy for active lymphocytic myocarditis: virological and immunologic profile of responders versus nonresponders. Circulation, 2003, 107(6): 857-863

[21] Frustaci A, Russo MA, Chimenti C. Randomized study on the efficacy of immunosuppressive therapy in patients with virus-negative inflammatory cardiomyopathy: the TIMIC study. Eur Heart J, 2009, 30(16): 1995-2002

[22] Wojnicz R, Nowalany-Kozielska E, Wojciechowska C, et al. Randomized, placebo-controlled study for immunosuppressive treatment of inflammatory dilated cardiomyopathy: two-year follow-up results. Circulation, 2001, 104(1): 39-45

[23] 中华医学会心血管病学分会心力衰竭学组, 中国医师协会心力衰竭专业委员会, 中华心血管病杂志编辑委员会. 中国心力衰竭诊断和治疗指南 2018. 中华心血管病杂志, 2018, 46(10): 760-789

[24] Kociol RD, Cooper LT, Fang JC, et al. Recognition and initial management of fulminant myocarditis: a scientific statement from the American Heart Association. Circulation, 2020, 141(6): e69-e92

[25] Yancy CW, Jessup M, Bozkurt B, et al. 2013 ACCF/AHA guideline for the management of heart failure: a report of the American College of Cardiology Foundation/American Heart Association Task Force on Practice Guidelines. J Am Coll Cardiol, 2013, 62(16): e147-e239

[26] Ponikowski P, Voors AA, Anker SD, et al. 2016 ESC Guidelines for the diagnosis and treatment of acute and chronic heart failure: The Task Force for the diagnosis and treatment of acute and chronic heart failure of the European Society of Cardiology (ESC). Developed with the special contribution of the Heart Failure Association (HFA) of the ESC. Eur J Heart Fail, 2016, 18(8): 891-975.

[27] Phillips CO, Wright SM, Kern DE, et al. Comprehensive discharge planning with postdischarge support for older patients with

congestive heart failure: a meta-analysis. JAMA, 2004, 291(11): 1358-1367

[28] McAlister FA, Stewart S, Ferrua S, et al. Multidisciplinary strategies for the management of heart failure patients at high risk for admission: a systematic review of randomized trials. J Am Collcardiol, 2004, 44(4): 810-819

[29] Feltner C, Jones CD, Cené CW, et al. Transitional care interventions to prevent readmissions for persons with heart failure: a systematic review and meta-analysis. Ann Intern Med, 2014, 160(11): 774-784

[30] 中国康复医学会心血管病专业委员会 . 中国心脏康复与二级预防指南 2018 精要 . 中华内科杂志 , 2018, 57(11): 802-810

[31] Balady GJ, Williams MA, Ades PA, et al. Core components of cardiac rehabilitation/secondary prevention programs: 2007 update: a scientific statement from the American Heart Association Exercise, Cardiac Rehabilitation, and Prevention Committee, the Council on Clinical Cardiology; the Councils on Cardiovascular Nursing, Epidemiology and Prevention, and Nutrition, Physical Activity, and Metabolism; and the American Association of Cardiovascular and Pulmonary Rehabilitation. Circulation, 2007, 115(20): 2675-2682

[32] 袁丽霞 , 丁荣晶 . 中国心脏康复与二级预防指南解读 . 中国循环杂志 , 2019, 34(s1): 86-90

[33] Rehabilitaion AAOC. Guidelines for Cardiac Rehabilitation and Secondary Prevention Programs. 5th ed. USA: Human Kinetics Publishers, 2013

[34] 中华医学会心血管病学分会预防学组 , 中国康复医学会心血管病专业委员会 . 冠心病患者运动治疗中国专家共识 . 中华心血管病杂志 , 2015, 43(7): 575-588

[35] 中国康复医学会心血管病专业委员会 , 中国老年学学会心脑血管病专业委员会 . 慢性稳定性心力衰竭运动康复中国专家共识 . 中华心血管病杂志 , 2014, 42(9): 714-720

[36] 中国成人血脂异常防治指南修订联合委员会 . 中国成人血脂异常防治指南 (2016 年修订版). 中华全科医师杂志 , 2017, 16(1): 15-35

第十七章　心肌炎与暴发性心肌炎随访与预后

心肌炎的临床表现多样，从不需特殊治疗可以逐渐消失的轻微呼吸困难或胸痛，到心源性休克以致死亡[1]，其预后也不尽相同。一项前瞻性研究纳入 174 例经心内膜活检证实心肌炎的人群，中位随访时间 23.5 个月，结果发现"心内膜活检中病毒基因 PCR 检测阳性"是预后不良的因素之一[2]。另一项研究纳入经心内膜活检诊断为病毒性心肌炎的 222 例患者，中位随访时间 4.7 年，结果显示死亡率达 19.2%[3]。心肌炎的预后情况和病因、临床表现及疾病的阶段有关[2, 4, 5]。本章就病毒性心肌炎的不同组织病理类型、临床表现、辅助检查及临床治疗的预后研究，阐述病毒性心肌炎患者的预后情况。

一、组织病理类型与预后

心肌炎的心内膜活检组织学检测会显示细胞浸润的情况（图 17-1），通常为组织细胞

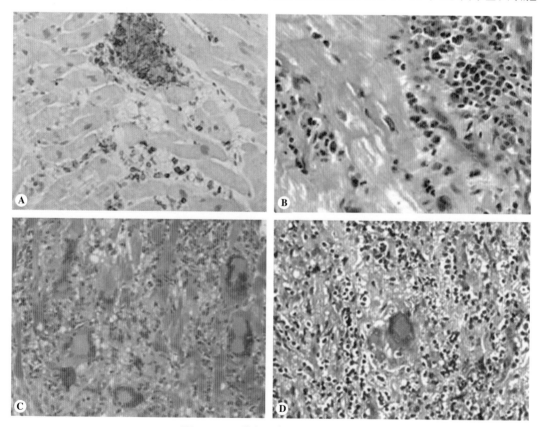

图 17-1　四种心肌炎心内膜活检图

A. 淋巴细胞性心肌炎（CD45RO 免疫过氧化物酶染色，200×）；B. 嗜酸性粒细胞性心肌炎（HE 染色，250×）；C. 巨细胞性心肌炎（HE 染色，200×）；D. 肉芽肿性心肌炎（HE 染色，200×）。图片引自 Cristina Chimenti 等[6]

和单个核细胞浸润，有可能伴有心肌细胞损伤[7]。心肌炎的具体组织病理学类型主要分为淋巴细胞性心肌炎、嗜酸性粒细胞性心肌炎和巨细胞性心肌炎。

病毒感染是淋巴细胞性心肌炎最常见的原因[1, 8, 9]，通常起病在感染 3 ～ 5 天或长至 2 周以内。淋巴细胞性心肌炎的病程多样，部分患者为亚临床疾病；部分患者为惰性疾病，并会进展为扩张型心肌病；其他患者表现为暴发性疾病，并可能致死，也可能在短期血流动力学支持等合理治疗后完全恢复[10]。一项研究纳入 27 例经心内膜活检证实为淋巴细胞性心肌炎或临界性心肌炎的人群，结果显示患者 5 年生存率为 56%，且与特异性扩张型心肌病生存率相比无明显差异[11]。较早期一项回顾性研究纳入 112 例经组织病理学诊断为心肌炎的人群，有 66 例（59%）为淋巴细胞性心肌炎，总人群随访 1 年和 5 年的无心脏移植生存率分别为 79% 和 56%，多因素回归分析提示组织病理（淋巴细胞性、肉芽肿性或巨细胞性心肌炎）是预测患者死亡或心脏移植的因素之一[12]。

巨细胞性心肌炎是一种罕见的严重自身免疫性心肌炎，其为病毒阴性且通常致命，免疫抑制治疗可能有效[13]，与其他病理类型心肌炎预后相比，有更高的死亡率和心脏移植率[14]。嗜酸性粒细胞性心肌炎的特征是嗜酸性粒细胞浸润心肌，可见于恶性肿瘤、寄生虫感染、过敏性心肌炎、心内膜心肌纤维化和特发性高嗜酸性粒细胞综合征。一项荟萃分析纳入 264 例嗜酸性粒细胞性心肌炎患者，入院时左心室射血分数平均值为 35%，需要短暂体外循环辅助的患者占 16.8%，院内死亡率为 22.3%[15]。另外，近几年来免疫检测点抑制剂（immune checkpoint inhibitor）被广泛应用于肿瘤治疗并取得了显著疗效，但是不可忽视的是有 20% ～ 30% 的患者出现心肌损伤，而有 1% ～ 2% 的患者形成暴发性心肌炎，其死亡风险高达 46% ～ 75%[16]。

但是，上述这些均为西方学者报道的结果，均发生在我们报道的"以生命支持为依托的综合救治方案"之前。因此，并不代表最新的结论。

二、临床表现与预后

暴发性心肌炎是心肌炎最为严重和特殊的类型，主要特点是起病急骤，病情进展极其迅速，患者很快出现血流动力学异常及严重的心律失常，并可伴有呼吸衰竭和肝肾功能衰竭，早期病死率极高[17]。值得注意的是，有研究发现本病症院内病死率虽高，但一旦度过急性危险期，大部分长期预后良好。2000 年一项长达 11 年的随访研究显示（图17-2），经心内膜活检证实为心肌炎的人群中，14 名暴发性心肌炎患者生存率显著高于 132 名普通急性心肌炎患者（分别为 93% 和 45%），长期生存率与普通人群几乎没有差异[18]。但是，2017 年及 2019 年发表的两篇文章得出相反的结论，前者（图 17-3）根据心内膜活检或心脏磁共振进行诊断，对 34 名暴

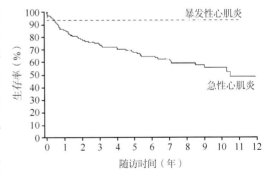

图 17-2　McCarthy 的随访研究[18]

图中结果显示暴发性心肌炎人群长期随访生存率明显高于急性心肌炎

发性心肌炎患者和 96 名急性病毒性心肌炎患者进行了 9 年的随访[19]；后者（图 17-4）对依据组织学诊断为淋巴细胞性心肌炎的 108 名暴发性心肌炎患者和 38 名急性心肌炎患者，分别随访了 60 天及 7 年[14]。两项研究结果均显示，暴发性心肌炎患者的无心脏移植生存率明显低于急性病毒性心肌炎患者[14, 19]。研究结果的差异与以下因素有关：2000 年的所有患者都经心内膜活检证实为淋巴细胞性心肌炎，而在当时暴发性心肌炎行体外机械循环辅助的患者很少。2017 年研究的患者只有少部分经心内膜活检证实为心肌炎，也没有就心肌炎的病理类型进一步细分比较[20]。2019 年的研究虽然对所有患者均行心内膜活检并就淋巴细胞性心肌炎病理类型进行了比较，但是将近 20 年间对心肌炎患者的诊疗方法（如暴发性心肌炎患者体外机械循环辅助的使用情况）及心肌炎的病因诊断方法等存在差异，可能也在一定程度上导致了不同的结论[21]。

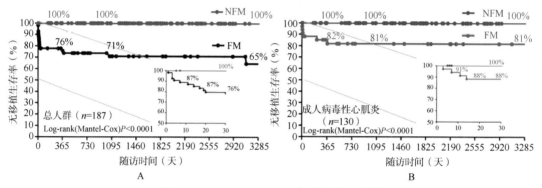

图 17-3　Ammirati 于 2017 年发表的研究[19]

A. 总人群中暴发性心肌炎随访的生存率低于急性心肌炎；B. 成人病毒性心肌炎人群中，暴发性心肌炎随访的生存率低于急性心肌炎。NFM，非暴发性心肌炎；FM，暴发性心肌炎

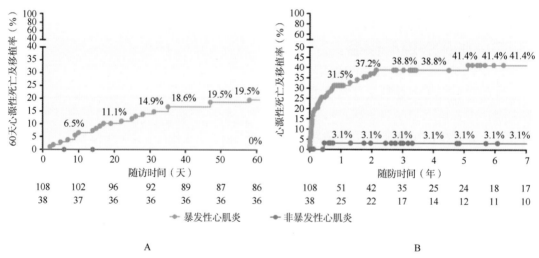

图 17-4　Ammirati 于 2019 年发表的研究[4]

所有患者均完善了心内膜活检，就淋巴细胞性心肌炎人群进行短期（A）及长期（B）随访，结果仍显示暴发性心肌炎患者预后较非暴发性心肌炎患者差

　　Ammirati 的两项研究也提示，心肌炎患者入院时心电图 QRS 波时限大于 120ms 也是

预后不良的预测因子 [14, 19]。一项前瞻性研究纳入 174 例经活检证实的心肌炎患者，随访结果发现双心室功能障碍的严重程度是心肌炎患者死亡或心脏移植的主要预测指标 [2]。德国一项随访研究纳入了 77 例经心内膜心肌活检（EMB）诊断为病毒性心肌炎的患者，发现心脏磁共振钆延迟强化（LGE）的出现是患者全因死亡和心源性死亡的最有预测作用的独立因素 [3]。2018 年一项随访研究纳入了 443 例急性心肌炎患者，诊断依据是心内膜活检或生物标志物升高 + 心肌炎的两个心脏磁共振标准（水肿和非缺血模式的晚期钆增强），研究发现复杂性急性心肌炎（定义为初始左心室射血分数小于 50%、持续性室性心律失常或需要正性肌力药或机械循环支持的低心排血量综合征）患者的死亡率及心脏移植率明显高于非复杂性急性心肌炎患者 [22]。继发性肺高压是不良预后的因素。另一项研究纳入 93 例接受右心导管检查和 EMB 的新发心肌炎患者，随访 4.4 年，结果显示平均动脉压是预测死亡的最重要的指标 [23]。

心肌中持续存在的病毒基因组可能是预测病毒性心肌炎结局的一个重要因素。一项研究纳入 172 例经活检证实为病毒感染的心肌炎患者，151 例感染一种病毒的患者中，中位等待 6.8 个月后再次行心内膜活检，55 例患者的病毒基因组自发清除，这些患者的左心室射血分数显著增加，而持续存在病毒基因组的患者左心室射血分数显著下降 [24]。但另一项随访研究结果显示，入院时心内膜活检检出病毒基因组与预后不良无关，这表明病毒基因组有时可能反映潜伏病毒感染，而不是活动性病毒感染 [25]。

血清学标志物，特别是可溶性 Fas 配体和白细胞介素 -10（IL-10），可能有助于预测急性重度心肌炎的结局。一项病例系列研究表明，急性心肌炎患者血清可溶性 Fas 和 Fas 配体浓度显著高于正常人或陈旧性心肌梗死患者，住院期间死亡的心肌炎患者的 Fas 和 Fas 配体浓度显著高于恢复后出院的心肌炎患者 [26]。另一项研究纳入 20 例近期起病的特发性扩张型心肌病患者，结果进一步支持了 Fas 的作用 [27]。暴发性心肌炎患者入院时血清 IL-10 浓度较高可能预示心源性休克和死亡 [28]。

心脏特异性自身抗体可见于部分急性或慢性心肌炎患者。存在自身抗体与慢性心肌炎进展为扩张型心肌病（DCM）风险增加相关 [29]。一项纳入 33 例慢性心肌炎患者的病例系列研究显示，存在抗 α 肌球蛋白自身抗体的患者中，左心室收缩和舒张功能改善的可能性更低。有该抗体的患者在 6 个月时 LVEF 无改善，而没有该抗体的患者 LVEF 获得 9% 的绝对增加。同样地，在特发性 DCM 患者的亲属中，有抗心脏抗体预示着日后会发生左心室扩张 [29]。

在临床上，我们总结经验后发现心肌炎患者的心肌酶谱改变与心肌梗死的差别在于无明显酶峰，提示病变为渐进性改变，持续性增高说明心肌持续进行性损伤和加重，提示预后不良。BNP 或 NT-proBNP 水平通常显著升高，提示心功能受损严重，为诊断心功能不全及其严重性、判断病情发展及转归的重要指标。中性粒细胞降低是预后不良的表现。血小板持续性降低也是预后不良的表现。

三、临床治疗与预后

病毒性心肌炎患者的治疗可分成三部分：对症、支持治疗；免疫抑制治疗；免疫调节治疗 [30]。有相关临床研究讨论了特定治疗对患者预后的影响情况。

心肌炎患者中出现射血分数下降的血流动力学稳定心力衰竭时，应当按需利尿治疗、尽早开始使用 ACEI 或 ARB，以及循证性使用 β 受体阻滞剂。现已证实 ACEI 和 β 受体阻滞剂可一般性减少收缩性心力衰竭患者的并发症和死亡[31]。动物试验表明，ACEI 可以改善心肌炎所导致的心肌坏死及不良结局[32, 33]。

对于严重血流动力学紊乱的心肌炎患者需要使用体外循环辅助装置。尽管研究发现 IABP 对心梗患者不能改善预后[34]，目前也尚缺乏 IABP 对心肌炎患者疗效的大型随机对照研究，但一些中心回顾性研究或病例报告提示 IABP 有助于暴发性心肌炎患者度过急性期[35-37]。ECMO 对暴发性心肌炎的救治作用已得到大量临床数据支持[38-42]。一项研究纳入 57 例暴发性心肌炎患者并且接受 ECOM 辅助治疗，其中 41 例（71.9%）患者生存出院，5 年随访的生存率达 65.2%[38]。一项对 2003 年 1 月到 2013 年 12 月共 3846 例心源性休克患者应用静脉 - 动脉模式 ECOM 的统计分析表明，1601 例（42%）患者生存出院，其中慢性肾功能衰竭、低血压、低碳酸氢根离子水平是高死亡率相关因子[40]。

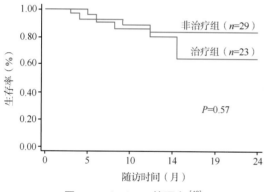

图 17-5　Latham 的研究[43]

该项研究纳入 52 例急性心肌炎患者，23 例入激素治疗组，接受常规治疗和泼尼松治疗，29 例入对照组。随访 2 年结果显示两组生存率无显著性差异（P=0.57）

糖皮质激素在临床实践中广泛的使用，很大程度上是根据医生的临床经验[10]。初步研究表明，免疫抑制剂可能有益于特定的慢性心肌炎患者，但尚未证明免疫抑制治疗对不明病因急性淋巴细胞性心肌炎有效。1989 年的两篇对照研究结果显示，激素并不能改善心肌炎患者的生存率（图 17-5）[43, 44]，其中一项纳入 102 例患者的研究发现，使用激素治疗组在 3 个月内左心室射血分数较对照组有明显改善，长期随访发现两组左心室射血分数没有明显差异[44]。有研究发现激素合并硫唑嘌呤对慢性心肌炎患者预后有益[45, 46]。

2001 年一项研究纳入 84 例诊断扩张型心肌病持续 6 个月以上、活检证实慢性炎症的患者，随机分成激素治疗组和对照组，激素治疗组使用类固醇和硫唑嘌呤，随访 2 年结果显示激素治疗组比对照组在左心室射血分数、心功能分级方面有显著性改善（图 17-6）[45]。2009 年 TIMIC 研究，在慢性稳定性扩张型心肌病患者中纳入 85 例经心内膜活检证实为心肌炎并且心内膜活检未发现病毒基因组的人群，随机分成激素治疗组和对照组，激素治疗组予以泼尼松和硫唑嘌呤治疗，随访 6 个月发现激素治疗组在心功能和心脏结构方面较对照组显著改善（图 17-7）[46]。心肌炎治疗试验（The Myocarditis Treatment Trial）是一项随机对照试验，纳入 111 例左心室射血分数小于 0.45、经组织病理学诊断为不明原因心肌炎的人群，结果显示，使用激素和环孢霉素或硫唑嘌呤的人群与对照组在心功能改善及生存率方面无显著性差异（图 17-8）[47]。2013 年发表的荟萃分析总结了应用糖皮质激素治疗病毒性心肌炎 8 个有效的临床试验，共计 719 例患者，结果显示虽然治疗组和对照组死亡率没有差异，但在 1 ～ 3 个月的随访过程中，治疗组左心室功能明显优于对照组[48]。

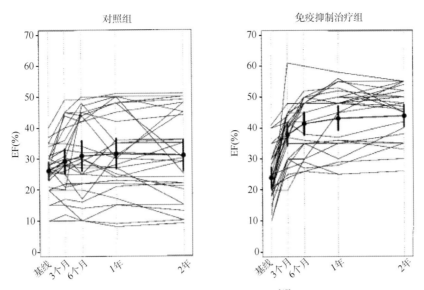

图 17-6　Wojnicz 等的研究 [45]

该研究纳入的是慢性炎症的扩张型心肌病患者。A. 为对照组（*n*=30）；B. 为免疫抑制治疗组（*n*=28，接受常规治疗和使用激素加硫唑嘌呤）。随访 2 年发现免疫抑制治疗组的左心室射血分数较对照组显著改善

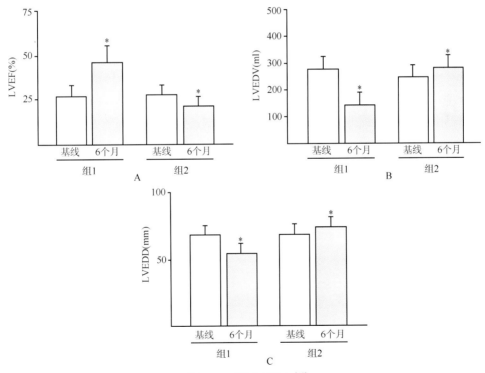

图 17-7　TIMIC 研究 [46]

该研究纳入的是慢性稳定性扩张型心肌病，经心内膜活检证实为心肌炎并且心内膜活检未发现病毒基因组的人群。组 1 为激素治疗组（*n*=43，接受泼尼松和硫唑嘌呤治疗），组 2 为对照组（*n*=42）

* 表示结果有统计学差异（*P* < 0.01）。阴影柱为随访 6 个月后的数据，白色柱为基线数据。结果显示，激素治疗组 6 个月后射血分数较前显著上升，心脏结构较前恢复，而对照组相关结果进一步恶化

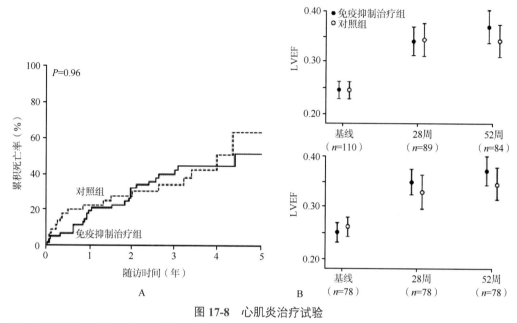

图 17-8　心肌炎治疗试验

A. 两组人群累积死亡率比较，虚线为对照组，实线为免疫抑制治疗组。B. 两组人群在左心室射血分数方面的随访比较，上面
图表为总人群比较，部分人群缺失随访数据，下面图表为三次随访数据完整的人群比较

　　免疫球蛋白具有抗病毒和免疫调节作用，这提示它可能有助于治疗病毒性心肌炎。日本一项关于 41 例急性心肌炎患者的多中心临床研究显示，大剂量 IVIG（1 ～ 2g/kg 体重，应用 2 天）可显著改善患者生存情况，1 个月死亡率具有下降趋势，明显降低外周血中的炎性因子 [49]。我国广东的一项关于 58 例暴发性心肌炎患者的回顾性研究显示，应用静脉丙种球蛋白（IVIG）400mg/kg 体重治疗 5 天，4 周后可显著改善患者左心室射血分数和左心室舒张末期内径，显著减少恶性心律失常，且具有降低死亡率的趋势 [50]。然而，一篇系统评价的结论认为，方法学优良的研究数据还不充足，尚不能推荐急性心肌炎患者常规使用免疫球蛋白治疗 [51]。

　　初步数据表明，对于聚合酶链反应（PCR）证实心内膜活检中存在病毒基因组的慢性扩张型心肌病患者，使用干扰素 β 抗病毒治疗可能有益。一项研究纳入 143 例心内膜活检证实病毒性心肌炎合并心力衰竭症状的患者，随机分成抗病毒治疗组（干扰素 β_{1b}）和对照组，结果显示抗病毒治疗能够改善慢性病毒性心肌炎患者心肌病毒的清除及心功能状况 [52]。

　　2017 年《成人暴发性心肌炎诊断与治疗中国专家共识》提出了"以生命支持为依托的综合救治方案"，强调尽早给予机械生命支持治疗、免疫调节治疗以及配合使用神经氨酸酶抑制剂治疗（图 17-9）[17]。一项多中心对照试验结果显示，按照"综合救治方案"治疗可明显降低暴发性心肌炎院内死亡率，体外循环辅助装置的使用、抗病毒治疗及应用免疫球蛋白与预后改善相关（图 17-10）[53]。对于笔者所在医院的心肌炎患者，平均随访 12 个月，未发现有心源性死亡或心脏移植的病例。相关研究仍在进行，目前的随访情况如图 17-11 所示。

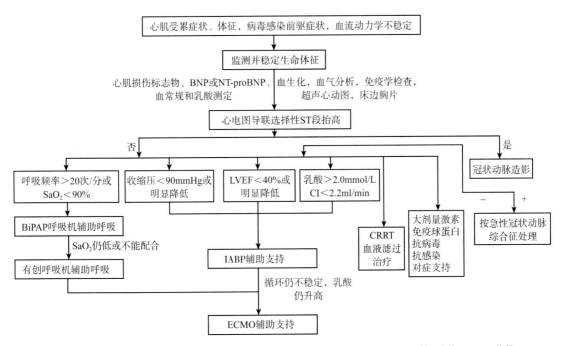

BNP：B型利钠肽，NT-proBNP：N末端B型利钠肽原，SaO₂：血氧饱和度，LVEF：左心室射血分数，CI：心指数，BiPAP：双水平气道内正压，IABP：主动脉内气囊反搏，CRRT：连续肾脏替代治疗，ECMO：体外膜肺氧合；1mmHg＝0.133kPa

图 17-9　成人暴发性心肌炎诊断与治疗流程图[17]

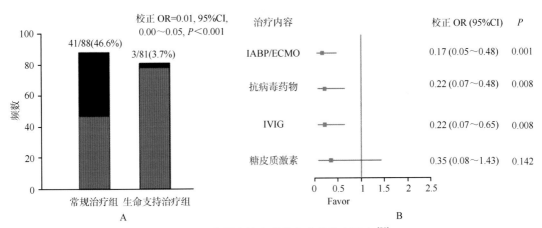

图 17-10　心肌炎综合救治方案的临床研究[53]

该研究共纳入169例暴发性心肌炎患者，其中81例接受综合救治方案，88例接受常规治疗方案。A图中红色面积代表生存患者所占的比重，黑色面积代表死亡患者所占的比重。B图为多因素回归分析

四、暴发性心肌炎患者的随访

尽管肌钙蛋白、BNP、CRP与暴发性心肌炎的预后尚存在一定争议，但是对这些指标的监测可以协助临床医生对患者病情进行评估，从而及时采取积极的治疗措施并进行药物

方案的调整。因此，针对暴发性心肌炎患者我们推荐进行检测的指标仍然包括心肌肌钙蛋

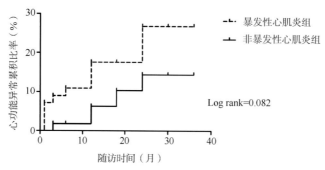

图 17-11　笔者所在医院心肌炎患者随访情况

随访中有患者出现心功能下降（LVEF < 55%）。该图反映的是随着随访时间延长，暴发性心肌炎人群和非暴发性心肌炎人群出现心功能下降的累积比率，目前结果显示组间无显著性差异

白（cTn）、BNP、CRP，并需定期进行心脏彩超和磁共振的复查。建议患者出院后 1 个月、6 个月、12 个月分别进行检测，如各项指标及心脏彩超正常，则可延长随访复检时间。

参 考 文 献

[1] Cooper LJ Jr. Myocarditis. N Engl J Med, 2009, 360(15): 1526-1538

[2] Caforio AL, Calabrese F, Angelini A, et al. A prospective study of biopsy-proven myocarditis: prognostic relevance of clinical and aetiopathogenetic features at diagnosis. Eur Heart J, 2007, 28(11): 1326-1333

[3] Grün S, Schumm J, Greulich S, et al. Long-term follow-up of biopsy-proven viral myocarditis: predictors of mortality and incomplete recovery. J Am Coll Cardiol, 2012, 59(18): 1604-1615

[4] Kindermann I, Barth C, Mahfoud F, et al. Update on myocarditis. J Am Coll Cardiol, 2012, 59(9): 779-792

[5] Sagar S, Liu PP, Cooper LJ Jr. Myocarditis. Lancet, 2012, 379(9817): 738-747

[6] Caforio ALP. Myocarditis-pathogenesis, diagnosis and treatment. Italy: Springer, 2020

[7] Aretz HT, Billingham ME, Edwards WD, et al. Myocarditis. A histopathologic definition and classification. Am J Cardiovasc Pathol, 1987,1(1): 3-14.

[8] Rose NR, Neumann DA, Herskowitz A. Coxsackievirus myocarditis. Adv Intern Med, 1992, 37: 411-429

[9] Trachtenberg BH, Hare JM. Inflammatory cardiomyopathic syndromes. Circ Res, 2017, 121(7): 803-818

[10] Kociol RD, Cooper LT, Fang JC, et al. Recognition and initial management of fulminant myocarditis: a scientific statement from the American Heart Association. Circulation, 2020, 141(6): e69-e92

[11] Grogan M, Redfield MM, Bailey KR, et al. Long-term outcome of patients with biopsy-proved myocarditis: comparison with idiopathic dilated cardiomyopathy. J Am Coll Cardiol, 1995, 26(1): 80-84

[12] Magnani JW, Danik HJ, Dec GJ Jr, et al. Survival in biopsy-proven myocarditis: a long-term retrospective analysis of the histopathologic, clinical, and hemodynamic predictors. Am Heart J, 2006, 151(2): 463-470

[13] Cooper LJ Jr, Hare JM, Tazelaar HD, et al. Usefulness of immunosuppression for giant cell myocarditis. Am J Cardiol, 2008, 102(11): 1535-1539

[14] Ammirati E，Veronese G，Brambatti M，et al. Fulminant versus acute nonfulminant myocarditis in patients wth left ventricular systolic dysfunction. J Am Coll Cardiol，2019，74(3):299-311

[15] Brambatti M，Matassini MV，Adler ED，et al. Eosinophilic myocarditis: characteristics，treatment，and outcomes. J Am Coll Cardiol，2017，70(19):2363-2375

[16] Moslehi JJ, Salem JE, Sosman JA, et al. Increased reporting of fatal immune checkpoint inhibitor-associated myocarditis. Lancet, 2018, 391(10124): 933

[17] 中华医学会心血管病学分会精准医学学组，中华心血管病杂志编辑委员会，成人暴发性心肌炎工作组．成人暴发性心肌炎诊断与治疗中国专家共识．中华心血管病杂志，2017，45(9): 742-752

[18] McCarthy RE 3rd, Boehmer JP, Hruban RH, et al. Long-term outcome of fulminant myocarditis as compared with acute (nonfulminant) myocarditis. N Eng J Med, 2000, 342(10): 690-695

[19] Ammirati E, Cipriani M, Lilliu M, et al. Survival and left ventricular function changes in fulminant versus nonfulminant acute myocarditis. Circulation, 2017, 136(6): 529-545

[20] Cooper LT Jr. When lightning strikes: fulminant myocarditis in the realm of inflammatory cardiomyopathies. Circulation, 2017, 136(6): 546-548

[21] Moslehi JJ, Brinkley DM, Meijers WC. Fulminant myocarditis: evolving diagnosis, evolving biology, evolving prognosis. J Am Coll Cardiol, 2019, 74(3): 312-314

[22] Ammirati E, Cipriani M, Moro C, et al. Clinical presentation and outcome in a contemporary cohort of patients with acute myocarditis. Circuiation, 2018, 138(11): 1088-1099

[23] Cappola TP, Felker GM, Kao WH, et al. Pulmonary hypertension and risk of death in cardiomyopathy: patients with myocarditis are at higher risk. Circuiation, 2002, 105(14): 1663-1668

[24] Kühl U, Pauschinger M, Seeberg B, et al. Viral persistence in the myocardium is associated with progressive cardiac dysfunction. Circukation, 2005, 112(13): 1965-1970

[25] Kindermann I, Kindermann M, Kandolf R, et al. Predictors of outcome in patients with suspected myocarditis. Circulation, 2008, 118(6): 639-648

[26] Fuse K, Kodama M, Okura Y, et al. Predictors of disease course in patients with acute myocarditis. Circulation, 2000, 102(23): 2829-2835

[27] Sheppard R, Bedi M, Kubota T, et al. Myocardial expression of fas and recovery of left ventricular function in patients with recent-onset cardiomyopathy. J Am Coll Cardiol, 2005, 46(6): 1036-1042

[28] Nishii M, Inomata T, Takehana H, et al. Serum levels of interleukin-10 on admission as a prognostic predictor of human fulminant myocarditis. J Am C Cardiol, 2004, 44(6): 1292-1297

[29] Lauer B, Schannwell M, Kühl U, et al. Antimyosin autoantibodies are associated with deterioration of systolic and diastolic left ventricular function in patients with chronic myocarditis. J Am Coll Cardiol, 2000, 35(1): 11-18

[30] Caforio AL, Pankuweit S, Arbustini E, et al. Current state of knowledge on aetiology, diagnosis, management, and therapy of myocarditis: a position statement of the European Society of Cardiology Working Group on Myocardial and Pericardial Diseases. Eur Heart J, 2013, 34(33): 2636-2648, 2648a-2648d

[31] Guo WQ, Li L. Angiotensin converting enzyme inhibitors for heart failure with reduced ejection fraction or left ventricular dysfunction: a complementary network meta-analyses. Int J Cardiol, 2016, 214: 10-12

[32] Rezkalla S, Kloner RA, Khatib G, et al. Effect of delayed captopril therapy on left ventricular mass and myonecrosis during acute Coxsackievirus murine myocarditis. Am Heart J, 1990, 120(6 Pt 1): 1377-1381

[33] Tominaga M, Matsumori A, Okada I, et al. Beta-blocker treatment of dilated cardiomyopathy. Beneficial effect of carteolol in mice. Circulation, 1991, 83(6): 2021-2028

[34] Thiele H, Zeymer U, Neumann FJ, et al. Intra-aortic balloon counterpulsation in acute myocardial infarction complicated by cardiogenic shock (IABP-SHOCK II): final 12 month results of a randomised, open-label trial. Lancet, 2013, 382(9905): 1638-1645

[35] Ihdayhid AR, Chopra S, Rankin J. Intra-aortic balloon pump: indications, efficacy, guidelines and future directions. Curr Opin Cardiol, 2014, 29(4): 285-292

[36] Okai I, Inoue K, Maruyama M, et al. Transbrachial intra-aortic balloon pumping for a patient with fulminant myocarditis. Heart Vessels, 2012, 27(6): 639-642

[37] Wang QB, Pan WZ, Shen L, et al. Clinical features and prognosis in Chinese patients with acute fulminant myocarditis. Acta Cardiol, 2012, 67(5): 571-576

[38] Lorusso R, Centofanti P, Gelsomino S, et al. Venoarterial Extracorporeal membrane oxygenation for acute fulminant myocarditis in adult patients: a 5-year multi-institutional experience. Ann Thorac Surg, 2016, 101(3): 919-926

[39] Diddle JW, Almodovar MC, Rajagopal SK, et al. Extracorporeal membrane oxygenation for the support of adults with acute myocarditis. Crit Care Med, 2015, 43(5): 1016-1025

[40] Schmidt M, Burrell A, Roberts L, et al. Predicting survival after ECMO for refractory cardiogenic shock: the survival after veno-arterial-ECMO (SAVE)-score. Eur Heart J, 2015, 36(33): 2246-2256

[41] Nakamura T, Ishida K, Taniguchi Y, et al. Prognosis of patients with fulminant myocarditis managed by peripheral venoarterial extracorporeal membranous oxygenation support: a retrospective single-center study. J Intensive Care, 2015, 3(1): 5

[42] Pozzi M, Banfi C, Grinberg D, et al. Veno-arterial extracorporeal membrane oxygenation for cardiogenic shock due to myocarditis in adult patients. J Thorac Dis, 2016, 8(7): E495-E502

[43] Latham RD, Mulrow JP, Virmani R, et al. Recently diagnosed idiopathic dilated cardiomyopathy: incidence of myocarditis and efficacy of prednisone therapy. Am Heart J, 1989, 117(4): 876-882

[44] Parrillo JE, Cunnion RE, Epstein SE, et al. A prospective, randomized, controlled trial of prednisone for dilated cardiomyopathy. N Engl J Med, 1989, 321(16): 1061-1068

[45] Wojnicz R, Nowalany-Kozielska E, Wojciechowska C, et al. Randomized, placebo-controlled study for immunosuppressive treatment of inflammatory dilated cardiomyopathy: two-year follow-up results. Circulation, 2001, 104(1): 39-45

[46] Frustaci A, Russo MA, Chimenti C. Randomized study on the efficacy of immunosuppressive therapy in patients with virus-negative inflammatory cardiomyopathy: the TIMIC study. Eur Heart, J, 2009, 30(16): 1995-2002

[47] Mason JW, O'Connell JB, Herskowitz A, et al. A clinical trial of immunosuppressive therapy for myocarditis. The myocarditis treatment trial investigators. N Engl J Med, 1995, 333(5): 269-275

[48] Chen HS, Wang W, Wu SN, et al. Corticosteroids for viral myocarditis. Cochrane Database Syst Rev, 2013, (10): CD004471

[49] Kishimoto C, Shioji K, Hashimoto T, et al. Therapy with immunoglobulin in patients with acute myocarditis and cardiomyopathy: analysis of leukocyte balance. Heart Vessels, 2014, 29(3): 336-342

[50] Yu DQ, Wang Y, Ma GZ, et al. Intravenous immunoglobulin in the therapy of adult acute fulminant myocarditis: a retrospective study. Exp Ther Med, 2014, 7(1): 97-102

[51] Robinson JL, Hartling L, Crumley E, et al. A systematic review of intravenous gamma globulin for therapy of acute myocarditis. BMC Cardiovasc Disord, 2005, 5(1): 12

[52] Schultheiss HP, Piper C, Sowade O, et al. Betaferon in chronic viral cardiomyopathy (BICC) trial: effects of interferon-beta treatment in patients with chronic viral cardiomyopathy. Clin Res Caldiol, 2016, 105(9): 763-773

[53] Li S, Xu SY, Li CZ, et al. A life support-based comprehensive treatment regimen dramatically lowers the in-hospital mortality of patients with fulminant myocarditis: a multiple center study. Sci China Life Sci, 2019, 62(3): 369-380

第十八章　暴发性心肌炎的临床护理

2017 年，中华医学会心血管病学分会精准医学学组发布《成人暴发性心肌炎诊断与治疗中国专家共识》[1]，提出"以生命支持为依托的综合救治方案"，包括机械生命支持治疗、免疫调节治疗、神经氨酸酶抑制剂治疗三大核心策略，以及严密监护、积极对症和支持治疗、抗休克和急性左心衰竭治疗、抗心律失常治疗等策略，为临床诊疗提供了理论支持。

所有暴发性心肌炎患者均应尽快转至有循环呼吸监护和机械生命支持救护条件的医院的心脏重症监护病房，予以严密监护。对给予主动脉内球囊反搏（intra-aortic balloon pump，IABP）和体外膜肺氧合（extracorporeal membrane oxygenation，ECMO）等生命支持治疗手段的患者，建议启动专业救治团队。由心血管专科医师 / 重症医学医师担任负责人，重症护理单元护士长 / 护理专家担任协调员，还应包括多学科医疗救治团队、重症护理专家、血液净化护士等核心成员；启动护患比 2：1 或 1：1 特护模式，实施 24 小时连续床旁护理，多学科合作，全力救治，帮助患者度过危险期，提高患者的救治成功率。

一、基础护理

（一）预防压疮

采用气垫床，每 2～3 小时协助患者轴线翻身，在易受压部位垫软枕、气垫等，预防局部长期受压而形成压疮。保持患者床单的清洁、干燥、柔软、平整。大小便后及时冲洗干净。监测 SpO_2 的夹子应每小时更换部位，防止手部发生压疮。昏迷患者使用冰帽进行脑保护时，应关注头枕部有无血肿，经常更换头部睡姿并防止耳部冻伤。注意保持各肢体功能体位，定期给予肢体按摩；为预防呼吸机相关性肺炎（VAP），床头可抬高 30°。

（二）注意保暖

患者病情危重，疾病进展迅速，前期胃肠道均受影响而热量摄入不足；同时，抢救侵入性操作较多，管道较多，患者均被给予保护性约束，导致患者活动受限。因此，患者常表现为怕冷及周围循环差等症状。应设置适宜的室内温湿度，及时询问患者的需求及主观感受，做好床帘隔离，协助患者穿病员服或贴身盖病员服，给予患者厚棉被。各项操作均由技术纯熟的医务人员进行，每班接班时，只暴露需要检查核对的管道部位，减少患者不必要的皮肤暴露，以免热量散失。

（三）密切监护患者有关体征

（1）密切观察体温、心律、有创血压、呼吸、神志、血氧饱和度及各生命支持治疗相关参数。

（2）持续心电监护，关注患者 12 或 18 导联心电图，严密监测患者有无心律失常征象，遵医嘱予以药物、电复律治疗，对心动过缓者首先考虑植入临时起搏器，无条件时可暂时使用提高心率的药物如异丙肾上腺素或阿托品。

（3）精准容量管理，每 1 ～ 2 小时记录一次患者的出入水量及尿量作为病情变化及补液治疗参考。

（4）协助医师每日复查并动态追踪实验室检查结果，包括高敏心肌肌钙蛋白、BNP/NT-proBNP 等心肌标志物、血气分析、血乳酸水平、血常规、电解质、肝肾功能、红细胞沉降率、C 反应蛋白、细胞因子等炎症标志物，并观察治疗效果。

（5）为保证患者得到高质量同质化护理，制定"暴发性心肌炎患者记录单"结构化表单（参见文末附表 18-4）。

二、各种生命支持治疗方法的护理

机械生命支持治疗是暴发性心肌炎"以生命支持为依托的综合救治方案"的核心之一，旨在通过循环支持、呼吸支持和连续性肾脏替代治疗等机械辅助方法，使心脏得到充分休息，进而逐步恢复心脏功能[2]。

（一）ECMO 观察要点

ECMO 是采用体外循环技术进行循环呼吸系统的有效支持，暂时替代心肺的部分功能或减轻心肺的负荷，能有效保证心、肺、脑等重要脏器的血供和氧供。

1. ECMO 管路护理

（1）保持连接管路通畅：床头抬高≤ 30°，穿刺侧下肢伸直，避免屈膝、屈髋，必要时使用约束带固定；每 1 小时进行体外环路检查，管路连接正确，各组件性能完好，报警设置合理，用手电筒照射整个体外循环管路和膜肺是否有附壁血栓形成，目视下血栓表现为管路表面颜色深暗且不随血液移动的区域[3]，如出现较多＞ 5mm 的活动性血凝块则需更换管路。每 2 ～ 4 小时用轴线翻身法进行翻身，更换体位时需专人固定导管。严禁在管路上加药、输液、输血及抽取血标本等。管路受阻、容量不足时易出现管路抖动，应给予及时处理。

（2）妥善固定：先分别皮下缝线环形固定动静脉管，然后穿刺点及缝线处用无菌纱块覆盖，再使用透明贴膜固定；体外管道与身体长轴平行固定，将其无压力固定顺延至床尾的 ECMO 管道，避免导管扭曲、移位、脱出；每班监测导管外露刻度，做好标记。

2. ECMO 护理观察要点　定期记录与 ECMO 有关的重要指标与参数：转速、流量、空氧混合浓度、气流量、血管活性药物的用量、患者体温、实际水箱温度、指夹血氧饱和度、尿量及颜色、股动静脉置管侧的下肢血流情况和肢体末梢皮肤颜色及温度。

（1）转速与流量

1）转速：初始转速＞1500r/min，治疗中最大转速≤4000r/min。

2）流量：初始流量设定为20ml/（kg·min），50ml为一档在20～30分钟内增加到最大流量120ml/（kg·min）以偿还氧债；此后，血流量应逐渐减少到足够支持的最低水平，成人ECMO辅助流量通常维持在60ml/（kg·min）。治疗中密切观察流量与转速是否相符，并根据静脉血氧饱和度、平均动脉压、血乳酸水平、尿量等及时调整灌注流量。

（2）氧合监测：密切监测动脉血气变化，治疗开始阶段每2小时监测一次，稳定后每4～6小时监测一次，并根据血气分析结果动态调节气体流量和氧浓度，维持动脉氧分压达到90mmHg以上，混合静脉血氧饱和度应达到75%左右[4]。根据酸碱平衡，调整呼吸机参数、ECMO流量及通气量。此外，维持血细胞比容＞40%、血红蛋白＞120g/L可在允许的最低血流量下优化氧气输送。右手的血氧饱和度反映患者的心肺功能，左手的血氧饱和度反映ECMO的血氧饱和度[5]，需定时观察比较左手和右手外周血氧饱和度的动态变化。

（3）气体管理：初始膜肺氧浓度调至70%～80%，气血流量比（0.5～0.8）：1，稳定期膜肺氧浓度调至30%～40%。取膜肺进、出端血液行血气分析，判断膜肺的工作状况，动态调整气流量和氧浓度。

（4）压力监测：条件允许时进行氧合器出入口压力监测，一般动力泵前压力≤300mmHg，动力泵后压力≤400mmHg，静脉端吸引负压应＜30mmHg，否则易引起溶血。当两点压力均增高时，提示氧合器后患者动脉插管端阻塞，当两点压力差增大时提示氧合器血栓形成。

（5）温度管理：水箱温度设置在36～37℃，维持患者体温接近37℃并持续监测。温度过低会导致血流动力学及凝血机制等紊乱，而温度过高会增加机体的氧消耗，不利于心肺功能的恢复[6]。如患者在可疑有缺氧缺血性脑损伤条件下置管，在最初的24～72小时内应维持脑部低温（中心温度32～34℃）以减少神经系统并发症。

（6）容量管理：严密监测出入水量，控制输注速度，维持平均动脉压（MAP）在50～70mmHg，中心静脉压（CVP）在5～10mmHg，维持血乳酸＜1.5mmol/L。患者血流动力学稳定后，开始使用利尿剂直至达到正常干体重，如患者存在利尿剂抵抗或出现急性肾损伤时，尽早启动连续性肾脏替代疗法（CRRT）。

（7）抗凝监测：ECMO辅助期间，持续肝素输注［20～50u/（kg·h）］，初始每小时床边检测活化凝血时间（ACT），稳定后可间隔2～3小时测定，维持ACT达到160～220秒[7, 8]，每4～6小时检测部分凝血活酶时间（APTT），维持APTT达到50～70秒。根据患者的促凝血状态及时调节肝素泵的用量，当有活动性出血时应降低目标值，ACT维持在150～170秒；当出血较少、辅助流量减低、凝血风险较高时，ACT维持在200～220秒。此外，应维持血小板计数＞50×10⁹/L，必要时输注血小板，维持纤维蛋白原在250～300mg/dl，必要时输注新鲜冷冻血浆或纤维蛋白原。如怀疑存在ATⅢ缺乏，则应检测ATⅢ水平，如ATⅢ水平低于正常值的50%，可补充新鲜冷冻血浆、冷沉淀或重组ATⅢ。如存在肝素诱导的血小板减少症，建议使用阿加曲班进行代替，必要时可行血栓弹力图检查。输注血小板、血浆、凝血因子、大量蛋白等血液制品后会导致患者凝血功能改变，需在输注后 30 分钟测定 ACT。

（8）每日评估患者有无撤机指征[9-11]：目前尚无统一撤机时机和指征，患者在 ECMO 支持 1 周内出现转复迹象，血流动力学稳定，体外循环支持小于机体需求总量的 30%，在可接受的正性肌力药物辅助下超声心动图示左心室射血分数＞（35% ～ 45%），患者自体心脏或肺功能可满足循环和氧合需求，即允许脱离 ECMO。对暴发性心肌炎患者而言，心肌损伤和长期存在的心律失常是 ECMO 成功撤机的决定因素[12]。在完全停止 V-A ECMO 前，应对患者进行 1 次或多次撤机试验[13]，将动静脉导管暂时夹闭，使 ECMO 回路通过动脉和静脉导管之间的桥路进行自身循环 0.5 ～ 4 小时，并用肝素盐水持续冲洗套管或每 10 分钟手动冲洗一次，以防 ECMO 环路及套管内血栓形成。

（二）IABP 观察要点及护理

IABP 是通过主动脉内球囊与心动周期同步地充放气，提高心肌氧供，减少心肌氧耗，即舒张期球囊充气，增加冠脉灌注，进而增加心肌氧的供应，收缩期球囊放气，减少了心脏的后负荷，心脏做功减少，从而减少了心肌对氧的需求，并在一定程度上改善肾血流。

1. 保证有效触发　置入后即刻行 B 超或胸部 X 线检查，并每日复查，以确定导管尖端是否位于左右主支气管分叉水平，球囊位置是否位于左锁骨下动脉远端及肾动脉以上。首选心电触发模式，反搏比为 1 ：1。

2. 反搏效果监测　记录心率、反搏压、平均动脉压及各波形等动力学参数值[14]，确保心电触发模式与心率同步、反搏图形是正常规律。球囊正常反搏时血压变化图形见图 18-1，球囊反搏时相异常时血压变化图形见图 18-2。反搏有效的指征为血压上升、心率减慢、血管活性药物减量、组织灌注改善（包括意识状态改善、呼吸困难减轻、皮肤花斑消失、四肢转暖、尿量增加）、反搏压≥收缩压 10 ～ 20mmHg。确保氦气量充足，不足时及时更换。

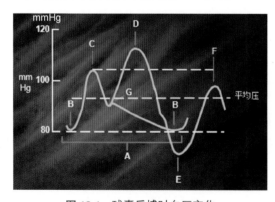

图 18-1　球囊反搏时血压变化

A. 一个完整的心脏周期；B. 未辅助的舒张末压；C. 未辅助的收缩压；D. 舒张增压（反搏压）；E. 辅助后舒张末压；F. 辅助后收缩压；G. 重搏切迹

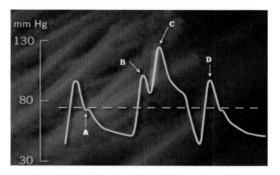

图 18-2　①时相错误——球囊充气过早

A. 重搏切迹；B. 未辅助的收缩压；C. 舒张增压（反搏压）；D. 辅助后收缩压

球囊充气过早常见于球囊于主动脉瓣关闭前充气。波形特点为球囊在重搏切迹前开始充气和舒张压 "侵占" 收缩期。其产生的生理效应为主动脉瓣有可能过早关闭；有可能增加 LVEDV/LVEDP/PCWP；增加左心室壁压力或后负荷；主动脉血回流；增加心肌需氧

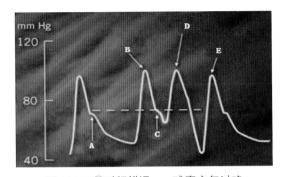

图 18-2　②时相错误——球囊充气过晚

A. 主动脉关闭切迹；B. 未辅助的收缩压；C. 重搏切迹；D. 舒张增压（反搏压）；E. 辅助后收缩压

球囊充气过晚常见于球囊于主动脉瓣关闭后较晚充气。波形特点为球囊在重搏切迹后充气；缺乏尖 "V"；反搏压不足。产生的生理效应为冠脉灌注不足

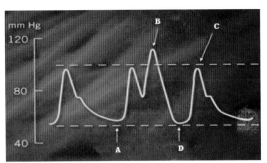

图 18-2　③时相错误——球囊放气过早

A. 未辅助的舒张末压；B. 舒张增压（反搏压）；C. 辅助后收缩压；D. 辅助后舒张末压

球囊放气过早常见于球囊于舒张期内过早放气。波形特点为反搏压出现后马上看到其快速下降；反搏压不足；有反搏舒张末压可能等于或低于无反搏时舒张末压；有反搏收缩压可能升高。产生的生理效应为冠脉灌注不足；冠脉和颈动脉血可能出现逆流；冠脉血逆流可能导致心绞痛；后负荷降低效果不好；增加心肌需氧

3. 管道护理

（1）妥善固定：穿刺点缝线固定，予以无菌敷料覆盖后使用透明贴膜固定；体外管道与身体长轴平行固定；每 1 小时检查所有连接，避免导管扭曲、移位、脱出；每班监测并记录导管外露刻度，做好标记。

（2）保持管路通畅：IABP 各连接导管不得卷曲和打折，尤其是连接压力传感器监测导管，以确保反搏压监测值的精确性。床头抬高 ≤ 30°，保持压力传感器位置与患者的心脏同一水平，每 4 小时校零一次。穿刺侧下肢伸直，避免屈膝、屈髋，必要时使用约束带固定，每 2 ～ 4 小时采用轴线翻身法进行翻身，更换体位时需专人固定导管。

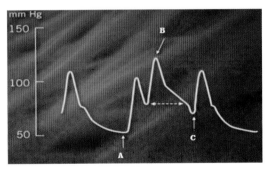

图 18-2　④时相错误——球囊放气过晚

A. 未辅助的舒张末压；B. 舒张增压（反搏压）；C. 辅助后舒张末压

球囊放气过晚常见于当主瓣开始打开时才开始放气。波形特点为有反搏舒张末压可能等于无反搏舒张压；有反搏收缩压上升时间延长；反搏压部分外观加宽。产生的生理效应为后负荷完全没有降低；左心室射血阻力增加和等容收缩期延长，导致心肌耗氧增加；球囊可能阻碍左心室射血、增加后负荷

4. 抗凝监测　每小时应用肝素盐水（氯化钠注射液 500ml+ 肝素钠 2500U，用加压袋加压至 300mmHg），快速冲洗管道 15 秒（肝素盐水 3 ～ 5ml），避免管道堵塞导致各项压力指标误差明显。时刻监测加压袋压力值，保持压力至所需流速。当 IABP 联合 ECMO 使用时，参照 ECMO 抗凝标准。

5. 每日评估患者有无撤机指征 [15, 16]　撤机指征包括血流动力学稳定，心指数 > 2.5L/（min·m^2），平均动脉压 > 80mmHg；患者意识清楚，末梢循环良好，尿量 > 1ml/（kg·h）；多巴胺用量 < 5μg/（kg·min），且依赖性小，药物减量对血流动力学影响小；心电图无心律失常或心肌缺血的表现；血气正常。开始撤除 IABP 时可以选择减少辅助频率或减少

球囊容积，亦可两者结合。

6. 撤机护理　撤除后密切观察患者血流动力学是否稳定，穿刺处局部有无出血、血肿，双下肢足背动脉搏动是否良好，双侧大、小腿围及肌张力是否正常，皮肤温度、颜色是否正常。

（三）临时起搏器的护理

根据病情合理设置起搏心率、输出电压和感知灵敏度参数，观察患者的心率是否与起搏心率相符，是否有自主心律；时刻关注起搏器工作状态，更换电池时，需医护同时在场，并做好抢救准备，预防心搏骤停等不良心血管事件发生。

（四）有创呼吸机的护理

1. 呼吸机辅助通气　具有改善肺通气/血流比值，减轻心脏前、后负荷进而改善患者心脏功能的综合效应[1, 2, 17]，推荐尽早使用。对于 SaO_2 90% 或 $PaO_2 < 60mmHg$，有发绀、呼吸困难等临床表现的低氧血症者，在无禁忌证的情况下可将无创正压通气（noninvasive positive pressure ventilation，NPPV）作为优选的初始辅助通气方式。若出现无创通气不能纠正低氧血症、呼吸衰竭，尤其是有明显呼吸性酸中毒伴意识障碍者，则应尽早给予气管插管行有创机械通气。需要指出的是，并非所有接受后续体外生命支持治疗的患者均需要气管插管[18, 19]。近年来，随着 ECMO 组件和技术的显著发展，ECMO 的临床应用更加安全，国内外学者开始探讨自主呼吸下行"清醒"ECMO 治疗的可行性[20-22]，其潜在的益处包括降低呼吸机相关事件、减少意外拔管、降低镇痛需求、增加患者舒适度、增加经口摄入、促进机体康复、增进患者沟通等。"清醒"ECMO 治疗逐渐成为一种可被接受的治疗方式在临床应用[23, 24]。

2. 气管插管　应逐步达到并维持在适度镇静水平[25]。镇痛镇静治疗的目的是在满足机体基本灌注氧合的基础上，尽可能保护器官储备功能，减轻器官过度代偿的氧耗做功，维持患者处于最舒适和安全的镇静状态。因此，需要定时评估患者的镇静程度，以便于调整镇静药物及其剂量。2013 年的一篇综述[26]和另一项研究[27]均显示，在众多镇静评分法中，Richmond 躁动 - 镇静评分（Richmond agitation-sedation scale，RASS）（表 18-1）与镇静 - 躁动评分（sedation-agitation scale，SAS）（表 18-2）是评估患者镇静深度、镇静质量及对谵妄的筛查与评估最有效和可靠的方法[28]，两者被目前国内外多项指南推荐，其在机械通气、躁动、谵妄及其他重症患者中均有良好的应用[25, 29, 30]。建议实施镇静后，连续评估镇静深度，调整治疗，趋近目标。浅镇静时，镇静深度的目标值为 RASS −2 ～ +1 分，SAS 3 ～ 4 分；较深镇静时，镇静深度的目标值为 RASS −4 ～ −3 分，SAS 2 分；当合并应用神经肌肉阻滞剂时，镇静深度的目标值应为 RASS −5 分，SAS 1 分。护理人员应根据评估结果动态调整镇静目标，以减少药物在体内蓄积和维持患者最佳镇静状态[31]。

表 18-1　Richmond 躁动 - 镇静评分（RASS 评分）

分数	分级	描述
+4	有攻击性	非常有攻击性，暴力倾向，对医务人员造成危险
+3	非常躁动	非常躁动，拔出各种导管
+2	躁动焦虑	身体激烈移动，无法配合呼吸机
+1	不安焦虑	焦虑紧张，但身体活动不剧烈
0	清醒平静	清醒自然状态
−1	昏昏欲睡	没有完全清醒，声音刺激后有眼神接触，可保持清醒超过 10 秒
−2	轻度镇静	声音刺激后能清醒，有眼神接触，< 10 秒
−3	中度镇静	声音刺激后能睁眼，但无眼神接触
−4	重度镇静	声音刺激后无反应，但疼痛刺激后能睁眼或运动
−5	不可唤醒	对声音及疼痛刺激均无反应

表 18-2　镇静 - 躁动评分（SAS 评分）

分值	分级	描述
7	危险躁动	拉拽气管内插管，试图拔除各种导管，翻越窗栏，攻击医护人员，在床上辗转挣扎
6	非常躁动	需要保护性束缚并反复语言提示劝阻，咬气管插管
5	躁动	焦虑或身体躁动，经言语提示劝阻可安静
4	安静合作	容易唤醒，服从指令
3	镇静	嗜睡，语言刺激或轻轻摇动可唤醒并能服从简单指令，但又迅速入睡
2	非常镇静	对躯体刺激有反应，不能交流及服从指令，有自主运动
1	不能唤醒	对恶性刺激无或仅有轻微反应，不能交流及服从指令

3. 呼吸机辅助通气　采取保护性肺通气策略，降低呼吸机参数设置，并维持在最小支持水平，使患者肺脏得到充分休息[4]。保护性肺通气策略旨在降低呼吸机的参数设置以免造成气压伤、容积伤[32]。密切观察患者的呼吸频率和呼吸形态、血氧饱和度，根据血气分析结果，动态调整呼吸机的参数[33]。推荐的呼吸机参数设置为潮气量 3 ～ 5ml/kg，呼吸频率< 8 次 / 分，呼气末正压通气（positive end expiratory pressure，PEEP）5 ～ 5cm H_2O，吸气平台压< 25cm H_2O，吸入氧浓度（FiO_2）30% ～ 40%[10, 32]。持续监测动静脉氧饱和度，保持动脉氧饱和度大于 95%，混合静脉饱和度维持在 65% ～ 75%[34, 35]。

4. 加强呼吸道护理　保持呼吸道通畅，采用气道湿化、密闭式吸痰管吸痰及翻身拍背体疗，以利于痰液排出；保证无菌吸痰和吸痰过程中防止 PEEP 丢失。落实呼吸机相关性肺炎集束化管理措施[36]。每日评估患者有无拔管指征，尽早拔除气管插管，采取序贯通气，逐步过渡到无创正压通气、面罩或经鼻高流量吸氧、鼻导管吸氧。

（五）连续肾脏替代疗法的护理

连续性肾脏替代治疗（continuous renal replacement therapy，CRRT）的主要目的是持

续过滤去除毒素和细胞因子，并可通过超滤减轻心脏负荷，重建体内水、电解质及酸碱平衡，维护内环境的稳态[37, 38]，恢复血管对血管活性药物的反应来治疗心力衰竭，对暴发性心肌炎的患者有较大帮助[9]。合并肾功能损伤时，更应早期积极使用[39]。

1. CRRT 模式[40]　　常用模式为连续性静-静脉血液滤过（continuous veno-venous hemofiltration，CVVH）、连续性静 - 静脉血液透析滤过（continuous veno-venous hemodiafiltration，CVVHDF）；首选前稀释方式，使用带吸附功能的滤器。

2. 血管通路　　推荐将血液净化管道耦合在 ECMO 环路上[41]，常见的连接方式是 CRRT 入口端（动脉）连接在离心泵后，CRRT 出口端（静脉）连接在氧合器前，或入口端（动脉）连接在离心泵前，出口端（静脉）连接在氧合器前。对未行 ECMO 治疗的患者，可建立独立的临时透析导管，首选超声引导下右侧颈内静脉置管，并在置管后即刻和初次使用前拍摄胸部平片。使用前充分评估导管状态（患者体温、导管类型、导管留置时间、导管敷料、导管外露长度、导管穿刺点局部皮肤情况）和导管功能（3 秒钟注射器能抽满 10ml）。

3. 参数设置　　置换液 4000 ～ 6000ml/h，持续治疗时间 8 ～ 12 小时或更长；血流量 150 ～ 200ml/min；根据患者当前的出入量及生命体征，以液体平衡为前提，随时调整超滤率。

4. 抗凝方式　　综合评估抗凝治疗的风险及获益以决定是否进行抗凝及抗凝强度。遵医嘱选择合适抗凝剂及输注速度，动态监测凝血功能，使 APTT 或 ACT 保持在正常值的 1.5 倍。对行 IABP 和（或）ECMO 治疗者，CRRT 无须额外使用抗凝剂，须密切关注患者抗凝状态。

5. 引血与治疗　　初始血泵流速控制在 30 ～ 50ml/min，引血完毕逐步调整血泵速度 100ml/min，持续 3 ～ 5 分钟，待血泵与心脏、ECMO 逐步适应，调节血泵速度至 150 ～ 200ml/min，持续 30 分钟，患者无病情变化，可开始治疗。

6. 液体管理　　采用三级水平管理[42]，结合患者 CVP、有创动脉血压等监测，依据每小时出入量调整超滤率，达到每小时液体平衡，避免体液潴留和过度超滤。

7. 下机与回血

（1）计划下机：通过胸部 X 线平片及心脏超声来评估容量，若患者无容量超负荷表现，酸碱平衡稳定，电解质保持在正常水平，血管活性药剂量不大，无严重感染证据，每日尿量＞ 500ml，即可终止 CRRT 治疗。

（2）非计划下机：当滤器发生了 2 级或 2 级以上凝血堵塞，且跨膜压（TMP）持续＞ 250mmHg，CRRT 机器持续报警无法排除时需停止治疗，或静脉压持续＞ 300mmHg，CRRT 机器持续报警无法排除时需停止治疗。

（3）回血方法：采用阶梯式回血[43]。先将血流速度降至 180ml/min，持续 15 分钟，然后将血流速度调至 150ml/min，同时降低置换量，将超滤分数控制在 20%，持续 15 分钟，再将血流降至 100ml/min，关闭超滤，持续 15 分钟，最后将血流速度调至 50ml/min 回血。

8. 其他　　治疗中监测参见《血液净化标准操作规程（2010 版）》[38]。

三、药物治疗的护理

暴发性心肌炎患者常在早期联合抗病毒治疗，同时予以大剂量糖皮质激素、足量免疫球蛋白行免疫调节治疗，此外还包括抗心律失常、血管活性药物，改善心肌能量代谢、对症治疗（高热、少尿或无尿、消化道出血）、镇静、抗凝等多种药物。因此，应在机械辅助治疗全身肝素化前置入中心静脉导管，建立 2 条以上静脉通道，以保证后续静脉治疗顺利进行，同时减少机械辅助期间血管穿刺机会，减少出血、血栓等血管相关并发症的发生。

护理人员应合理安排输液顺序，用输液泵或微量泵严格控制输液速度以免增加心脏负荷。使用微量泵静脉输入血管活性药物，为防止更换泵时引起循环波动，更换血管活性药物时可采取泵对泵更换。掌握常用药物的种类和用法、配伍禁忌，遵医嘱安全准确给药，监测药物疗效及不良反应。

四、并发症的护理

暴发性心肌炎患者在多种生命支持治疗下，容易发生出血、栓塞、感染、肾功能衰竭等并发症[44-46]。

（一）出　血

出血是最常见的并发症。出血的原因包括以下几类：

（1）手术技术缺陷，管道固定不稳固，患者活动会造成穿刺处出血。

（2）全程均需抗凝治疗，抗凝不当易引发出血风险。为了预防出血，应定期监测穿刺点、引流液、大小便有无出血等，追踪患者实验室检验结果（D- 二聚体、ACT、APTT 等）；遵医嘱动态调整抗凝强度和方式，维持 ACT 和 APTT 在目标值范围；宜在患者全身肝素化前进行侵入性操作，减少皮下、肌内注射及动静脉穿刺等频次，延长穿刺部位按压时间。一旦发生出血，及时报告医生，明确出血部位并根据出血量采取止血措施。

（3）血小板的严重消耗。

（4）血细胞的破坏造成血小板功能下降，凝血机制受损[47]。因此，应密切监测ACT、APTT 和血小板计数，观察 ECMO 循环系统内有无血栓形成。

（二）栓　塞

栓塞主要与插管有关，ECMO 离心泵、氧合器对血细胞的破坏是不可避免的；此外，还与心排血量、血管 / 导管直径、内膜损伤、抗凝不足形成血栓及栓子脱落有关。临床表现主要包括脑血管栓塞、肢体血管栓塞及左心大量血栓。在治疗期间需要密切观察下肢远端血供情况，每隔 1 小时评估患肢的感觉反应、皮肤颜色、温度，对比双侧足背动脉搏动情况，并在搏动明显处做好标记。如果患者出现穿刺肢体麻木疼痛，皮肤颜色苍白、变凉，足背动脉搏动消失等症状，应立即通知医生。观察患者意识、瞳孔、肢体活动状况，防止脑栓塞的发生。特别注意在停用了 ECMO，同时拔除 IABP 伤口使用弹力绷带加压包扎时，因肝素用量降低，下肢静脉血流淤滞，反而是发生下肢血栓的高危时期。另外，应严密监测管道与管道的衔接是否紧密，避免管道脱开，造成空气栓塞。

（三）感染

感染是 ECMO 支持期间另一种发生率较高的并发症，其原因主要与手术创伤及插管时间过长有关。感染可降低患者的成活率，是导致患者死亡的重要原因[48]。为预防感染，应对患者采取保护性隔离措施，将患者置于 CCU 病房，加强空气消毒和感染监测。严格执行呼吸机相关性 Bundle 措施，由专门的 ECMO 护理团队进行护理，注意无菌操作，加强隔离，避免病房内家属探视。在插管、更换敷料、介入性操作、拔除管道等操作时需严格无菌操作，及时更换被污染的敷料，保持切口干燥清洁，加强手卫生，进行任何操作前强调必须洗手；患者所有伤口每日碘剂消毒覆盖；血液制品输血器使用超过 4 小时应更换；静脉输液、动脉血气采集、ECMO 与 IABP 管路更换及加药抽取标本等操作需严格执行无菌技术[49]；尽可能减少抽血次数，要求每日更换输液管道及三通。持续体温监测并及时记录，每日检测白细胞计数，及时进行血、尿、粪、痰培养及药敏试验，根据白细胞计数及培养结果调整抗生素用法；加强气道管理及基础护理，留置胃管行肠内营养，必要时予以免疫增强剂增强机体抵抗力。严格执行消毒隔离制度并加强手卫生，接触患者前后要洗手。预防穿刺处感染，观察局部有无红肿、渗血、渗液情况，保持局部清洁干燥。

（四）肾功能衰竭

肾功能衰竭是暴发性心肌炎患者常见的合并症，也是联合应用 ECMO 和 IABP 常见的并发症，尤其当 IABP 导管留置不当压迫肾动脉开口时，会导致急性肾衰竭。李斌飞[50]等回顾分析 21 例暴发性心肌炎性心源性休克患者行 IABP 联合 ECMO 辅助治疗的临床资料，收集患者联合应用前、辅助治疗期间、联合应用后的生命体征及并发症等临床资料。结果显示，主要并发症为肾功能衰竭 10 例、感染败血症 6 例、脑出血 2 例、下肢缺血 3 例、胃肠道并发症 5 例、多器官功能衰竭 4 例。肾功能衰竭、脑出血、下肢缺血、胃肠道并发症、多器官功能衰竭是影响患者预后的危险因素（$P < 0.05$），具体数据见表 18-3。因此，应用 IABP 时应留置尿管，密切监测每小时尿量，结合 ECMO 的相关指标，一旦出现少尿或无尿，及时鉴别是否循环容量不足或是急性肾衰竭，并给予相应治疗。

表 18-3　暴发性心肌炎性患者行 ECMO 联合 IABP 辅助治疗相关临床指标和转归 [$M(Q)/n(\%)$]

变量		总体（$n=21$）	存活组（$n=16$）	死亡组（$n=5$）	Z	P
性别	男	10（47.6）	9（56.3）	1（20.0）	—	0.311
	女	11（52.4）	7（43.8）	4（80.0）		
年龄 *（岁）		27.0（16.0）	27.00（16.0）	29.00（15.0）	0.37	0.709
体重 *（kg）		55.0（21.0）	54.50（23.0）	56.00（17.0）	0.25	0.804
ECMO 辅助时间 *（h）		52.0（62.4）	52.0（55.0）	50.0（212.0）	0.08	0.934
并发症						
肾功能衰竭	有	10（47.6）	5（31.3）	5（100.0）	—	0.012

续表

变量		总体（n=21）	存活组（n=16）	死亡组（n=5）	Z	P
	无	11（52.4）	11（68.8）	0（0.0）		
脑出血	有	2（9.5）	0（0.0）	2（40.0）	—	0.048
	无	19（90.5）	16（100.0）	3（60.0）		
胃肠道并发症	有	5（23.8）	0（0.0）	5（100.0）	—	0.000
	无	16（76.2）	16（100.0）	0（0.0）		
下肢缺血	有	3（14.3）	0（0.0）	3（60.0）		0.008
	无	18（85.7）	16（100.0）	2（40.0）		
多器官功能衰竭（MOF）	有	4（19.0）	0（0.0）	4（80.0）	—	0.001
	无	17（81.0）	16（100.0）	1（20.0）		
感染败血症	有	6（28.6）	5（31.3）	1（20.0）		1.000
	无	15（71.4）	11（68.8）	4（80.0）		

注：—，$n < 40$，采用 Fisher 确切概率法，无 χ^2 值。

* 数值变量不符合正态分布，采用中位数（M）及四分位数间距（Q）描述其集中趋势及离散趋势。采用 Wilcoxon 秩和检验进行两组间比较。

五、休息与营养

急性期，患者应绝对卧床休息，采取正确舒适的卧位，使用气垫床，以减轻心脏负荷；夜间可给予患者镇静睡眠药物，保证充分休息，减少外界刺激引起情绪波动。酌情予以禁食，给予静脉营养，待病情好转后再予以清淡易消化饮食。恢复期，患者病情好转后可根据心功能恢复情况指导患者适当增加活动量[51]。可进食少咀嚼、易吞咽的流食或半流食，如稀饭、小米粥、青菜瘦肉粥、鸡蛋羹、牛奶、鲜榨水果汁等，少量多餐，每餐 50～100ml，每天三至四餐；夜间不宜进食，保证所有进食在晚上 8 点之前完成，以保证患者有充足的睡眠休息时间。早期患者因活动不便，胃肠蠕动功能减弱，极易发生便秘，用力排便可诱发心律失常、心力衰竭等，因此应指导患者正确、定时排便，勿用力排便，排便时沿肠蠕动方向自右向左按摩腹部，以促进排便；若有习惯性便秘，可选用开塞露、番泻叶等缓泻剂。

六、心理护理

暴发性心肌炎起病急，病情危重且进展快，疾病本身与沉重的经济负担给患者及家属带来了严重的心理压力，患者常表现为紧张、焦虑甚至恐惧。应特别重视建立互相信任的医患关系，及时与家属沟通治疗方案、患者病情，讲述成功案例以增强患者及家属的信心。治疗过程中，对于清醒患者，及时告诉其现在的时间、地点、家属心情、好的病情演变信息，简要介绍各种治疗的重要性，满足患者的心理需要，使患者紧张的心情得到放松，解除其恐惧心理，增强战胜疾病的自信心。与此同时，患者家属应当对生命支持治疗方法，如 ECMO、IABP 等的原理有最基本的了解，让患者家属明白在生命支持治疗下，尽管患者表面上看来病情改善，但患者自身的心肺可能仍然完全不工作，让家属正确地面对可能出现的各种危机状况。要及时询问患者的需求及主观感受，做好床帘隔离，为患者反穿病员服或贴身盖病员服，给予患者厚棉被。

总之，暴发性心肌炎是心肌炎最为严重和特殊的类型，经药物和机械支持治疗后的院内病死率仍可高达 40% ～ 80%[52]。因此，接收到此类患者后应立即启动科室重症小组，积极抢救。大家协同合作，明确分工，保证呼吸道和静脉通路的通畅、IABP 和 ECMO 的及时安装及有效的运行，做好血流动力学及生命体征的监测，保证抢救和治疗顺利进行。治疗期间，严格执行专人特级护理，严密监测患者生命体征，保证各仪器的正常运转，提高患者的救治成功率。

附：

表 18-4　暴发性心肌炎患者记录单

日期 / 时间（每 1 小时）								
基本情况	体温（℃）							
	HR（次 / 分）							
	SpO$_2$（%）							
	IBP（mmHg）							
ECMO	转速（r/min）							
	流量（L/min）							
	FiO$_2$（%）							
	气流量（L/min）							
	实际水温（℃）							
血运	氧合器及管路是否通畅							
	腿围（cm）							
	下肢端皮温（℃）							
IABP	触发模式							
	反搏比							
	反搏压（mmHg）							
	平均动脉压（mmHg）							
	足背动脉搏动（有或无）							
有创呼吸机	模式							
	VT（ml）							
	FiO$_2$（%）							
	PEEP（cmH$_2$O）							
	呼吸频率（次 / 分）							
临时起搏器	P/O/S							
心脏 B 超	EF（%）							

续表

日期/时间（每1小时）								
凝血指标	ACT（s）							
	APTT（s）							
血气分析	PO₂（mmHg）							
	PCO₂（mmHg）							
	pH 值							
	SaO₂（%）							
有关检验值	乳酸（mmol/L）							
	谷丙转氨酶（U/L）							
	谷草转氨酶（U/L）							
	CTNI（pg/ml）							
	NT-proBNP（pg/ml）							
	白细胞（×10⁹/L）							
	血红蛋白（g/L）							
	血钾（mmol/L）							
所用药物浓度及剂量	多巴胺（ml/h）							
	阿拉明（ml/h）							
	艾贝宁（ml/h）							
	肝素（ml/h）							
出入水量	总入量（ml）							
	总出量（ml）							
	尿量（ml）							

参 考 文 献

[1] 中华医学会心血管病学分会精准医学学组，中华心血管病杂志编辑委员会，成人暴发性心肌炎工作组. 成人暴发性心肌炎诊断与治疗中国专家共识. 中华心血管病杂志，2017, 45(9): 742-752

[2] Akashiba T, Ishikawa Y, Ishihara H, et al. The Japanese Respiratory Society Noninvasive Positive Pressure Ventilation (NPPV) Guidelines (second revised edition). Respir Investig, 2017, 55: 83-92

[3] 龚娜，王静，杨琼，等. 无肝素法体外膜肺氧合联合连续肾脏替代疗法抢救脏器功能衰竭患者的护理. 护士进修杂志，2015, 30(10): 915-916

[4] 任卫红，袁肖媚，叶婷. 应用人工体外膜肺氧合技术救治危重症病人的护理. 护理研究，2010, 24 (7): 607-609

[5] 洪迎. 1例应用体外膜肺氧合技术救治暴发性心肌炎患者的护理. 当代护士 (学术版)，2013, (6): 154-155

[6] 毛秋瑾. 5例重症心脏病人围术期应用体外膜肺氧合的护理. 医学信息 (上旬刊)，2010, 23 (12): 4783-4785

[7] 高国栋，黑飞龙，吉冰洋，等. 128例成人体外膜肺氧合支持治疗患者相关并发症回顾分析. 中国分子心脏病学杂志，2015, 15 (1): 1197-1201

[8] 杨桂棠，丁建，关明子，等. 体外膜肺氧合救治重症暴发性心肌炎合并多脏器功能衰竭经验. 临床军医杂志，2016, 44 (11): 1140-1143

[9] Ortuno S, Delmas C, Diehl JL, et al. Weaning from veno-arterial extra-corporeal membrane oxygenation: which strategy to use? Ann Cardiothorac Surg, 2019, 8(1): E1-E8

[10] 杨峰，王粮山. 成人体外膜氧合循环辅助专家共识. 中华重症医学电子杂志 (网络版)，2018, 4 (2): 114-112

[11] Extracorporeal Life Support Organization (ELSO). General Guidelines for all ECLS Cases. v1.4. (2017-08). https://www. elso. org/ Portals/0/ELSO%20Guidelines%20General%20All%20ECLS%20Version%201_4. pdf

[12] Matsumoto M, Asaumi Y, Nakamura Y, et al. Clinical determinants of successful weaning from extracorporeal membrane oxygenation in patients with fulminant myocarditis. ESC Heart Fail, 2018, 5(4): 675-684

[13] Aissaoui N, El-Banayosy A, Combes A. How to wean a patient from veno-arterial extracorporeal membrane oxygenation. Intensive Care Med, 2015, 41(5): 902-905

[14] 叶燕，何细飞，汪道文，等. 主动脉内球囊反搏在 16 例暴发性心肌炎中的应用及观察要点. 内科急危重症杂志，2017, 23(6): 469-471, 489

[15] 中国心脏重症主动脉内球囊反搏治疗专家委员会. 主动脉内球囊反搏心脏外科围手术期应用共识. 中华医学杂志，2017, 97(28): 2168-2175

[16] 国家心血管中心，中国医学科学院护理理论与实践研究中心，中华护理学会重症专业委员会. 冠状动脉旁路移植术后置入主动脉内球囊反搏护理专家共识. 中华护理杂志，2017, 52(12): 1432-1439

[17] 张新超，钱传云，张劲农，等. 无创正压通气急诊临床实践专家共识 (2018). 临床急诊杂志，2019, 20 (1): 1-12

[18] Xu Q, Cao Y, Jiang X, et al. Can awake ECMO combined with NPPV treat severe H7N9 avian influenza? A case report. QJM, 2019, 112(7): 525-526

[19] Haberl T, Aliabadi-Zuckermann A, Goliasch G, et al. Awake extracorporeal life support (ECLS) implantation in profound cardiogenic shock. Multimed Man Cardiothorac Surg, 2018, 2018

[20] Langer T, Santini A, Bottino N, et al. "Awake" extracorporeal membrane oxygenation (ECMO): pathophysiology, technical considerations, and clinical pioneering. Crit Care, 2016, 20(1): 150

[21] Zych B, Garcia-Saez D, Ananiadou O, et al. Extracorporeal membrane oxygenation (ECMO) as a bridge to lung transplantation (Ltx) - influence of concomitant mechanical ventilation on outcome. J Heart Lung Transplant, 2017, 36: S415

[22] Castleberry AW, Hartwig MG, Whitson BA. Extracorporeal membrane oxygenation post lung transplantation. Curr Opin Organ Transplant, 2013, 18(5): 524-530

[23] 刘桂英，应巧燕，李若祎，等. 体外膜肺氧合治疗患者早期活动的研究进展. 中华护理杂志，2018, 53 (6): 724-729

[24] Extracorporeal Life Support Organization (ELSO). Endotracheal extubation in patients with respiratory failure receiving venovenous ECMO. (2015-05). https://www. elso. org/Portals/0/Files/ELSO_ExtubationGuidelines_May2015. pdf

[25] Barr J, Fraser GL, Puntillo K, et al. Clinical practice guidelines for the management of pain, agitation, and delirium in adult patients in the intensive care unit. Crit Care Med, 2013, 41(1): 263-306

[26] Robinson BR, Berube M, Barr J, et al. Psychometric analysis of subjective sedation scales in critically ill adults. Crit Care Med, 2013, 41(9 Suppl 1): S16-S29

[27] Nassar Junior AP, Pires Neto RC, de Figueiredo WB, et al. Validity, reliability and applicability of Portuguese versions of sedation-agitation scales among critically ill patients. Sao Paulo Med J, 2008, 126(4): 215-219

[28] Khan BA, Guzman O, Campbell NL, et al. Comparison and agreement between the Richmond Agitation-Sedation Scale and the Riker Sedation-Agitation Scale in evaluating patients' eligibility for delirium assessment in the ICU. Chest, 2012, 142(1): 48-54

[29] 中华医学会重症医学分会. 中国成人 ICU 镇痛和镇静治疗指南. 中华重症医学电子杂志，2018, 4 (2): 90-113

[30] 周建新. 重症脑损伤患者镇痛镇静专家共识. 中华危重病急救医学，2013, 25(7): 387-393.

[31] 朱明明，刘芳，王冉. 躁动镇静评分在重症患者中应用的研究进展. 中华护理杂志，2018, 53(2): 247-250

[32] Guglin M, Zucker MJ, Bazan VM, et al. Venoarterial ECMO for Adults: JACC Scientific Expert Panel. J Am Coll Cardiol, 2019, 73(6): 698-716

[33] 李艳丽，张文芳. 2 例体外膜肺氧合治疗爆发型心肌炎的护理. 天津护理，2010, 18 (3): 132-133

[34] 王松. 体外膜肺氧合联合主动脉球囊反搏救治难治性心力衰竭患者的护理. 天津护理，2012, 20 (6): 380-381

[35] 吴美英，谢钢，蒋崇慧，等. 急危重症患者体外膜肺氧合治疗的护理. 岭南急诊医学杂志，2006, 11(4): 317-318

[36] 中华医学会重症医学分会. 呼吸机相关性肺炎诊断、预防和治疗指南 (2013). 中华内科杂志，2013, 52 (6): 524-543

[37] Yap HJ, Chen YC, Fang JT, et al. Combination of continuous renal replacement therapies (CRRT) and extracorporeal membrane oxygenation (ECMO) for advanced cardiac patients. Ren Fail, 2003, 25(2): 183-193

[38] 黄培. 2 例爆发型心肌炎并急性心力衰竭患者的护理. 护理学报，2011, 18(10): 46-48

[39] 血液净化急诊临床应用专家共识组. 血液净化急诊临床应用专家共识. 中华急诊医学杂志，2017, 26 (1): 24-36

[40] 周孝利，鄢建军. 阶梯式回血法在成人暴发性心肌炎行血液净化治疗中的应用. 全科护理，2018, 16(32): 4015-4016

[41] 郁佩青 . 2010 版血液净化标准操作规程中关于透析器预冲的认识和解读 . 中国血液净化 , 2013, 12 (9): 520-521

[42] 中华医学会呼吸病学分会呼吸治疗学组 . 成人气道分泌物的吸引专家共识 (草案). 中华结核和呼吸杂志 , 2014, 37(11): 809-811

[43] Caforio ALP, Malipiero G, Marcolongo R, et al. Myocarditis: a clinical overview. Curr Cardiol Rep, 2017, 19(7): 63

[44] 于坤 , 龙村 , 李景文 , 等 . 主动脉内球囊反搏联合体外膜肺氧合的临床应用 . 心肺血管病杂志 , 2010, 29(6): 480-485

[45] Ma PY, Zhang ZW, Song TY, et al. Combining ECMO with IABP for the treatment of critically ill adult heart failure patients. Heart Lung Circ, 2014, 23(4): 363-368

[46] Gass A, Palaniswamy C, Aronow WS, et al. Peripheral venoarterial extracorporeal membrane oxygenation in combination with intra-aortic balloon counterpulsation in patients with cardiovascular compromise. Cardiology, 2014, 129(3): 137-143

[47] 龙村 , 冯正义 , 刘晋萍 , 等 . 心脏术后体外膜式氧合器支持治疗的临床应用 . 中国体外循环杂志 , 2005, 3(4): 230-232

[48] Hei FL, Lou S, Li JW, et al. Five-year results of 121 consecutive patients treated with extracorporeal membrane oxygenation at Fu Wai Hospital. Artif Organs, 2011, 35(6): 572-578

[49] 李欣 , 杨敏 , 张海 , 等 . 体外膜肺氧合中继发血行感染并发症与防控措施 . 中国体外循环杂志 , 2010, 8(1): 16-20

[50] 李斌飞 , 廖小卒 , 程周 , 等 . 主动脉内球囊反搏联合体外膜肺氧合在爆发性心肌炎心源性休克中的应用 . 中国体外循环杂志 , 2014, 12(2): 77-79, 67

[51] 屠燕 , 滕中华 , 马立勤 . 应用经皮心肺支持系统治疗急性重症暴发性心肌炎患者的护理 . 中华护理学会全国内科护理学术交流暨专题讲座会议论文汇编 , 2009

[52] Chong SZ, Fang CY, Fang HY, et al. Associations with the in-hospital survival following extracorporeal membrane oxygenation in adult acute fulminant myocarditis. J Clin Med, 2018, 7(11): 452

第十九章　暴发性心肌炎典型病例及点评

一、病例1

1. 病史摘要

【主诉】发热、乏力伴胸闷气短3天。

【现病史】患者，女性，25岁。3天前劳累后出现发热，最高体温达39℃，伴全身疲惫无力，合并心前区不适和气短，并有厌食、恶心、呕吐和头昏，无明显咳嗽、咳痰、腹痛或腹泻，无肌肉酸痛等，在社区医院输液治疗（具体药物不详）2天症状无好转，反而不断加重。于2018年8月5日因频繁恶心、呕吐、精神差和嗜睡来笔者所在医院急诊科就诊，急诊科以"胸闷原因待查"将其收入心内科。自起病以来乏力明显，精神、食欲差，大小便正常。

【既往史】无特殊记载。

【体格检查】血压（BP）86/50mmHg，心率（HR）150次/分，体温36.8℃。神志清楚，精神极差，嗜睡，SpO_2 96%，颈静脉无充盈，律齐，心音低钝，可闻及奔马律，各瓣膜区未闻及杂音。双肺呼吸音低，未闻及干、湿性啰音。腹平软，无压痛、反跳痛，肝脾肋下未扪及，双下肢无水肿。

【辅助检查】cTnI 4.9ng/ml（0～0.03ng/ml）；心肌酶：乳酸脱氢酶360U/L（135～225U/L），肌酸激酶695.0U/L，肌酸激酶同工酶58.5IU/L（0～25IU/L）；血常规、血气检查正常。门诊心电图：①多形性室速；②全胸前导联ST段弓背向上型抬高；③心室率150次/分。

2. 入院诊断　暴发性心肌炎；心源性休克。

3. 诊疗经过　患者入院时精神状态极差，反复恶心不适，不能进食，嗜睡，肢端干冷。入院后复查心电图：①窦性节律；②胸前导联ST段弓背向上型抬高；③心室率100次/分。急行床旁心脏彩超：①升主动脉和主动脉腔径正常，各心腔内径在正常范围内；②各心室壁无增厚或回声增强，室间隔与左心室后壁呈逆向运动，左心室后壁运动弥漫性不均匀减弱，未见明显反向运动；③各心脏瓣膜形态及开闭未见明显异常；④心脏结构未见明显连续中断；⑤心包腔可见少量积液，左心室后壁约0.9cm，心尖部约0.5cm。彩色多普勒血流显像（CDFI）：二尖瓣瓣口舒张期，血流频谱E峰＜A峰。超声诊断：左心室壁回声改变伴运动减低（考虑心肌炎），心包积液，左心室舒张功能减退，左心室EF 57%。

诊断与治疗方案：入院后临床诊断为暴发性心肌炎，立即启动免疫调节（人血免疫球蛋白20g+甲泼尼龙160mg静脉滴注）和抗病毒（奥司他韦胶囊75mg bid）等药物治疗，多巴胺和去甲肾上腺素小剂量泵入维持血压在 95/60mmHg 以上。行锁骨下静脉置管，监测中心静脉压，严格控制出入量平衡。急诊肺部 CT 检查：①双肺间质性肺部炎症；②双侧胸腔积液，双下肺部分膨胀不全（图 19-1）。

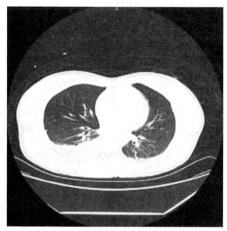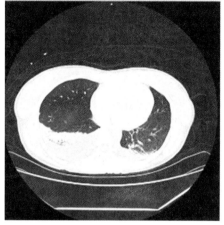

图 19-1　急诊肺部 CT 检查结果

入院后当日下午（15 时左右）在心导管室经右股动脉置入 IABP，行主动脉内球囊反搏，反搏压在 85 ～ 95mmHg。胸片显示心影稍大，心腰变平直（图 19-2）。

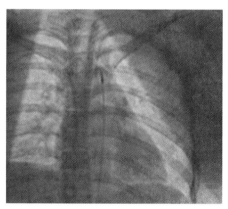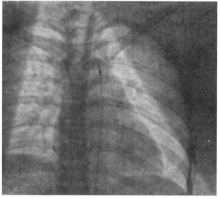

图 19-2　胸片检查结果

次日，复查心电图：①窦性心律；② QRS 波低电压，广泛导联 T 波低平；③心室率 73 次 / 分（图 19-3）。复查床边超声：左心室壁运动不协调，弥漫性减弱，左心室收缩功能显著减低，舒张功能减弱，主动脉瓣少许反流；少量心包积液。患者仍嗜睡，精神极差，频繁恶心、呕吐症状未见明显缓解，IABP 及血管活性药物支持下血压可稳定在（90 ～ 100）/（60 ～ 70）mmHg。药物治疗维持原方案。

入院第 4 天，患者精神状态日渐好转，胃肠道症状逐渐减轻，血管活性药物逐渐减量，免疫调节治疗减量为人血免疫球蛋白 10g ＋甲泼尼龙 80mg，减量治疗 4 天后停用；奥司他韦胶囊 75mg bid，连续 5 天后停用。

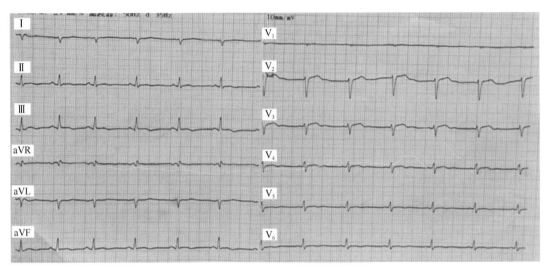

图 19-3　复查心电图结果

入院后第 5 天拔除 IABP。复查心脏彩超：心脏各房室腔未见明显增大，室壁运动未见异常，左心室 EF 60%，情况明显好转。复查心电图基本同前一日改变。复查肺部 CT，双下肺感染及积液均较前有所吸收（图 19-4）；半个月后，肺部感染、胸腔积液完全吸收（图 19-5）。

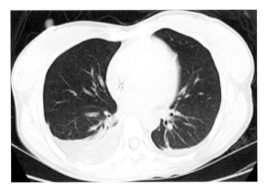

图 19-4　复查肺部 CT 结果（1）

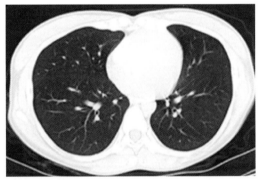

图 19-5　复查肺部 CT 结果（2）

入院后第 3 天起肌钙蛋白、NT-proBNP、hc-CRP（超敏 C 反应蛋白）、降钙素原逐渐恢复至正常。

4. 病例点评　本例患者为年轻女性，有呼吸道病毒感染呼吸道和消化道的前驱症状，就诊时已有心源性休克表现，符合暴发性心肌炎病程特点。幸运的是，首诊医院诊断和处置较为及时有效，所以患者得以很快脱离危险。

回顾这一病例，以下病史特点符合典型的暴发性心肌炎的诊断特征：

（1）年轻女性，无心脏病病史。

（2）发病前 3 天有明显的病毒感染前驱症状。

（3）起病急骤，数天即进入休克状态。

（4）心肌损伤标志物、心电图、心脏彩超均提示心脏受损严重，心源性休克合并恶性心律失常。

因此，对于该病例，只要了解暴发性心肌炎这一疾病的特点，在学习《成人暴发性心肌炎诊断与治疗中国专家共识》的基础上应该不难做出诊断。暴发性心肌炎全身表现通常有发热、乏力和食欲缺乏，同时可有呼吸道或消化道症状，前驱症状可持续3至7天不等，继而突然发病，迅速出现严重的血流动力学障碍，实验室检测显示示心肌严重受损、心电图可见各种恶性心律失常（室速、室颤或高度房室传导阻滞和窦性停搏等）、超声心动图可见弥漫性室壁运动减弱时，临床诊断暴发性心肌炎基本成立。如同时心电图提示ST段抬高，病情允许时可行冠状动脉造影与急性心肌梗死鉴别。但在临床工作中，暴发性心肌炎初始病毒感染的前驱症状特异性较差，易被误诊为单纯"感冒"、"上呼吸道感染"，继而病情迅速进展，自然病程预后极差。及时正确处理，尤其是采取高级机械生命支持可以大大降低患者死亡率及改善远期预后。

本例患者入院前3天有明显的病毒感染前驱症状，稍劳累即出现乏力，消化道症状明显，频繁恶心、呕吐，发病仅2天后病情迅速进展、恶化，出现血流动力学障碍和持续性多形性室速。来院后心肌损伤标志物及NT-proBNP均异常增高，床旁心脏彩超提示室壁运动弥漫性减弱、LVEF下降，入院后第一时间确诊为暴发性心肌炎。依据《成人暴发性心肌炎诊断与治疗中国专家共识》中推荐的治疗方案，及时给予足剂量糖皮质激素和免疫球蛋白进行免疫调节治疗，并及时行IABP辅助进行生命支持，治疗过程中始终密切关注患者呼吸功能变化，如有呼吸困难进展或呼吸功能衰竭迹象，随时准备积极呼吸机支持。经过积极准确的治疗，患者在入院后第3天开始进入快速恢复期，最终顺利康复出院。

在治疗方案上，共识中指出暴发性心肌炎的救治强调"极早识别、极早诊断、极早预判、极早救治"，本例患者救治成功的根本就在于极早确诊，果断实施生命支持和免疫调节治疗。另外，患者出院时尚未完全痊愈，心电图仍为低电压状态，还需休息、使用β受体阻断剂及小剂量血管紧张素转化酶抑制剂治疗半年至一年，保持随访，依情况调整治疗。

二、病例2

1. 病史摘要

【主诉】胸闷、乏力1周，加重3天。

【现病史】患者，女性，33岁。于1周前感冒后出现胸闷、乏力和咳嗽等不适，自服抗感冒药（具体不详），症状无好转。近3天来感胸闷、乏力加重，于2019年2月5日21时到当地医院就诊，心电图提示"室性心动过速"，21：22予以电复律及胺碘酮持续静脉泵入，效果不佳，后于2019年2月6日0时转运来笔者所在医院急诊。复查心电图提示室速；血压测不出，再次予以电复律及"去甲肾上腺素、利多卡因和硫酸镁"等救治，后于00：10转为自主心律并立即转送CCU，急诊以"暴发性心肌炎"收治入院。起病以来，患者精神、饮食和睡眠不佳，体力下降，大小便正常。

【既往史】1 个月前有人工流产史，有剖宫产手术史。否认高血压病、糖尿病、肝炎或结核等病史，无外伤、输血史，无药物及食物过敏史。

【体格检查】体温 36.0℃，血压测不出，脉搏测不出，呼吸频率（R）28 次 / 分。意识淡漠，平车推入病房，平卧位，体格检查欠合作，全身皮肤、巩膜无黄染，浅表淋巴结无肿大。四肢干冷，颈静脉无怒张，颈软，双肺听诊呼吸音清，未闻及干湿性啰音。心率 165 次 / 分，律不齐，心音低钝，闻及奔马律；心脏各瓣膜区未闻及明显杂音。腹平软，全腹无压痛、反跳痛，肝脾肋下未及。双下肢无水肿，双肾区无叩痛。

【辅助检查】外院及笔者所在医院急诊心电图提示室速；血钾 2.79 mmol/L，NT-proBNP 7260 pg/ml，高敏肌钙蛋白 I ＞ 50 000 pg/ml（大于检测上限）。

2. 入院诊断 暴发性心肌炎；持续性室性心动过速。

3. 诊疗过程 患者入科后立即予以升压、补钾、抗心律失常（胺碘酮、利多卡因、艾司洛尔等）、免疫调节治疗（地塞米松 10mg 静脉推注后，继之以甲泼尼龙 200mg 和丙种球蛋白 10g 静脉滴注），多次电复律后恢复窦性心律或交界性逸搏心律，但是血压及脉搏仍测不出，立即予以气管插管及呼吸机辅助呼吸。7 分钟后即完成床边 IABP 植入，设置为心电 1∶1 触发模式，反搏压约为 60mmHg。期间患者血压仍不稳定，反复发生室性心动过速。10 分钟后行床边 V-A ECMO 植入，设置 ECMO 初始参数为转速 3500r/min，流量 3.5L/min。患者血压逐渐稳定回升至 86/64mmHg。

2019 年 2 月 6 日 5 时 35 分（即入院后 5 时 35 分），复查高敏心肌肌钙蛋白 I ＞ 50 000pg/ml。当日清晨查房，BP 88/59mmHg，P 66 次 / 分，R 20 次 / 分。患者镇静状态，复查高敏心肌肌钙蛋白 I 仍＞ 50 000pg/ml，肌红蛋白 887.0ng/ml（正常值范围＜ 106ng/ml），肌酸激酶 MB 型同工酶 71.0ng/ml（正常值范围＜ 3.4ng/ml），血糖 17.75mmol/L。入院后 24 小时内连续进行 3 次心脏彩超：2019 年 2 月 6 日 01:40 检查提示心律失常；距第一次 4 小时 30 分后检查提示左心室收缩功能减低；距第一次 8 小时后检查提示左心室收缩功能减低、二尖瓣中度关闭不全、三尖瓣轻 - 中度关闭不全。胸部正位片示双肺纹理增强，右中上肺野结节影。持续 IABP（6 天），V-A ECMO（5 天）。

治疗方案为，免疫调节治疗：静脉滴注甲泼尼龙自 200mg/d 逐渐减至 40mg/d，共 8 天，随后口服泼尼松 40mg/d，每周减量 5mg 至停药；同时，静脉滴注丙种球蛋白 20g/d×3 天减至 10g/d×4 天。磷酸酶抑制剂：口服奥司他韦 150mg/d×7 天；口服曲美他嗪 70mg/d×11 天 + 辅酶 Q10 30mg/d×11 天。对症支持治疗：静脉滴注艾司奥美拉唑钠 40mg/d×8 天 + 静脉滴注脂溶性维生素 Ⅱ / 注射用水溶性维生素 1 盒 / 天 ×3 天。给予抗生素预防感染。

入院后第 2 天患者情况好转，无明显咳嗽、咳痰或发热等不适，颈软，双肺听诊呼吸音清，未闻及干湿性啰音。心率 69 次 / 分，律齐，心音低钝，心脏各瓣膜区未闻及明显杂音。腹平软，全腹无压痛、反跳痛，肝脾肋下未及。双下肢无水肿。血降钙素原 2.11ng/ml、NT-proBNP 1190pg/ml、高敏心肌肌钙蛋白 I 仍高达 41 743pg/ml；电解质未见异常。拔除气管插管，将 ECMO 转速逐渐下调，输注浓缩红细胞改善携氧能力，并继续进行免疫调节、抗病毒、抗感染、改善心肌代谢、护胃及补充能量等治疗。心脏彩超：左心室收缩功能减低，二尖瓣轻 - 中度关闭不全，主动脉瓣轻 - 中度关闭不全，三尖瓣轻 - 中度关闭不全，微量心包积液。

入院后 1 周行心脏磁共振灌注成像（PWI）+ 多方位延迟增强检查（图 19-6），见室间隔及左心室前、下壁心肌水肿、坏死，结合临床，考虑急性心肌炎，主动脉瓣轻 - 中度关闭不全；少量心包积液。

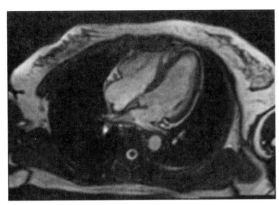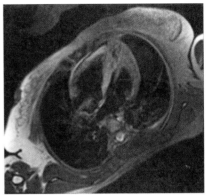

图 19-6　患者心脏磁共振成像显示室间隔及左心室前、下壁心肌水肿、坏死

入院后第 1 天、第 3 天和 8 天心脏超声斑点示踪技术所显示的心脏室壁运动"牛眼图"参见本书第九章 P130-131。

4. 病例点评　这是一例非常典型的暴发性心肌炎病例。起病之初就以暴风骤雨式的恶性心律失常、心搏骤停和顽固性心源性休克为主要临床特征。该病例抢救成功，给笔者留下了三点深刻的印象：

（1）基层医院及时转诊为患者生还创造了条件。很多暴发性心肌炎患者均以恶性心律失常和顽固性心源性休克为主要表现，病情在短时间内急剧加重，进入不可逆的全身多脏器功能衰竭甚至猝死，这也是大部分心暴发性心肌炎患者死亡的主要原因。这类患者首诊医院以基层单位居多，如果基层医院对于这一疾病认识不足，出现误诊或者漏诊，等待患者的几乎无一例外均是死亡。只有循环辅助装置才能够让患者安全度过起病初期的这种暴风骤雨式的恶性心律失常和心源性休克。然而基层医院往往因为缺乏设备或技术力量匮乏，救治能力相对薄弱，所以及时转诊成为挽救患者生命的第一道关口。本例患者比较幸运，基层医院在接诊之后，第一时间向上级有治疗条件的单位进行了转运。

（2）疾病进展和病情变化瞬息万变：本例患者在就诊时接受了连续的心脏彩超检查，从结果来看，入院后间断的窦性心律下检测所得的左心室 EF 值接近正常，达到 55%，但仅 3 小时之后就降至 40%，入院后 10 小时就降到了极低水平（14%），整体心室壁运动弥漫性减弱，呈现"蠕动样"搏动。这种心功能瞬息万变的疾病特征，给了我们很大的警示：在接诊疑似暴发性心肌炎患者时，可能患者处在疾病的早期，心脏彩超显示患者心功能在正常水平，但是必须高度警惕心功能急剧恶化的潜在可能性，因此必须要有预见性，不能等到患者循环崩溃之后再去干预和救治，否则会导致患者病情恶化甚至死亡。

（3）暴发性心肌炎诊疗需要综合救治：对于暴发性心肌炎的诊治，具备一支训练有素的心脏危重症救治团队是极为重要的。这个团队必须在极短时间内顺利完成多种类型生命辅助装置，包括 IABP、ECMO、心脏临时起搏和冠状动脉造影等在内的检查和治疗，因为暴发性心肌炎早期的救治需要争分夺秒。机械生命支持能暂时稳定循环，是治标之策，必须要辅助以免疫调节治疗来治疗心肌炎症，为治本之举，特别是及时足量糖皮质激素的使用。本例患者的心脏功能在 1 天的治疗之后显著好转，很大程度上得益于免疫调节药物及时和足量的使用。

因此，暴发性心肌炎的治疗是一套组合拳，是以机械生命支持和免疫调节治疗为基础的、联合预防感染等措施的综合救治方案。

三、病例 3

1. 病史摘要

【主诉】头晕、乏力 3 天伴抽搐 6 次。

【现病史】患者，女性，34 岁。于 2019 年 8 月 13 日中午在受凉后出现持续头晕，伴有全身乏力、肌肉酸痛、食欲缺乏和嗜睡，自诉发热，体温未测量。无鼻塞流涕、寒战、恶心呕吐、腹痛腹泻等症状。8 月 14 日患者前往当地诊所就诊，自诉给予静脉输液（具体不详），症状可稍缓解；晚间再次出现头晕、乏力，较前加重。8 月 15 日上午患者再次前往当地诊所静脉输液（具体不详），输液途中患者出现抽搐、意识丧失，持续数分钟后自行缓解，恢复意识，随后前往县医院就诊。心电图提示窦性心律，ST 段 -T 波改变（急性前间壁心肌梗死待排）。血肌钙蛋白 I 11.83ng/ml，肌红蛋白 92.9ng/ml，肌酸激酶同工酶 36U/L；凝血酶原时间 13.30 秒，活动度 84%，国际标准化比值 1.12，纤维蛋白原 344mg/dl；谷丙转氨酶 500U/L，谷草转氨酶 649U/L，乳酸脱氢酶 707U/L。给予阿司匹林、替格瑞洛、抑酸护胃和护肝等治疗。治疗期间共抽搐 5 次，每次抽搐前有心慌，抽搐时意识丧失，持续数秒后可自行缓解。为求进一步诊治，于笔者所在医院急诊就诊，就诊途中，患者诉心慌，后出现抽搐、意识丧失、小便失禁，急诊心电图提示心室颤动，紧急行非同步电除颤。复律后行冠状动脉造影 + 主动脉内球囊反搏置入术，提示左主干（LM）、左前降支（LAD）、左回旋支（LCX）和右冠脉血管（RCA）未见明显狭窄。术毕以"心肌炎"收治入院。

【既往史】否认高血压、糖尿病、冠心病等病史。

【体格检查】T 36℃，P 77 次 / 分，R 20 次 / 分，BP 96/64mmHg。神志清楚，四肢湿冷，皮肤、巩膜无黄染，浅表淋巴结未触及肿大。唇无紫绀，咽无充血。颈静脉无充盈，甲状腺不大。双肺呼吸音粗，可闻及湿啰音，无明显哮鸣音。HR 77 次 / 分，心界不大，律齐，各瓣膜听诊区未闻及杂音。腹平软，无压痛，肝脾肋下未触及。生理反射存在，病理征阴性。急诊心电图提示室性心动过速（图 19-7）。

2. 入院诊断　暴发性心肌炎伴急性肝功能不良。

3. 诊疗过程　入院即刻心电图提示窦性心律，下壁导联 QS 型，前壁导联 R 波递增不良，酷似大面积心肌梗死心电图（图 19-8）。立即行冠状动脉造影检查，未见冠状动脉明显狭窄。在导管室患者频发室速，当即考虑暴发性心肌炎可能性大，立即行 IABP 植入。设定心电触发模式，反搏比 1：1，测定反搏压 70mmHg。即刻床边心脏彩超提示左心室收缩功能极为低下。

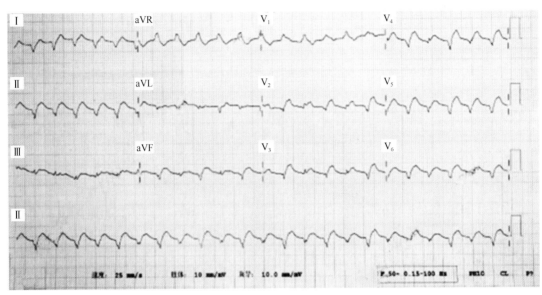

图 19-7　患者急诊心电图提示室性心动过速，心室率约为 160 次 / 分

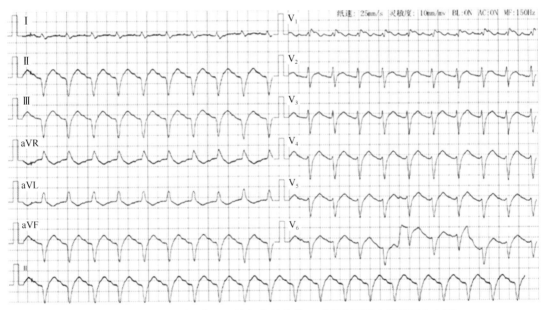

图 19-8　入院即刻心电图，恢复窦性心律，酷似大面积心肌梗死心电图

　　入院后 IABP 支持下，患者循环仍欠稳定，频繁发作室速、室早等心律失常。经评估，入院后 5 小时行床边 V-A ECMO 植入，穿刺右侧股动脉和股静脉作为血管入路，设置初始参数为转速 3500r/min，流量为 3.5L/min。患者血压逐渐回升至 100/64mmHg。当日晚行床边 CVVH 治疗一次，接 ECMO，无肝素抗凝，超滤量 1.0L，患者诉胸闷、胸痛症状稍减轻，逐渐调低临时起搏器起搏频率调至 60 次 / 分，ECMO 转速调至 2080r/min，间断输注浓缩红细胞。

　　次日植入 IABP 和心脏临时起搏器后，床边胸片提示患者肺纹理增粗，肺淤血征象。继续予以生命支持治疗，持续应用 IABP，调节 ECMO 参数，维持流量在 2.5 ～ 3.5L/min，FiO_2 约 40%。患者右侧上肢指脉氧饱和度波动于 93% ～ 100%。患者神志清楚，仍有胸闷、气促不适，较昨日明显好转。心电监护提示心室率为 70 ～ 80 次 / 分，可见频发室早，无室速，偶有起搏心律（起搏器下限频率 70 次 / 分）。继续使用无创呼吸机辅助通气。医嘱继续昨日暂未作调整。

入院后第 2 天床边心脏彩超提示左心室收缩功能极为低下，全心运动弥漫性减弱，左心室呈现蠕动样搏动。

入院第 3 ～ 5 天，患者诉胸闷气短明显好转，于第 2 天开始停用双相气道正压（BiPAP）呼吸机，全自主呼吸下，患者无明显气促不适。肌钙蛋白虽然较昨日明显下降，但是仍然处于很高水平。心电监护提示心室率波动于 75 ～ 90 次 / 分。入院后第 4 天开始血压维持稳定状态，逐渐降低 V-A ECMO 辅助力度，患者血氧饱和度波动于 95% ～ 100%，遂于入院后第 4 天撤除 V-A ECMO，血管外科行床边股动脉切开缝合，局部无菌处理后包扎。入院后 3 天开始逐渐降低糖皮质激素用量，继续予以营养支持治疗。患者在入院撤除 ECMO 后血压波动于（100 ～ 140）/（60 ～ 85）mmHg，开始给予抗心肌重构治疗（培哚普利 2mg qd 起始，逐渐增加剂量，出院前增加至 4mg qd 直至出院后随访）。第 5 天开始，根据动态心电图结果，停用心脏临时起搏治疗。

入院第 3 天后即刻床边心脏彩超提示左心室收缩功能仍然极为低下，双心室运动弥漫性减弱，左心室呈现蠕动样搏动。入院第 4 天胸部 X 线检查，患者肺淤血较前好转。动态心电图提示：①窦性心律 + 起搏器心律（VVI），最小心室率为 68 次 / 分，发生于 08:06；最大心室率为 103 次 / 分，发生于 14:35；平均心室率为 77 次 / 分。临时起搏器起搏频率波动于 68 ～ 70 次 / 分，可见融合波。②偶发房性早搏有 8 次 / 全程，短阵房性心动过速 1 阵（连发 3 跳，频率 94 次 / 分），可见室内差异性传导。③频发室性早搏 4005 次 / 全程，成对室早 4 次。④监测中高侧壁可见 Q 波，下壁、侧壁 ST-T 改变。

入院 6 天至出院前，患者症状逐渐消失，无明显胸闷气促不适，心电监护可见偶发早搏，心室率波动于 80 ～ 90 次 / 分。入院后第 6 天开始加用 β 受体阻滞剂，起始量为美托洛尔缓释片 23.75mg qd。加用后患者血压波动于（100 ～ 120）/（60 ～ 75）mmHg，静息心室率 70 ～ 80 次 / 分。继续观察患者血压心率，出院前逐渐增加美托洛尔剂量至 47.5mg qd，剂量维持至出院后首次随访。

入院第 10 天心脏彩超，提示心功能显著好转，左心室运动基本恢复正常，心肌水肿消退效果理想。心脏磁共振检查，提示左心室心肌弥漫性水肿，呈现典型的心肌炎表现（图 19-9）。

入院后治疗总结：

（1）生命支持治疗：①持续应用 IABP（6 天）；②心脏临时起搏治疗（5 天）；③ V-A ECMO（4 天）；④ CRRT 治疗（3 天）；⑤无创辅助通气（BiPAP，2 天）。

（2）免疫调节治疗：静脉滴注甲泼尼龙 200mg/d×3 天 +80mg/d×3 天 +40mg/d×2 天；

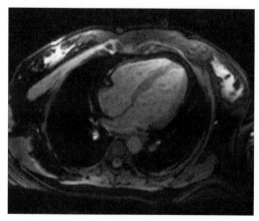

图 19-9　患者入院后第 10 天心脏磁共振结果，呈现典型的心肌炎表现

静脉滴注丙种球蛋白 10g/d×4 天。

（3）磷酸酶抑制剂：口服奥司他韦胶囊 150mg/d×7 天；静脉滴注喷昔洛韦 0.5g/d×5 天。

（4）改善心肌代谢治疗：静脉滴注磷酸肌酸钠 2g/d×3 天；口服曲美他嗪 70mg/d+ 辅酶 Q10 30mg/d，直至出院后复诊。

（5）对症支持治疗：静脉滴注艾司奥美拉唑钠 40mg/d×6 天 + 脂溶性维生素Ⅱ/注射用水溶性维生素 1 盒 / 天 ×3 天 + 复方氨基酸注射液（18AA-Ⅱ）250ml/d×3 天。

（6）预防感染治疗。患者住院期间心肌损伤标志物变化：高敏肌钙蛋白、NT-proBNP 在入院后第 2 天开始下降，第 4 天已正常或接近正常。

4. 病例点评　按照主要临床表现，暴发性心肌炎患者大致可分为三种类型。①心源性休克型：以顽固性心源性休克、严重左心衰为主要特点，主要临床表现为低血压、胸闷气促、呼吸困难、少尿等。②心律失常型：以恶性心律失常为主要临床特点，表现为心悸、黑矇、晕厥或猝死。③混合型：同时具有心源性休克和恶性心律失常的特征，兼有低血压和晕厥等混合性表现。

本例患者起病过程非常典型，有典型的上呼吸道感染前驱表现，主要以严重的恶性心律失常为特点，心电图为室速等室性心律失常。幸运的是，患者被成功复苏，有机会来到医院接受诊治，早期的血流动力学紊乱并未十分显著。

由于患者以恶性心律失常为主要临床表现，心电图提示有广泛的下壁和前壁心肌梗死特点，因此在急诊通过绿色通道进行了冠状动脉造影检查，排除了急性心肌梗死。结合患者的临床特点，很快确立了暴发性心肌炎的临床诊断，给予以生命支持为依托的综合救治方案，同时在导管室立即实施了主动脉内球囊反搏治疗和心脏临时起搏器植入，以提供左心室辅助和心律支持。

需要强调的是，在暴发性心肌炎的生命支持治疗策略中，应优先选择使用 IABP 植入。IABP 是临床最为常用的左心室辅助装置，可以显著减轻左心室后负荷。因此，在本例患者的救治中，我们优先采用的 IABP 植入。尽管如此，IABP 的植入很大程度上有赖于患者自身残存的心脏功能。如果有反复发作的严重心律失常或者顽固性休克，则 IABP 的治疗效果欠佳。在患者转运至 CCU 之后，由于室速反复发作，权衡之后植入 V-A ECMO，序贯性进行生命支持，包括肾脏支持和呼吸支持。

如果说生命支持治疗是为了患者赢取生存的机会，那么免疫调节治疗则是改善患者预后的最重要的措施。本例患者在入院时即使用了较大剂量的糖皮质激素治疗，逐渐减量，直至炎症风暴消失。所以说，暴发性心肌炎的治疗是一套组合拳，是一种综合救治方案，缺一不可。

四、病例 4

1. 病史摘要

【主诉】胸痛伴晕厥 2 小时。

【现病史】患者，男性，45 岁。1 周前曾有阵发性咳嗽咳痰，咳痰不多，无发热，2 ～ 3 天后症状自行缓解，自觉乏力。此次因突发性"胸痛伴晕厥 2 小时"入院。2 小时前（08:00）

上厕所时突发晕厥倒地，家属发现时口吐白沫，无四肢抽搐，无大小便失禁，1分钟后自行苏醒诉胸痛，送至当地医院（08:18）查心电图见"广泛导联的ST-T改变，aVR导联ST段抬高，心肌梗死样心电图改变"，肌钙蛋白阴性。当地医院诊断"急性冠脉综合征"，予以"一包药"（具体不详）处理后转来笔者所在医院，期间出现腰痛、咳嗽、呕吐。1小时后患者抵笔者所在医院急诊后出现呼吸困难，全身湿冷，血氧饱和度下降并突发意识丧失，予以紧急气管插管，插管内大量粉红色泡沫痰涌出，予以去甲肾上腺素维持血压在（75～90）/（34～50）mmHg。心电图提示室性心动过速，予以电复律后心电图提示室内阻滞，广泛导联ST-T改变，并有短阵室速及房颤心律（图19-10），予以急诊冠状动脉造影阴性（图19-11），行左心室造影（图19-12）发现心尖收缩稍减弱，心脏肥厚呈鸟嘴样改变，主动脉根部充盈缺损，左心室内压力77/16mmHg。冠状动脉造影术后转入CCU。

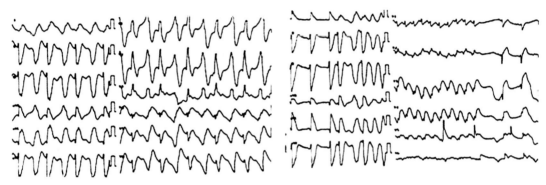

图 19-10　急诊心电图：多形性室速和室颤发作，患者意识丧失

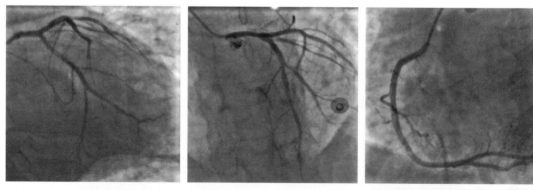

图 19-11　急诊冠状动脉造影：从左至右依次为 LAD、LCX、RCA 冠脉血管造影，冠脉血管未见固定狭窄

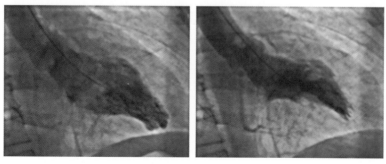

图 19-12　左心室造影，心尖部收缩稍弱，心脏肥厚呈鸟嘴样改变，主动脉根部充盈缺损

【既往史】否认高血压、糖尿病及其他病史，否认吸烟史。饮酒 20 余年，白酒 1 ～ 2 两 / 日。

【体格检查】 镇静状态，瞳孔对称，对光反射迟钝。T 37.8℃，P 133 次 / 分，BP 91/61mmHg[去甲肾上腺素 2.0μg/（kg·min）维持下]，经口气管插管呼吸机辅助通气状态（AC 模式 +PEEP 模式，FiO_2 100%），SpO_2 因四肢冰凉无法测出，颈静脉怒张，两肺呼吸音粗，可闻及两肺满布湿啰音，心前区无隆起，未见异常搏动及震颤。心音正常，心率 133 次 / 分，律齐，各瓣膜未闻及杂音，未闻及心包摩擦音。双下肢无水肿，双下肢足背动脉搏动弱。

【辅助检查】床旁血气分析（2018-10-30 10:45）：pH 7.264，氧分压 68.3mmHg，二氧化碳分压 57.1mmHg，碱剩余（BE）–1.1mmol/L，血乳酸 6.2mmol/L；血肌酐 110μmol/L（58 ～ 110μmol/L）；CK 7799U/L（38 ～ 174U/L），CK-MB 609U/L（0 ～ 16U/L）；肌钙蛋白 10.857μg/L（0 ～ 0.15μg/L）；肌红蛋白定量 > 12 000.0ng/ml（0 ～ 154.9ng/ml）；BNP < 10pg/ml（0 ～ 100pg/ml）。

3. 入院诊断 心源性休克原因待查：①梗阻性肥厚型心肌病？②重症心肌炎？

4. 诊疗经过 由于患者入院诊断不明，尤其主动脉根部的缺损是血栓还是局部夹层未知，急诊床旁经食管心脏超声 + 胸腹主动脉 CTA（图 19-13）未见明显主动脉夹层，未发现血栓，未见明显流出道梗阻现象。心脏超声提示左心室整体收缩活动减弱，左心室壁增厚（LVDD 39mm，LVSD 27mm，IVS 14mm，LVPWT 13mm，EF 40%）；漂浮导管提示低心排血量，高外周阻力（SVR），高中心静脉压（CVP）及肺动脉楔压（PAWP），证实心源性休克诊断明确，排除了主动脉夹层、冠脉狭窄、心肌肥厚梗阻的问题后考虑暴发性心肌炎可能性大。

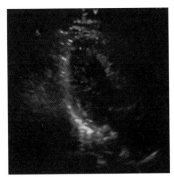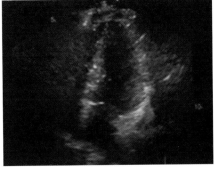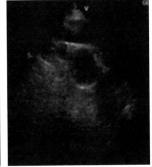

图 19-13　患者床旁食管超声未见主动脉夹层迹象

予以甲泼尼龙 80mg bid 静脉滴注抗炎，丙种球蛋白 20g qd 静脉滴注及营养心肌药物支持。此时患者在大剂量血管活性药物 [多巴胺 15μg/（kg·min）+ 多巴酚丁胺针 5μg/（kg·min）+ 去甲肾上腺素针 0.26μg/（kg·min）] 维持下动脉血压（ABP）72/46mmHg，HR 141 次 / 分，血压仍低，复测 CO 3.46L/min，CI 2.01，SVR 1017，SV 24.5，CVP 9mmHg，PAWP 15mmHg，患者需要机械辅助支持，后给予床旁 IABP 支持。但即使植入了 IABP，加大剂量强心药物后患者血压仍不理想，血压曾短暂升高

10～15mmHg，很快血流动力学就无法维持。经评估该患者具有 V-A ECMO 的适应证。

经 11 天 ECMO 联合 IABP 支持后，2018 年 11 月 11 日逐渐减低 ECMO 流量，2L/min 流量下心脏彩超提示 EF 38%，CVP 6mmHg，PAWP 10mmHg，ABP 101/61mmHg［多巴胺 5μg/（kg·min）＋多巴酚丁胺 2μg/（kg·min）维持下］，各项指标符合撤机的要求。

2018 年 11 月 11 日顺利拔除 ECMO，12 日撤除 IABP，13 日撤除呼吸机。最后经过一段时间的康复治疗后，患者情况好转出院。

出院后随访期间，患者 EF 仍偏低，肺动脉压力进行性升高，考虑存在心肌炎后向慢性心肌病改变的可能，予以从小剂量开始加用诺欣妥 12.5mg bid 及倍他乐克片 6.25mg bid，患者 BNP 稳定在 275～389pg/ml；血压 101/60mmHg；心率 90～98 次/分；尿量每日 1200～1500ml；体重无增长；无呼吸困难发作。另外，患者基因测序结果提示巨细胞病毒感染，长期心脏超声随访，增厚的室间隔逐渐恢复至正常厚度，心脏 MRI 提示左心室壁及室间隔心肌多发斑片状、条片状高信号影，延迟增强可见显著强化，心肌延迟强化以中层明显，符合心肌炎的 MRI 表现。

4. 病例点评　这是一例以心源性休克和严重心律失常为主要临床表现的、酷似急性心肌梗死的临床病例，起病即是暴风骤雨式的急性左心衰和心搏呼吸骤停，在紧急生命支持装置植入之后，患者生命体征逐渐平稳，为后面的免疫调节治疗创造了条件。可以说，暴发性心肌炎的临床诊治，是检验心脏危重症救治团队应急能力的一大考验。因为救治这样的病例，不仅需要接诊医生有当机立断的临床判断力，还需要有一支召之即来、来之能战的 ECMO 团队。因此，正确识别和救治暴发性心肌炎，是一个成熟的心血管学科具备心脏危重症救治能力的重要标志。

暴发性心肌炎可以有多种不同的心电图表现，很多患者有类似急性心肌梗死样心电图表现，弓背向上型 ST 段抬高或者 ST 段压低、T 波倒置等，非常容易误判为急性心肌梗死。但是，暴发性心肌炎的 ST-T 改变往往影响广泛，缺乏导联选择性，而且动态变化非常显著，几小时内即可出现多种形态的 ST-T 特征。本例患者入院前心电图就酷似心肌梗死样心电图改变，很快出现了室速和室颤，但心电图的 ST 段回落也非常迅速。心电图的改变和患者心肌水肿的消退息息相关。

本例患者早期心脏肥厚非常明显，尤其是室间隔和左心室增厚最为显著，治疗后患者症状好转，心室壁的厚度逐渐回落至正常水平。这种室间隔的增厚，非常容易误判为肥厚型心肌病或高血压性心肌肥厚，但鉴别起来也相对容易。暴发性心肌炎的心肌肥厚往往不合并流出道梗阻，很少闻及心脏杂音，最为典型的听诊特点是心音低钝遥远，甚至无法闻及。正是因为左心室搏动极弱，所以左心室内血流速度减慢，部分病例在超声下可见左心室内血流自显影、血栓形成，容易与感染性心内膜炎等疾病相混淆。

在对本例患者的救治中，V-A ECMO 提供了强有力的支撑，显著改善了患者的缺氧，让心肺得到了充分的休息。V-A ECMO 可以显著降低患者心脏前负荷，改善除脑部血供之外大部分脏器的血液供应。但必须警惕的是，单独使用 V-A ECMO 会增加左心室后负荷，特别是在大流量运行情况下，患者主动脉瓣打开受限，左心室射血阻力增加，反而增加了心脏的工作负担。因此，暴发性心肌炎的循环辅助装置首选 IABP，在 IABP 支持下序贯使用 ECMO，是对患者心功能更好的保护策略。同时，ECMO 运行之后的管理也是决定治疗成败的关键，不仅仅是参数的优化，更重要的是并发症的防治，包括下肢缺血、感染、出血、血细胞破坏等。因此，每个 ECMO 中心都应制定规范化的 ECMO 管理流程及细则，以减少 ECMO 本身的并发症，充分发挥其心脏支持作用，挽救更多患者的生命。

致谢：感谢宁夏医科大学总医院心血管内科马学平教授、武汉市中心医院 ICU 陈娟、厦门大学附属第一医院宁耀贵副主任医师、温州医科大学附属第一医院心内科周希主治医师为本书撰写提供了典型病例。

附录1 成人暴发性心肌炎诊断与治疗中国专家共识

中华医学会心血管病学分会精准医学学组

中华医学会心血管病杂志编辑委员会成人暴发性心肌炎工作组

心肌炎指由各种原因引起的心肌炎性损伤所导致的心脏功能受损，包括收缩、舒张功能减低和心律失常[1-6]。病因包括感染、自身免疫疾病和毒素/药物毒性3类，其中感染是最主要的致病原因，病原体以病毒最为常见，包括肠道病毒（尤其是柯萨奇B病毒）、腺病毒、巨细胞病毒、EB病毒和流感病毒等。临床上可以分为急性期、亚急性期和慢性期。急性期一般持续3～5天，主要以病毒侵袭、复制对心肌造成损害为主；亚急性期以免疫反应为主要病理生理改变；少数患者进入慢性期，表现为慢性持续性及突发加重的炎症活动，心肌收缩力减弱、心肌纤维化、心脏扩大[4-6]。普通急性心肌炎临床表现差异很大，多数表现为活动后轻微的胸闷、心悸不适，重者也可出现急性左心功能衰竭甚至猝死，因此需根据病情严重程度进行个体化治疗。

暴发性心肌炎是心肌炎最为严重和特殊的类型，主要特点是起病急骤，病情进展极其迅速，患者很快出现血流动力学异常（泵衰竭和循环衰竭）以及严重心律失常，并可伴有呼吸衰竭和肝肾功能衰竭，早期病死率极高[7-10]。暴发性心肌炎通常由病毒感染引起，在组织学和病理学上与普通病毒性心肌炎比较并没有特征性差别，其更多的是一项临床诊断。一般认为，当急性心肌炎发生突然且进展迅速，很快出现严重心力衰竭、低血压或心源性休克，需要应用正性肌力药物、血管活性药物或机械循环辅助治疗时，可以诊断为暴发性心肌炎。值得注意的是，本病症早期病死率虽高，但一旦度过急性危险期，大部分长期预后良好[9]。一项长达11年的随访研究显示，暴发性心肌炎生存率显著高于普通急性心肌炎（分别为93%和45%），长期生存率与普通人群几乎没有差异[9]。另外，本病冬春季发病较多；各年龄段均可发病，但以平时身体健康、无基础器质性疾病的青壮年多见；无明显性别差异，长时间疲劳可能易发。因此，一旦怀疑或拟诊本病，需高度重视，尽早识别，快速反应，多学科合作，全力救治，帮助患者度过危险期。由于暴发性心肌炎随机研究资料极少，目前尚无规范的救治方案，鉴于其病死率极高和危害严重，迫切需要系统分析现有文献及结合系统的诊治经验，为临床医师提供推荐意见，以提高我国暴发性心肌炎的救治水平。由于临床上暴发性心肌炎以病毒感染最为常见，其他原因所致的暴发性心肌炎治疗又与病毒性暴发性心肌炎相近，故本共识聚焦于病毒性暴发性心肌炎。

一、暴发性心肌炎的病理生理学

暴发性心肌炎的基础病因和病理生理机制与急性、非暴发性心肌炎类似。病毒感染是急性心肌炎的主要病因[5-7]，但是可能由于检测方法的原因，仅可在 10% ～ 20% 的急性心肌炎患者心肌组织中检测到病毒基因，主要包括柯萨奇病毒、腺病毒和流感病毒。近些年流感病毒尤其是高致病性流感病毒较为常见。导致心肌损伤的病理生理机制包括病毒直接损伤以及免疫介导的组织损伤。新生儿以病毒直接损伤多见，而成年人免疫损伤较为严重。

导致心肌损伤的机制：

（1）直接损伤：病毒侵蚀心肌细胞及其他组织细胞并在细胞内复制，引起心肌变性、坏死和功能失常；细胞裂解释放出的病毒继续感染其他心肌细胞及组织，同时释放出细胞因子造成损害。

（2）免疫损伤：由于病毒侵蚀组织损伤而释放的细胞因子，一方面导致炎症水肿，另一方面趋化炎症细胞包括单核巨噬细胞、淋巴细胞和中性粒细胞在间质中浸润，引起细胞毒性反应、抗原抗体反应，以及炎性因子对心肌造成损伤。机体对病毒产生的细胞免疫反应和体液免疫反应，浸润的炎症细胞和组织细胞瀑布释放出的大量细胞因子和炎症介质如白细胞介素（IL）-1/6、内皮黏附分子、肿瘤坏死因子等可导致心肌及全身器官组织损伤；细胞因子激活白细胞和血小板形成复合物，造成血栓、血管内凝血和促进白细胞移行至组织。

对于暴发性心肌炎，病毒对心肌的直接损伤严重，但异常的免疫系统激活、过度的巨噬细胞极化和在组织器官中聚集所致的间接损伤是导致患者病情急剧恶化的重要病理生理机制。需要特别指出的是，暴发性心肌炎不仅只是心肌受损，病毒侵蚀、细胞因子释放、免疫反应还可导致全身多器官损伤，因此严格意义上是一个以心肌受累为主要表现的全身性疾病。心脏损伤最为严重，并且是引起血流动力学障碍、导致患者死亡的主要原因。因此，心脏损害导致泵功能障碍是患者病情严重程度的决定性因素，对心脏泵功能和循环的机械支持是患者转归的决定因素。同时，对其他器官的保护和替代治疗也是帮助患者度过急性损伤期的重要手段。

暴发性心肌炎的病理学改变主要为心肌细胞水肿、凋亡和坏死、炎症细胞浸润。根据浸润细胞的不同，可分为中性粒细胞性、淋巴细胞性、嗜酸性粒细胞性或巨细胞性心肌炎等类型。一般认为，暴发性心肌炎时可见大量心肌坏死和多于 $50/mm^2$ 的炎症细胞浸润。值得注意的是，病理学改变与心肌炎临床表现严重程度并不呈对应关系，少数临床呈暴发性进程的心肌炎患者心肌病理学改变并不严重，因此暴发性心肌炎更多是一项临床诊断。暴发性心肌炎另一个重要特点是急性期病情异常严重，但度过危险期后患者预后良好，这也是本病与急性心肌炎和其他心血管病的重要区别之一。

二、暴发性心肌炎的临床评估

心肌炎的临床表现差异很大，从轻度的胸痛、心悸、短暂心电图改变到威胁生命的心源性休克、恶性心律失常等。暴发性心肌炎是心肌炎最为严重的一种临床类型，以起病急骤、进展迅速为特点，很快出现严重心力衰竭、循环衰竭（低血压或心源性休克）以及各种恶性心律失常，并可伴有呼吸衰竭和肝肾功能衰竭，通常需要使用血管活性药物、正性肌力药物来维持基本循环，或者需要机械循环和呼吸辅助治疗。暴发性心肌炎虽然主要见于年轻人，但各年龄段均可发病。本病冬春季发病较多，长期疲劳似易发病，无明显性别差异。

（一）症状

1. 病毒感染前驱症状 发热、乏力、鼻塞、流涕、咽痛、咳嗽、腹泻等为首发症状，表现个体差异较大，但是许多患者早期仅有低热、明显乏力、不思饮食或伴有轻度腹泻，这些症状可持续 3～5 天或更长，多被患者忽视，也不是其就诊的主要原因，却是诊断心肌炎的重要线索，因此详细询问病史至关重要。

2. 心肌受损表现 病毒感染前驱症状后的数日或 1～3 周，出现气短、呼吸困难、胸闷或胸痛、心悸、头昏、极度乏力、食欲明显下降等症状，为患者就诊的主要原因。欧洲的一项统计显示 72% 的患者发生呼吸困难，32% 的患者发生胸痛，而 18% 的患者出现心律失常[11]。华中科技大学同济医学院附属同济医院的统计表明，约 90% 的暴发性心肌炎患者因呼吸困难就诊或转诊，10% 的患者因晕厥或心肺复苏后就诊或转诊。

3. 血流动力学障碍 为暴发性心肌炎的重要特点，部分患者迅速发生急性左心衰竭或心源性休克，出现肺循环淤血或休克表现，如严重的呼吸困难、端坐呼吸、咳粉红色泡沫痰、焦虑不安、大汗、少尿或无尿等；可出现皮肤湿冷、苍白、发绀，可呈现皮肤花斑样改变甚至意识障碍等。少数发生晕厥或猝死。值得注意的是，在心肌收缩力、前负荷、后负荷 3 个心排血量基本决定因素中，心脏泵功能异常导致的心源性休克是其发生低血压的主要原因，血容量和血管阻力多为参与因素。由于暴发性心肌炎患者多无器质性心脏病基础，故心脏大小正常，泵功能异常多仅表现为弥漫性心肌收缩减弱、左心室射血分数下降。心脏损伤及其严重程度在低血压发生中的重要性，即心性休克容易被忽视。而正由于其基础心脏大小正常，病情进展极为迅速，心肌代偿机制来不及建立，心脏泵功能的异常尤为严重。

4. 其他组织器官受累表现 暴发性心肌炎可引起多器官功能损害或衰竭，包括肝功能异常（天冬氨酸氨基转移酶升高可达 1 万～2 万 U/L、严重时出现胆/酶分离）、肾功能损伤（血肌酐水平升高、少尿甚至无尿）、凝血功能异常（出血、弥散性血管内凝血）以及呼吸系统受累等 [肺部感染甚至低氧血症，即急性呼吸窘迫综合征（ARDS）]。这种多器官功能的异常除了继发于心脏损害外，病毒侵蚀及免疫损伤导致的直接损害也起着重要的作用，因此导致患者全身情况急剧恶化。部分患者因肺损害严重而表现出严重气体交换障碍导致的低氧血症、呼吸困难，从而被诊断为重症肺炎而忽略了心肌炎诊断。

（二）体征

1. 生命体征 血压、呼吸、心率等指标异常提示血流动力学不稳定，是暴发性心肌炎最为显著的表现，也是病情严重程度的指征。

（1）体温：部分患者可有体温升高。原发的病毒感染一般体温不会太高，但并发肺部或其他部位的细菌感染时体温可达 39℃ 以上，极少数患者还可发生体温不升（低于 36℃），是病情危重的表现。

（2）血压：暴发性心肌炎患者因严重的心功能不全及全身毒性反应引起血管活性异常导致低血压，严重时血压测不出。

（3）呼吸：呼吸急促（频率常＞30次/分）或呼吸抑制（严重时频率＜10次/分），血氧饱和度＜90%，甚至降至40%～50%。

（4）心率：心动过速（常＞120次/分）或心动过缓（可＜50次/分）。窦性心动过速是暴发性心肌炎患者最为显著的特点，通常＞100次/分，可达160次/分。心率增快与体温升高不相称（＞10次/℃），虽然并不特异，但为急性心肌炎诊断的重要线索，需要高度重视。除窦性心动过速外，还可以出现各种类型心律失常，包括室性或室上性早搏、室性或室上性心动过速、心室颤动等，也可由于传导系统损伤而出现心动过缓、窦性停搏和传导阻滞。快速室性心动过速、心室颤动、窦性停搏以及三度房室传导阻滞时可发生阿-斯综合征，危及患者生命。

2. 心脏相关体征　心界通常不大。因心肌受累心肌收缩力减弱导致心尖搏动减弱或消失，听诊心音明显低钝，常可闻及第3心音及第3心音奔马律。左心功能不全和合并肺炎时可出现肺部啰音。罕有右心功能不全表现。

3. 其他表现　休克时可出现全身湿冷、末梢循环差及皮肤花斑样表现等。灌注减低和脑损伤时可出现烦躁、意识障碍甚至昏迷。肝脏损害时可出现黄疸。凝血功能异常和微循环障碍可见皮肤瘀斑、瘀点等。

（三）辅助检查

1. 实验室检查　肌钙蛋白、肌酸激酶及其同工酶、乳酸脱氢酶、天冬氨酸氨基转移酶以及肌红蛋白等升高，其中以肌钙蛋白最为敏感和特异，心肌酶谱改变与心肌梗死差别在于其无明显酶峰，提示病变为渐进性改变，持续性增高说明心肌持续进行性损伤和加重，提示预后不良。B型利钠肽（BNP）或N末端B型利钠肽原（NT-proBNP）水平通常显著升高，提示心功能受损严重，是诊断心功能不全及其严重性、判断病情发展及转归的重要指标，尤其是对于合并重症肺炎者有重要鉴别诊断价值，但BNP或NT-proBNP的升高与心肌损伤相比有一定滞后，因此发病极早期检查正常或仅有轻度增高者，短期内需要复查。血常规检查中性粒细胞早期常不升高，但2～3天时可升高，另外在合并细菌感染时也升高，如果中性粒细胞降低则是预后不良的表现；单核细胞增多；血小板降低，严重毒血症常消耗血小板，如果血小板持续性降低提示骨髓功能抑制，与中性粒细胞减低一样是预后不良的征象。另外，常合并感染时白细胞增高；可出现红细胞沉降率增快、C反应蛋白升高，但无特异性；炎症因子包括肿瘤坏死因子、IL-10、IL-6、IL-1和内皮黏附分子等浓度增加。部分暴发性心肌炎患者出现多器官损伤和功能衰竭，特别是肝功能和肾功能损伤，是病毒感染、免疫损伤和休克等综合作用的结果。

2. 心电图　对本病诊断敏感度较高，但特异度低，应多次重复检查，比较其变化。窦性心动过速最为常见；频发房性早搏或室性早搏是心肌炎患者住院的原因之一，监测时可发现短阵室性心动过速；出现束支阻滞或房室传导阻滞提示预后不良；肢体导联特别是胸前导联低电压提示心肌受损广泛且严重；ST-T改变常见，代表心肌复极异常，部分患者心电图甚至可表现类似急性心肌梗死图形，呈现导联选择性的ST段弓背向上抬高，单纯从心电图上二者难以鉴别。心室颤动较为少见，为猝死和晕厥的原因。值得注意的是心电图变化可非常迅速，应持续心电监护，有变化时记录 12 导联或 18 导联心电图。所有患者应行 24 小时动态心电图检查。

3. 胸部 X 线和 CT　大部分患者心影不大或稍增大。因左心功能不全而有肺淤血或肺水肿征象，如肺门血管影增强、上肺血管影增多、肺野模糊等。急性肺泡性肺水肿时肺门呈蝴蝶状，肺野可见大片融合的阴影。合并有病毒性肺炎可出现严重弥漫性病变或整个肺部炎症浸润加上严重心力衰竭肺淤血实变而表现为所谓"白肺"，此时患者会表现呼吸窘迫，部分患者还可见胸腔积液和叶间胸膜增厚。

4. 超声心动图　对于暴发性心肌炎的诊断和随访意义重大。可见以下变化：

（1）弥漫性室壁运动减低：表现为蠕动样搏动，为心肌严重弥漫性炎症导致心肌收缩力显著下降所致，早期变化和加重很快。

（2）心脏收缩功能异常：均可见左心室射血分数显著降低，甚至低至 10%、E/e′ 升高，但随病情好转数日后很快恢复正常。

（3）心腔大小变化：多数患者心腔大小正常，仅少数患者心腔稍扩大，极少数明显扩大。

（4）室间隔或心室壁可稍增厚，系心肌炎性水肿所致。

（5）可以出现心室壁节段性运动异常，系心肌炎症受累不均所致。这些变化经有效治疗数天至 10 天或更长时间即可恢复正常 [12]。超声心动图检查的意义还在于帮助及时排除心脏瓣膜疾病、肥厚型或限制型心肌病等，典型的室壁局限性运动异常有助于心肌梗死诊断，心包积液提示病变累及心包。超声心动图检查简单、方便，建议每天 1 次或多次床边动态观察。

5. 冠状动脉造影　部分心肌炎患者尤其是炎症波及心包和胸膜者以急性胸痛就诊，查心电图有相邻导联 ST 段抬高，并心肌酶谱升高，与心肌梗死难以鉴别。这种情况下建议尽早进行冠状动脉造影检查，因为两种疾病的治疗方案完全不同。虽然冠状动脉造影存在死亡风险，但现有文献资料回顾结合我们的经验显示，急诊造影不增加死亡率。行冠状动脉造影时要特别注意减少对比剂用量以减少其负性肌力作用。

6. 有创血流动力学监测　暴发性心肌炎患者血流动力学经初步治疗未能改善者，推荐行漂浮导管监测右心房、右心室、肺动脉以及肺毛细血管楔压，或行脉搏指数连续心搏量（pulse index continuous cardiac output，PICCO）监测。推荐常规进行有创动脉压检测，作为判断病情及治疗反应的标志。

7. 心脏磁共振成像（MRI）　MRI 能够对心脏结构进行扫描、判定心脏功能，还能够直接观察心肌组织的病理改变，提供包括心肌水肿、充血、坏死及纤维化等多种病理图像证据，为一种无创性检查方法，其在心肌炎诊断中的价值近年来受到重视。但暴发性心肌炎患者由于病情紧急危重，MRI 临床诊断意义有限。病情及条件许可且诊断存在疑问时，可予考虑。

8. 经皮心内膜心肌活检　不推荐在急性期做心肌活组织检查，因为急性期患者病情危重，并且病理诊断对于临床诊断和治疗的指导作用有限。不过，心肌活检目前仍是确诊的客观标准，所以在病情允许时及好转后做活检将能帮助发现病原和研究发病机制 [6]。

9. 病原学检测　病毒性心肌炎常由呼吸道或肠道病毒感染所致，常见的为柯萨奇 B 组

RNA 病毒，其 IgM 抗体检测可能有助于早期诊断。采用宏基因组及目标基因测序技术对明确病原体有帮助。

临床上疑诊心肌炎或暴发性心肌炎时，上述相关检查的使用推荐见表 11-1。

三、诊断

一般将暴发性心肌炎定义为急骤发作且伴有严重血流动力学障碍的心肌炎症性疾病，因此暴发性心肌炎更多是一个临床诊断而非组织学或病理学诊断，因而诊断需要结合临床表现、实验室及影像学检查综合分析。当出现发病突然，有明显病毒感染前驱症状尤其是全身乏力、不思饮食继而迅速出现严重的血流动力学障碍、实验室检测显示心肌严重受损、超声心动图可见弥漫性室壁运动减弱时，即可临床诊断暴发性心肌炎 [13]。

鉴别诊断：由于暴发性心肌炎可累及多器官和系统，临床表现严重且具有多样性，病情进展迅速，在病程早期常需要使用一些检查以排除其他疾病，包括心血管系统疾病和其他可以引起相应临床表现的疾病。

1. 冠心病　急性大面积心肌梗死可出现肺淤血水肿导致循环衰竭、休克，心肌标志物可显著升高，暴发性心肌炎需与其进行鉴别。主要通过冠状动脉造影进行鉴别，另外，冠心病患者彩色超声心动图可见明显心肌局限性运动异常。

2. 病毒性肺炎　重症肺炎合并脓毒血症休克时也可出现心肌标志物轻度一过性升高，但随休克及血氧饱和度的纠正而显著改善。

3. 脓毒血症性心肌炎　严重细菌感染休克时毒性损害也可致心肌损伤而加重休克，并可出现明显心脏抑制性表现。早期出现的感染灶及血白细胞早期即显著升高及其他全身表现有助于鉴别。

4. 应激性心肌病（Takotsubo 综合征）　又称心尖球形综合征，好发于绝经期后女性，有胸痛、心电图 ST-T 改变以及心肌损伤标志物升高。常有强烈精神刺激等诱因。左心室造影可见节段性室壁运动异常，超过单一冠状动脉供血范围，最常见的是心尖部室壁运动异常，呈特征性章鱼篓样改变。冠状动脉造影结果阴性或轻度冠状动脉粥样硬化。左心室功能恢复快，常仅需支持治疗。

5. 普通急性心肌炎　暴发性心肌炎通常有前期感染史、起病急骤、发展迅速、病情重且心功能损害明显，治疗后迅速好转并恢复正常，长期预后好。相反，急性心肌炎上述特点均不突出，病情可长期迁延而成为慢性或持续性心肌炎或心肌病改变 [12]。

6. 非病毒性暴发性心肌炎　包括自身免疫性疾病、药物毒性和药物过敏等所致的急性暴发性心肌炎，临床上通常没有病毒感染的前期表现，而有自身免疫疾病史、使用毒性药物尤其是抗肿瘤药物或致过敏药物史，疾病发生同样迅速凶险。临床治疗除不用抗病毒药物外，其他与本病相似。

四、治疗

因暴发性心肌炎发病急骤，病情进展迅速，早期病死率高，而患者一旦度过危险期，大部分长期预后良好，因此对于暴发性心肌炎的治疗，应高度重视，采用各种可能手段，尽力挽救患者生命。根据专家经验，本共识提出按照"以生命支持为依托的综合救治方案"进行救治。临床上应尽早采取积极的综合治疗方法，除一般治疗（严格卧床休息、营养支持等）和普通药物治疗（营养心肌、减轻心脏负荷、保护胃黏膜等）外，还包括抗感染、抗病毒、糖皮质激素、丙种球蛋白、血浆和血液净化、生命支持措施 [主动脉内球囊反搏（IABP）、体外膜肺氧合（ECMO）、呼吸机辅助呼吸、临时起搏器植入等]，必要时可行心脏移植。

（一）严密监护

所有暴发性心肌炎患者均应严密监护。

应尽快将患者收到或转至有呼吸循环监护和支持治疗条件医院的心脏重症监护病房，予以 24 小时特别护理。监护内容主要包括：

（1）严密监测和控制出入水量，每小时记录并作为病情变化和补液治疗参考。

（2）严密监测心电、血氧饱和度和血压。

（3）监测血常规、心肌酶、肝肾功能、电解质、凝血功能、血乳酸、血气等各项实验室指标。

（4）开始即做床边胸部平片检查，对于肺部病变明显以及合并胸腔积液的患者可根据情况适时复查。

（5）床旁超声心动图，因病情变化快可一日多次，评估心腔大小、室壁运动状态及左心室射血分数改变。

（6）有创血流动力学检测，包括有创动脉血压及中心静脉压、肺毛细血管楔压或PICCO 监测等。

（二）积极的一般对症及支持治疗

所有暴发性心肌炎患者均应给予积极的一般对症及支持治疗。
主要内容包括：

（1）绝对卧床休息，减少探视和干扰，避免情绪刺激与波动。

（2）当能进食时，给予清淡、易消化而富含营养的饮食，少食多餐。

（3）鼻导管、面罩吸氧或机械通气正压给氧。

（4）改善心肌能量代谢（可给予磷酸肌酸、辅酶 Q10 等），曲美他嗪应用有助于改善心脏功能 [14]。

（5）补充水溶性和脂溶性维生素。

（6）液体补充，应量出为入，匀速补充，切忌液体快进快出。

（7）使用质子泵抑制剂防止应激性溃疡和消化道出血，特别是使用糖皮质激素的患者。

（8）高热时可物理降温或糖皮质激素治疗，不建议应用非甾体抗炎药。

（三）抗病毒治疗

所有病毒性暴发性心肌炎患者均应尽早给予联合抗病毒治疗。

理论上，病毒感染是引发病毒性心肌炎病理过程的始动因素，抗病毒治疗抑制病毒复制应该对疾病转归有所裨益，并且还有证据表明对于 H1N1 感染所致的病毒性心肌炎患者，早期使用抗病毒治疗较晚期使用降低病死率和改善预后的效果好。值得注意的是，病毒侵犯、复制及其引发的心肌直接损伤均发生于疾病早期，故应尽早行抗病毒治疗。

奥司他韦、帕拉米韦等药物可抑制流感病毒的神经氨酸酶，从而抑制新合成病毒颗粒从感染细胞中释放及病毒在人体内复制播散，对 A 型和 B 型流感病毒有作用。磷酸奥司他韦胶囊推荐在需要时使用（75mg 口服，2 次 / 天）。帕拉米韦为静脉给药的神经氨酸酶抑制剂，推荐 300 ～ 600mg 静脉滴注，1 次 / 天，连续使用 3 ～ 5 天。

鸟苷酸类似物可干扰病毒 DNA 合成，常用的阿昔洛韦对 EB 病毒等 DNA 病毒有效，而更昔洛韦（0.5 ～ 0.6g/d，静脉滴注）则对巨细胞病毒有效。

由于大部分患者并未检测病毒种类，可考虑联合使用上述两类抗病毒药物。

另外，可以试用干扰素，特别是肠道病毒感染的患者[15]。

（四）免疫调节治疗

所有暴发性心肌炎患者均应尽早给予糖皮质激素和丙种球蛋白进行免疫调节治疗。

暴发性心肌炎时心肌损伤的病理生理机制包括病毒介导的直接损伤和免疫介导的间接损伤两方面。针对免疫反应介导的病理生理环节采用相应的免疫治疗，理论上有阻断发病环节、减轻炎症、缓解临床症状、挽救濒死心肌、改善患者预后的作用。目前虽然没有大规模多中心的临床研究结果，但已有的成果和临床实践提示其有效性及安全性良好，推荐使用。

1. 糖皮质激素　建议开始每天 200mg 甲泼尼龙静脉滴注，连续 3 ～ 5 天后依情况减量。糖皮质激素具有抑制免疫反应、抗炎、抗休克、抗多器官损伤等作用，消除变态反应，抑制炎性水肿，减轻毒素和炎症因子对心肌的不良影响。理论上，糖皮质激素应在病毒性心肌炎的第 2 阶段即免疫损伤阶段使用，而应避免在第 1 阶段即病毒复制和病毒损伤阶段使用，原因是糖皮质激素可能导致病毒复制增加。但对于暴发性心肌炎，第 1 阶段短而第 2 阶段的免疫损伤发生早且严重，故对重症患者，推荐早期、足量使用。可以选用地塞米松 10 ～ 20mg 静脉推注后，立即给予甲泼尼龙静脉滴注使其尽快发挥作用。

2013 年发表的 Cochrane 荟萃分析总结了应用糖皮质激素治疗病毒性心肌炎 8 个有效的临床试验，共计 719 例患者[16]，结果显示虽然治疗组和对照组死亡率没有差异，但在 1 ～ 3 个月的随访过程中，治疗组左心室功能明显优于对照组。值得注意的是，治疗组病毒复制并未增加、病情未加重，提示糖皮质激素治疗是安全的。对于糖皮质激素应用于暴发性心肌炎尚未见大样本临床研究，仅有一些个案报道。Bjelakovic 等[17] 报道两例儿童暴发性心肌炎患者应用大剂量甲泼尼龙治疗成功的病例，患儿均已发生心源性休克，存在代谢性酸中毒、低氧血症和高乳酸血症，应用大剂量多巴胺和多巴酚丁胺治疗但病情继续恶化。在应用大剂量甲泼尼龙 10mg/（kg・h）后病情明显改善，10 小时后血压和血氧饱和度均恢复正常，左心室功能在 2 周内恢复正常。国内也有儿童治疗有效的报道[18-20]。

2. 免疫球蛋白（IVIG）　建议每天 20 ～ 40g 静脉滴注使用 2 天，此后每天 10 ～ 20g

持续应用 5 ～ 7 天。免疫球蛋白具有抗病毒和抗炎的双重作用：一方面通过提供被动免疫帮助机体清除病毒，另一方面通过调节抗原提呈细胞及 T 辅助细胞功能，抑制细胞免疫过度活化，降低细胞毒性 T 细胞对心肌细胞的攻击，并减少细胞因子产生，从而减轻心肌细胞损伤，改善左心室功能，减少恶性心律失常发生和死亡。

　　虽然尚缺乏大样本的前瞻性随机对照研究，但一些小样本研究证实静脉使用 IVIG 对于暴发性重症心肌炎患者治疗效果良好。早期美国一项对左心室射血分数＜ 30% 的 6 例暴发性心肌炎患者予以大剂量 IVIG 治疗的观察性研究结果显示，左心室射血分数可由治疗前的（21.7±7.5）% 升至治疗后的（50.3±8.6）%（P=0. 005），平均随访 13.2 个月后其仍可维持在（53±6）%，且随访期间无患者需再次住院治疗[21]。而一项对 21 例急性心肌炎患儿应用大剂量 IVIG 治疗（2g/kg 体重，24 小时内应用）的对照性研究显示，大剂量 IVIG 治疗可显著改善患儿左心室舒张末期内径[22]。日本一项关于 41 例急性心肌炎患者的多中心临床对照研究显示，大剂量 IVIG（1 ～ 2g/kg 体重，应用 2 天）可显著改善患者生存情况，1 个月死亡率具有下降趋势，明显降低外周血中的炎性因子[23]。我国广东的一项关于 58 例暴发性心肌炎患者的回顾性研究结果显示，应用 IVIG 400mg/kg 体重治疗 5 天，4 周后可显著改善患者左心室射血分数和左心室舒张末期内径，显著减少恶性心律失常，且具有降低死亡率的趋势[24]。

　　IVIG 治疗宜尽早足量应用。有回顾性研究结果显示应用 IVIG 治疗暴发性心肌炎并不能改善患者住院期间的死亡率[25]，但仔细分析发现治疗组多数患者 IVIG 剂量未能达到 2g/kg 体重，剂量不足可能是导致疗效不佳的原因之一，此外该研究仅纳入了机械循环支持后才应用 IVIG 治疗的患者，而将机械循环支持之前已应用 IVIG 治疗的患者排除在外。显然，当临床上需要应用机械辅助支持治疗时，患者病情已经相当严重，此时再启动 IVIG 治疗可能为时已晚而疗效不佳。因此，IVIG 应用的剂量和时机可能是目前其疗效争论的关键所在，需要高质量大样本的临床试验证实。

（五）生命支持治疗

　　所有暴发性心肌炎患者均应尽早给予生命支持治疗。

　　生命支持治疗是暴发性心肌炎各项治疗措施的重中之重，是暴发性心肌炎"以生命支持为依托的综合救治方案"的中心环节。暴发性心肌炎时心肌受到弥漫性严重损伤，泵功能严重受损，加之肺淤血和肺部炎症损伤，难以维持全身血液和氧的供应。通过生命支持使心脏得到休息，在系统治疗情况下恢复心脏功能，是首选的治疗方案和救治的中心环节。升压药物、强心剂以及儿茶酚胺等药物治疗是在缺乏生命支持治疗条件时的次选方案，或者是在生命支持治疗准备期间短时间使用的过渡治疗措施。生命支持治疗包括循环支持、呼吸支持和肾脏替代 3 个方面。

1. 循环支持

　　（1）IABP：对于血流动力学不稳定的暴发性心肌炎患者推荐尽早使用 IABP 进行治疗。IABP 通过由动脉系统植入带气囊的导管到左锁骨下动脉开口远端和肾动脉开口上方的降主动脉内，经反复节律性地不断在心脏舒张期球囊充气和收缩期前放气，达到辅助心脏减轻心脏负担的作用。在心脏舒张期球囊充气时，球囊占据主动脉内空间，可升高舒张压力，增加心脑等重要脏器的循环灌注；在心脏收缩期前球囊放气瞬间，主动脉内压力降低，可降低心脏收缩时的后负荷，减少心脏做功，增加每搏量，增加前向血流，增加体循环灌注。可减少暴发性心肌炎血流动力学不稳定患者血管活性药物的使用，帮助患者度过急性期。我们和国外的临床实践均证明 IABP 对暴发性心肌炎心肌严重损伤的疗效显著[7, 26, 27]。

（2）体外膜肺氧合（ECMO）：对于血流动力学不稳定的暴发性心肌炎患者推荐尽早使用 ECMO 进行治疗。在使用 IABP 仍然不能纠正或不足以改善循环时应立即启用 ECMO 或直接启用 ECMO 治疗。ECMO 通常与 IABP 结合使用，可让心脏得到更充分的休息，为其功能恢复赢得时间。危重患者，如出现心源性休克、心指数 < 2.0L/（min·m^2）、血乳酸 > 2mmol/L 的患者，更能从 ECMO 治疗中获益，所以对于此类患者应更积极地尽早启用 ECMO 治疗，我们和国外的经验均证明其可挽救危重患者生命[18, 28]。

ECMO 技术始于 20 世纪 70 年代，主要是采用密闭式的体外膜氧合简易体外循环氧合方法，经过不断改进，已成为一种操作简便、可提供较长时间生命支持的便携式体外机械辅助装置。ECMO 主要由三部分组成，即将血液由体内引出及回送的管道系统，保持血液快速流动的动力泵（人工心脏），以及提供血液进行气体交换的密闭式膜氧合器（膜肺）。其他辅助装置包括恒温水箱、供氧管道以及各种监测系统等。

ECMO 对暴发性心肌炎的救治作用已得到大量临床数据支持，报道中位 ECMO 治疗时间为 5～9 天，治愈出院率为 55%～66%[29-33]。一项对 2003 年 1 月到 2013 年 12 月共 3846 例心源性休克患者应用静脉 - 动脉模式（V-A）ECMO 的统计分析表明，慢性肾功能衰竭、低血压、低碳酸氢根等是高死亡率相关因子[34]。对暴发性心肌炎患者应用 V-A ECMO 治疗的回顾性研究表明，患者预后不良的预测因子有老年、出血和多器官功能衰竭[31]。对于心肌酶及 BNP 的预测价值尚存争议[32, 35]，治疗后迅速好转可能比绝对值高低对预后的意义更大[32]。此外，在多器官功能衰竭治疗中出现严重肝功能不良，特别是总胆红素和直接胆红素升高时，往往提示多器官功能的持续恶化，预后不良[30]。有学者提出在应用 ECMO 时当出现胆红素急剧升增高或浓度 > 3.0mg/dl（1mg/dl = 17.1µmol/L）时，应考虑将 ECMO 支持转为心室辅助装置（VAD）支持[18, 31]。

2. 呼吸支持　暴发性心肌炎患者如存在呼吸功能障碍均推荐尽早给予呼吸支持治疗。呼吸机辅助通气可改善肺功能，降低患者劳力负荷和心脏做功，是暴发性心肌炎合并左心功能衰竭时重要治疗手段之一。建议尽早使用，当患者有呼吸急促、呼吸费力时，即使血氧饱和度正常亦应给予呼吸支持，以减轻患者劳力负荷和心脏做功。

呼吸支持有 2 种方式：

（1）无创呼吸机辅助通气：分为持续气道正压通气和双相间歇气道正压通气 2 种模式。推荐应用于呼吸困难或呼吸频率 > 20 次 / 分，能配合呼吸机通气的患者，效果欠佳和不能适应者应改为气管插管方式。

（2）气管插管和人工机械通气：呼吸衰竭，尤其是有明显呼吸性和代谢性酸中毒并影响到意识状态的患者必须使用。对于有呼吸急促、血氧饱和度在无创辅助通气下仍不能维持者应积极使用。对于呼吸急促或费力的患者也应积极使用后者。

3. 血液净化及连续性肾脏替代治疗（continuous renal replacement therapy，CRRT）所有暴发性心肌炎患者均应尽早给予血液净化治疗。

血液净化治疗的主要目的是持续过滤去除毒素和细胞因子。合并肾功能损伤时，更应早期积极使用。血液净化治疗还可以通过超滤减轻心脏负荷，保证体内水、电解质及酸碱平衡，恢复血管对血管活性药物的反应来治疗心力衰竭，对暴发性心肌炎的患者有较大帮助。值得注意的是，为了清除毒性物质需要持续进行，每天至少 8～12 小时或更长，另外，由于患者心脏功能极其脆弱，起始时引血和终止时回血过程必须缓慢，以免诱发循环和心功能衰竭。

因病毒感染激活细胞免疫和体液免疫，单核细胞和淋巴细胞浸润，细胞黏附分子表达增加，大量抗体形成等在疾病的发生发展过程中发挥了重要作用，而病毒持续存在状态引起的免疫反应异常是心肌炎发展的主要原因，因此血液净化治疗对暴发性心肌炎患者具有至关重要的意义。有研究表明，早期有效地稳定暴发性心肌炎患者的血流动力学并减轻继发免疫损伤可明显改善预后。

CRRT：广泛应用于心力衰竭，也常用于危重患者。CRRT 利用血泵驱动血液从静脉端引出，流经滤器后仍由静脉回流体内，其通过可控的方式连续、缓慢、等渗地平衡体内钠和水，将炎性递质从血液中清除。其主要作用包括：①通过对流、弥散、吸附作用，清除各种小分子毒素，清除各种水溶性炎性递质，下调炎症反应，降低器官损伤程度；②纠正水、电解质及酸碱平衡紊乱，降低血液温度，维持内环境稳定；③有效清除组织水肿，改善组织氧供和器官功能；④提供足够液体量，保证其他必要药物治疗和肠外营养支持。CRRT 治疗过程中容量及胶体渗透压变化程度小，可维持足够的组织灌注，操作得当不影响血流动力学。

虽然肾脏替代治疗传统适应证为少尿、无尿、高血钾、严重代谢性酸中毒、氮质血症等，但是对于暴发性心肌炎特别是伴有急性左心功能不全的患者，应尽早考虑使用，循环衰竭和休克不是此项治疗的禁忌证。相反，其提示病情严重，更需要尽早使用。美国一项针对急性心力衰竭患者使用 CRRT 或利尿剂治疗的对比研究显示，CRRT 能显著减轻体重、缩短心脏重症监护室治疗时间、增加心排血量及每搏量、降低肺毛细血管楔压，并有降低30 天内死亡率的趋势，同时对患者的心率、血压、体循环血管阻力、肺血管阻力等血流动力学参数无明显影响[36]。

免疫吸附（immunoadsorption，IA）：IA 疗法是自 2002 年发展起来的一种血液净化技术，是将高度特异性的抗原、抗体或有特定物理化学亲和力的物质（配体）与吸附材料（载体）结合制成吸附剂（柱），选择性地清除血液中的致病因子，从而达到净化血液、缓解病情的目的。暴发性心肌炎病理生理过程中均存在体液免疫和细胞免疫过程，而免疫吸附能选择性清除血浆中的致病因子。目前虽尚无大规模临床试验的证据，但小样本的临床研究结果表明，IA 疗法可改善患者的心功能、临床表现、血流动力学参数，并提高运动耐力，降低 NT-proBNP 水平[37, 38]。此外，IA 疗法还可减少心肌炎症反应，在运用蛋白 A 免疫吸附治疗后，左心室收缩功能得到改善[39]。有条件时推荐尝试使用。

（六）休克和急性左心衰竭的药物治疗

为生命支持治疗的辅助或过渡治疗措施。

暴发性心肌炎合并休克十分常见，急性左心衰竭或全心衰竭几乎见于每位患者。休克机制涉及泵功能衰竭、全身毒性作用和容量不足等，与其他休克最根本的不同是泵功能严重受损，这也决定了治疗方法的差异。因此，如果条件允许，依托生命支持治疗仍不足时才加用药物治疗。

1. 休克的药物治疗　根据休克的原因进行治疗，暴发性心肌炎合并大量出汗、呕吐、腹泻等导致容量不足时，可适当补液。根据动力学监测指标决定补液速度和剂量，首先给予多巴胺和 5% 碳酸氢钠治疗，必要时加用小剂量阿拉明治疗，以暂时维持基本生命体征，为进一步治疗争取时间；除了明显失液外，补液治疗需要渐进，切忌太快。特别注意，α 受体激动剂仅可短暂使用，长期使用可导致组织缺氧加重甚至造成不可逆器官损害及死亡。使用多巴胺也容易导致心率明显加快和室性心律失常如早搏、室性心动过速甚至心室颤动，增加心脏负担，应予注意，尽量减少使用。作为抗休克治疗的一部分，糖皮质激素应尽早足量使用。

2. 急性左心衰竭的药物治疗　包括正压呼吸、血液超滤和利尿剂，在心率明显加快时小量使用洋地黄类药物，尽量少用单胺类强心剂，以免增加心脏耗氧和心律失常。由于血压低，所以应谨慎使用血管扩张剂。为了减少急性左心衰竭发生，应根据液体平衡和血流动力学状况决定液体进出量。对于心力衰竭严重甚至心源性休克的患者，需积极使用生命支持治疗，维持血流动力学稳定，保证重要脏器的灌注，使心脏得到休息，以帮助患者度过急性期。

（七）心律失常的治疗

针对心律失常类型并结合患者血流动力学状况进行相应处理。

暴发性心肌炎患者常存在低血压或休克，如发生严重心律失常将加重血流动力学障碍，可威胁患者生命。其处理原则应遵循现有的心律失常指南，同时亦应在充分考虑患者的心脏泵功能和血压状况下选择合适的药物或处理策略。

恶性心律失常的预测：窦性心动过缓、QRS 波增宽、超声心动图显示左心室功能恶化、心肌肌钙蛋白水平持续升高或波动，持续低灌注或出现非持续性室性心动过速常预示恶性心律失常的发生。

总体治疗原则：①快速识别并纠正血流动力学障碍。因心律失常导致严重血流动力学障碍者，需立即纠正心律失常，对快速心律失常如心房颤动或心室颤动应立即电复律，电复律不能纠正或纠正后复发，需兼用药物，通常在兼顾血压时使用胺碘酮静脉注射。②血流动力学相对稳定者，根据临床症状、心功能状态及心律失常性质，选用适当治疗策略及抗心律失常药物；在心律失常纠正后应采取预防措施，尽力减少复发。③积极改善心脏功能、低血压情况，纠正和处理电解质紊乱、血气和酸碱平衡紊乱等内环境紊乱。④不宜使用 β 受体阻滞剂、非二氢吡啶类钙拮抗剂等负性肌力、负性频率抗心律失常药物；胺碘酮静脉泵入为首选，但不宜快速静脉推注；快心室率心房颤动患者可给予洋地黄类药物控制心室率。⑤心动过缓者首先考虑植入临时起搏器，无条件时可暂时使用提高心率的药物如异丙肾上腺素或阿托品。⑥大多数暴发性心肌炎患者度过急性期后可痊愈。发生心动过缓患者，急性期不建议植入永久起搏器。需观察 2 周以上，全身病情稳定后传导阻滞仍未恢复者，再考虑是否植入永久起搏器。急性期发生室性心动过速、心室颤动的患者，急性期及病情恢复后也均不建议植入式心律复律除颤器（ICD）。

暴发性心肌炎的治疗措施及相关建议总结见附表 1-1。

附表 1-1　成人暴发性心肌炎的治疗措施及相关建议

治疗措施	建议
严密监护	所有暴发性心肌炎患者均应严密监护
一般对症支持治疗	所有暴发性心肌炎患者均应给予积极的一般对症支持治疗
抗病毒治疗	所有病毒性暴发性心肌炎患者均应尽早给予联合抗病毒治疗
免疫调节治疗	所有暴发性心肌炎患者均应尽早给予免疫调节治疗
生命支持治疗	所有暴发性心肌炎患者均应尽早给予生命支持治疗
血液净化治疗	所有暴发性心肌炎患者均应尽早给予血液净化治疗
休克和急性左心衰竭药物治疗	为生命支持治疗的辅助治疗手段或过渡治疗措施
心律失常的治疗	针对不同心律失常并结合患者血流动力学状况相应处理

总之，暴发性心肌炎作为心肌炎中发病迅速、病情危重的特殊类型，其血流动力学不稳定，药物难以维持而且效果不佳，相比于其他危重病，机械辅助生命支持治疗对于协助患者度过急性期具有极其重要的意义。临床医师应予以高度重视，尽早识别和预判，尽早实施全方位救治，严密监护，不轻易放弃，将最新的一些抢救措施如 IABP、ECMO 和 CRRT 等应用到位，即按照"以生命支持为依托的综合救治方案"实施救治，争分夺秒，以提高救治存活率，挽救患者生命。最后将诊断和救治归纳为一流程图（见图 17-9）以利于临床救治使用。

写作组成员：汪道文（华中科技大学同济医学院附属同济医院），李晟（华中科技大学同济医学院附属同济医院），蒋建刚（华中科技大学同济医学院附属同济医院），严江涛（华中科技大学同济医学院附属同济医院），赵春霞（华中科技大学同济医学院附属同济医院），王炎（华中科技大学同济医学院附属同济医院），马业新（华中科技大学同济医学院附属同济医院），曾和松（华中科技大学同济医学院附属同济医院），郭小梅（华中科技大学同济医学院附属同济医院），王红（华中科技大学同济医学院附属同济医院），唐家荣（华中科技大学同济医学院附属同济医院），左后娟（华中科技大学同济医学院附属同济医院），林立（华中科技大学同济医学院附属同济医院），崔广林（华中科技大学同济医学院附属同济医院）

专家组成员（以姓氏汉语拼音为序）：卜军（上海仁济医院），陈韵岱（解放军总医院），董吁钢（中山大学附属第一医院），方唯一（上海市胸科医院），葛均波（复旦大学附属中山医院），傅向华（河北医科大学附属第二医院），霍勇（北京大学第一医院），惠汝太（中国医学科学院 北京协和医学院 阜外医院），谭建军（中南大学湘雅二医院），王乐民（同济大学附属同济医院），吴宗贵（上海长征医院），许顶立（南方医科大学南方医院），向定成（广州军区总医院），杨天伦（中南大学湘雅二医院），于波（哈尔滨医科大学附属第一医院），张松（上海交通大学医学院附属新华医院），周京敏（复旦大学附属中山医院），周胜华（中南大学湘雅二医院）

　　文章在《中华心血管病杂志》2017年9月第45卷第9期发表，经上述杂志社同意，允许稍作修改后在此以本书附录1发表。

参 考 文 献

[1] Caforio ALP , Malipiero G, Marcolongo R, et al. Myocarditis: a clinical overview. Curr Cardiol Rep, 2017, 19(7): 63. doi: 10. 1007/sll886-017-0870-x

[2] Lazaros G, Oikonomou E, Tousoulis D. Established and novel treatment options in acute myocarditis, with or without heart failure. Expert Rev Cardiovasc Ther, 2017, 15(1): 25-34. doi: 10. 1080/14779072. 2017. 1262764

[3] Luyt CE, Hékimian G, Ginsberg F. What's new in myocarditis? Intensive Care Med, 2016, 42(6): 1055-1057. doi: 10. 1007/s00134-015-4017-5

[4] Fung G, Luo HL, Qiu Y, et al. Myocarditis. Circ Res, 2016, 118(3): 496-514. doi: 10. 1161/CIRCRESAHA. 115. 306573

[5] Pollack A, Kontorovich AR, Fuster V, et al. Viral myocarditis: diagnosis, treatment options, and current controversies. Nat Rev Cardiol, 2015, 12(11): 670-680. doi: 10. 1038/nrcaidio. 2015. 108

[6] Caforio ALP, Pankuweit S, Arbunstini E, et al. Current state of knowledge on aetiology, diagnosis, management, and therapy of myocarditis: a position statement of the European Society of Cardiology Working Group on Myocardial and Pericardial Diseases. Eur Heart J, 2013, 34(33): 2636-2648, 2648a-2648d. doi: 10. 1093/eurheartj/eht210

[7] Maisch B, Ruppert V, Pankuweit S. Management of fulminant myocarditis: a diagnosis in search of its etiology but with therapeutic options. Curr Heart Fail Rep, 2014, 11(2): 166-177. doi: 10. 1007/sll897-014-0196-6

[8] Ginsberg F, Parrillo JE. Fulminant myocarditis. Crit Care Clin, 2013, 29(3): 465-483. doi: 10. 1016/j. ccc. 2013. 03. 004

[9] McCarthy RE 3rd, Boehmer JP, Hruban RH, et al. Long-term outcome of fulminant myocarditis as compared with acute (nonfulminant) myocarditis. N Engl J Med, 2000, 342(10): 690-695. doi: 10. 1056/NEJM200003093421003

[10] Gupta S, Markham DW, Drazner MH, et al. Fulminant myocarditis. Nat Clin Pract Cardiovasc Med, 2008, 5(11): 693-706. doi: 10. 1038/ncpcardiol331

[11] Hufnagel G, Pankuweit S, Richter A, et al. The European study of epidemiology and treatment of cardiac inflammatory diseases(ESETCID). First epidemiological results. Herz, 2000, 25(3): 279-285

[12] Felker GM, Boehmer JP, Hruban RH, et al. Echocardiographic findings in fulminant and acute myocarditis. J Am Coll Cardiol, 2000, 36(1): 227-232

[13] Sun D, Ding H, Zhao C, et al. Value of SOFA, APACHE IV and SAPS Ⅱ scoring systems in predicting short-term mortality in patients with acute myocarditis. Oncotarget [2017-06-27]. http: //www. impactjoumals. com/oncotarget/index. Php？ journal = oncotarget&page = article&op = view&path = 18634 & pubmed-linkout = l. doi: 10. I8632/ oncotarget. 18634

[14] Chen J, Lai JS, Yang L, et al. Trimetazidine prevents macrophage-mediated septic myocardial dysfunction via activation of the histone deacetylase sirtuin 1. Br J Pharmacol, 2016, 173(3): 545-561. doi: 10. 1111/bph. 13386

[15] Kühl U, Lassner D, von Schlippenbach J, et al. Interferon-beta improves survival in enterovirus-associated cardiomyopathy. J Am Coll Cardiol, 2012 , 60(14): 1295-1296. doi: 10. 1016/j. jacc. 2012. 06. 026

[16] Chen HS, Wang W, Wu SN, et al. Corticosteroids for viral myocarditis. Cochrane Database Syst Rev, 2013, (10): CD004471. doi: 10. 1002/14651858. CD004471. pub3

[17] Bjelakovic B, Vukomanovic V, Jovic M. Fulminant myocarditis in children successfully treated with high dose of methyl-prednisolone . Indian J Pediatr, 2016, 83(3): 268-269. doi: 10. 1007/s 12098-015-1831-2

[18] 胡伟航，刘长文，胡炜，等．体外膜肺氧合治疗暴发性心肌炎五例．中华危重症医学杂志(电子版)，2014, 7(5): 52-55

[19] 王颖，袁越，王勤，等．小儿暴发性心肌炎64例临床分析．中国实用儿科杂志，2013, 28(12): 935-937

[20] 汤磊，朱叶芳. 36例儿童暴发性心肌炎的临床分析．重庆医学, 2014, (31): 4241-4242

[21] Goland S, Czer LSC, Siegel RJ, et al. Intravenous immunoglobulin treatment for acute fulminant inflammatory cardiomyopathy: series of six patients and review of literature . Can J Cardiol, 2008, 24(7): 571-574

[22] Drucker NA, Colan SD, Lewis AB, et al. Gamma-globulin treatment of acute myocarditis in the pediatric population. Circulation, 1994, 89(1): 252-257

[23] Kishimoto C, Shioji K, Hashimoto T, et al. Therapy with immunoglobulin in patients with acute myocarditis and cardiomyopathy: analysis of leukocyte balance. Heart Vessels, 2014, 29(3): 336-342. doi: 10. 1007/s00380-013-0368-4

[24] Yu DQ, Wang Y, Ma GZ, et al. Intravenous immunoglobulin in the therapy of adult acute fulminant myocarditis: a retrospective study. Exp Ther Med, 2014, 7(1): 97-102. doi: 10. 3892/etm. 2013. 1372

[25] Isogai T, Yasunaga H, Matsui H, et al. Effect of intravenous immunoglobulin for fulminant myocarditis on in-hospital mortality: propensity score analyses . J Card Fail, 2015, 21(5): 391-397. doi: 10. 1016/j. cardfail. 2015. 01. 004

[26] Ihdayhid AR, Chopra S, Rankin J. Intra-aortic balloon pump：indications, efficacy, guidelines and future directions. Curr Opin Cardiol, 2014, 29(4): 285-292. doi: 10. 1097/HCO. 0000000000000075

[27] Okai I, Inoue K, Maruyama M, et al. Transbrachial intra-aortic balloon pumping for a patient with fulminant myocarditis. Heart Vessels, 2012, 27(6): 639-642. doi: 10. 1007/s00380-012-0231-z

[28] 杨桂棠, 丁建, 关明子, 等 . 体外膜肺氧合救治重症暴发性心肌炎合并多脏器功能衰竭经验 . 临床军医杂志 , 2016, 44(11): 1140-1143

[29] Lorusso R, Centofanti P, Gelsomino S, et al. Venoarterial extracorporeal membrane oxygenation for acute fulminant myocarditis in adult patients: a 5-year multi -institutional experience . Ann Thorac Surg, 2016, 101(3) : 919-926. doi: 10. 1016/j. athoracsur. 2015. 08. 014

[30] Diddle JW, Almodovar MC, Rajagopal SK, et al. Extracorporeal membrane oxygenation for the support of adults with acute myocarditis. Crit Care Med, 2015, 43(5): 1016-1025. doi: 10. 1097/CCM. 0000000000000920

[31] Nakamura T, Ishida K, Taniguchi Y, et al. Prognosis of patients with fulminant myocarditis managed by peripheral venoarterial extracorporeal membranous oxygenation support: a retrospective single-center study. J Intensive Care, 2015, 3(1): 1-5. Doi: 10. 1186/s40560-014-0069-9

[32] Hsu KH, Chi NH, Yu HY, et al. Extracorporeal membranous oxygenation support for acute fulminant myocarditis: analysis of a single center's experience. Eur J Cardiothorac Surg, 2011, 40(3): 682-688. doi: 10. 1016/j. ejcts. 2010. 12. 050

[33] Pozzi M, Banfi C, Grinberg D, et al. Veno-arterial extracorporeal membrane oxygenation for cardiogenic shock due to myocarditis in adult patients. J Thorac Dis, 2016, 8(7) : E495-E502. doi: 10. 21037/jtd. 2016. 06. 26

[34] Schmidt M, Burrell A, Roberts L, et al. Predicting survival after ECMO for refractory cardiogenic shock: the survival after veno-arterial-ECMO (SAVE)-score. Eur Heart J, 2015, 36(33): 2246-2256. doi: 10. 1093/eurheartj/ehvl94

[35] Luyt CE, Landivier A, Leprince P, et al. Usefulness of cardiac biomarkers to predict cardiac recovery in patients on extracorporeal membrane oxygenation support for refractory cardiogenic shock. J Crit Care, 2012, 27(5): 524. e7-e14. doi: 10. 1016/j. jcrc. 2011. 12. 009

[36] Badawy SSI, Fahmy A. Efficacy and cardiovascular tolerability of continuous veno-venous hemodiafiltration in acute decompensated heart failure：a randomized comparative study. J Crit Care, 2012, 27(1): 106. e7-e13. doi: 10. 1016/j. jcrc. 2011. 05. 013

[37] Felix SB, Beug D, Dörr M. Immunoadsorption therapy in dilated cardiomyopathy. Expert Rev Caidiovasc Ther, 2015, 13(2): 145-152. doi: 10. 1586/14779072. 2015. 990385

[38] Jensen LD, Marchant DJ. Emerging pharmacologic targets and treatments for myocarditis. Pharmacol Ther, 2016, 161: 40-51. doi: 10. 1016/j. pharmthera. 2016. 03. 006

[39] Bulut D, Scheeler M, Wichmann T, et al. Effect of protein A immunoadsorption on T cell activation in patients with inflammatory dilated cardiomyopathy. Clin Res Cardiol, 2010, 99(10): 633-638. doi: 10. 1007/s00392-010-0162

附录2　成人暴发性心肌炎护理策略专家共识

中国康复医学会心肺康复护理专业委员会

武汉市护理学会心血管专业委员会

一、概述

　　心肌炎（myocarditis）是指各种原因引起的心肌炎性损伤所导致的心脏功能受损，包括收缩、舒张功能减低和心律失常[1]。暴发性心肌炎（fulminant myocarditis，FM）是心肌炎最为严重和特殊的类型，经药物和机械支持治疗后的院内病死率仍可高达40%～80%[2]。2017年，中华医学会心血管病学分会精准医学学组发布《成人暴发性心肌炎诊断与治疗中国专家共识》[3]，提出"以生命支持为依托的综合救治方案"，包括机械生命支持治疗、免疫调节治疗、神经氨酸酶抑制剂治疗三大核心策略以及严密监护、积极对症和支持治疗、抗休克和急性左心衰竭治疗、抗心律失常治疗等策略，为临床诊疗提供了理论支持。暴发性心肌炎患者病情变化急骤，潜在并发症多，护理专业性强、难度大，临床尚未形成可供参考的护理实践规范。中国康复医学会心肺康复护理专业委员会、武汉市护理学会心血管专业委员会组织护理和医学专家，根据暴发性心肌炎疾病特点及最新护理研究进展，在循证的基础上，制订了《成人暴发性心肌炎护理策略专家共识》（以下简称《共识》），旨在进一步推进暴发性心肌炎最佳临床护理实践，科学引导临床护理决策，从而提高护理人员对暴发性心肌炎早期识别和护理的专业能力，以减少不良的预后和猝死的发生，提高患者生活质量。

二、临床基础

（一）定义

　　心肌炎是指各种原因导致的心肌局灶性或弥漫性炎症病变，临床上分为急性期、亚急性期和慢性期。急性期一般持续3～5天，主要以病毒侵袭和复制对心肌造成损害为主；亚急性期以免疫反应为主要病理生理改变；少数患者进入慢性期，表现为慢性持续性及突发加重的炎症活动，心肌收缩力减弱、心肌纤维化和心脏扩大。暴发性心肌炎定义为急骤发作且伴有严重血流动力学障碍的心肌炎症性疾病，在组织学和病理学上与普通心肌炎比较没有特征性差别，更多的是一项临床诊断。

（二）病因

　　暴发性心肌炎病因包括感染、自身免疫性疾病和毒素/药物毒性，病毒感染是主要致病原因，包括肠道病毒、腺病毒、巨细胞病毒、EB病毒和流感病毒等。

导致心肌损伤的机制包括病毒直接损伤和免疫损伤，异常的免疫系统激活、过度的巨噬细胞极化和在组织器官中聚集所致的间接损伤是导致患者病情急剧恶化的重要病理生理机制[3]。

（三）临床主要症状

暴发性心肌炎各个年龄段均可发病，以平时身体健康、无器质性疾病的青壮年多见，冬春季多发，病情变化十分迅速，患者很快出现血流动力学异常（泵衰竭和循环衰竭）以及恶性心律失常，并可伴有呼吸衰竭和肝肾功能衰竭。其中血流动力学不稳定及心功能指标异常，是暴发性心肌炎最为显著的表现，也是病情危重程度的指征。

1. 病毒感染前驱症状　发热、乏力、不思饮食、鼻塞、流涕、咽痛、咳嗽及腹泻等症状，其表现个体差异较大。

2. 心肌受损表现　气短、呼吸困难、胸闷或胸痛、心悸、头昏、极度乏力、食欲明显下降等症状。

3. 血流动力学障碍　部分患者迅速发生急性左心衰或心源性休克，出现肺循环淤血或休克表现，少数发生晕厥或猝死。

4. 其他组织器官受累表现　可引起多器官功能损害或衰竭，包括肝功能异常、肾功能损伤、凝血功能异常及呼吸系统受累等，可导致患者全身情况急剧恶化。

5. 体征　部分患者可有体温升高；出现低血压，严重时测不出；呼吸急促；心率增快与体温升高不相称，还可出现各种快速型或缓慢型心律失常，严重时危及生命。心界通常不大，可有心尖搏动减弱或消失、心音明显低钝等心脏相关体征。出现休克、灌注减低和其他器官功能异常体征。

三、治疗原则

1. 一般对症及支持治疗　包括卧床休息、氧疗及采用预防感染、改善心肌能量代谢、抗休克和预防急性左心衰竭、抗心律失常、补充水溶性和脂溶性维生素等药物进行对症支持治疗。

2. 抗病毒和免疫调节治疗　早期联合大剂量糖皮质激素和足量免疫球蛋白进行免疫调节治疗及神经氨酸酶抑制剂等抗病毒治疗，是暴发性心肌炎患者药物治疗的核心。

3. 生命支持治疗　暴发性心肌炎患者心肌受到弥漫性严重损伤，泵功能严重受损，加之肺淤血和肺部炎症损伤，难以维持全身血液和氧的供应。通过生命支持使心脏得到休息，在系统治疗情况下恢复心脏功能，是首选的治疗方案和救治的中心环节。包括循环支持、呼吸支持和肾脏替代三个方面。

四、早期护理策略

（一）早期评估与动态监测

1. 评估要点　意识状态、心率/律、体温、脉搏、呼吸、血压及血氧饱和度。

2. 识别早期症状 一般起病急骤，有明显病毒感染前驱症状、心肌受损表现，继而迅速进展为严重的血流动力学障碍[3]，立即安置在有生命支持救治条件的重症病房。

3. 动态监测 有创血流动力学监测；床旁超敏心肌肌钙蛋白（c-TnI）、血清 B 型利钠肽（BNP）或血清 B 型利钠肽前体（BNP-pro）及动脉血气分析检测。

协助完善床旁心电图、超声心动图、胸部 X 线等辅助检查；对于胸闷、胸痛，需排除急性心肌梗死者，应尽快完成急诊冠状动脉造影前准备。

4. 关注血流动力学及心功能相关指标 监测内容见附表 2-1。

附表 2-1 暴发性心肌炎患者动态监测内容

项目	建议
意识状态	持续监测
血流动力学	心率/律、血压（有创动脉血压、平均动脉压）、中心静脉压，持续监测
呼吸功能	呼吸频率及血氧饱和度，持续观察；动脉血气分析，早期每 4～6 小时 1 次
心功能指标	c-TnI、BNP/BNP-pro、心电图、超声心动图，根据病情动态观察
体温监测	腋温/肛温、四肢皮温及颜色改变，每 4 小时 1 次
容量管理	入量（静脉输液量、输血量、肠道摄入量）、出量（留置尿管监测每小时尿量、引流量、呕吐量、汗液量等），每 1 小时 1 次
心理和睡眠	针对性心理干预，保证良好睡眠

（二）静脉治疗与用药护理

1. 静脉治疗 ①建议在全身肝素化前协助医生置入中心静脉导管，保证 2 条及以上静脉通道。②合理安排输液顺序，优先使用糖皮质激素、免疫球蛋白及神经氨酸酶抑制剂等药物。③根据血流动力学及心功能状况控制输液速度，忌快进快出，量出为入，以免增加心脏负荷或导致容量不足、血压下降；血管活性药物推荐微量泵输注，并与其他药物使用不同静脉通道，维持平均动脉压（MAP）≥ 65mmHg。

2. 监测用药的有效性和安全性 神经氨酸酶抑制剂可抑制流感病毒的神经氨酸酶，从而抑制新合成病毒从感染细胞中释放及病毒在人体内复制传播，不良反应有恶心呕吐、头晕等，停药后可自行缓解。大剂量糖皮质激素治疗期间，警惕消化道不良反应，待患者病情好转后逐渐减量，以免出现反跳。免疫球蛋白应用时宜先慢后快，观察有无过敏症状。糖皮质激素和免疫球蛋白治疗剂量大，护士应向患者及家属解释用药目的，获得理解和配合。抗休克治疗期间优先依托机械生命支持治疗，当其不足以维持循环时加用血管活性药物等治疗，无条件用中心静脉而采用外周静脉输注时，警惕静脉炎发生[4]。

（三）机械生命支持治疗与护理

机械生命支持治疗是暴发性心肌炎"以生命支持为依托的综合救治方案"的核心之一，旨在通过循环支持、呼吸支持和连续性肾脏替代治疗等机械辅助方法，使心脏得到充分休息，进而逐步恢复心脏功能[5]。

1. 建立时机　暴发性心肌炎患者的机械生命支持治疗应早使用，以减轻心脏负荷进而改善患者心脏功能，降低病死率[6]。护士应做好病情观察，及时预警：①一旦患者出现收缩压＜ 90mmHg、左心室射血分数（left ventricular ejection fraction，LVEF）＜ 40%、血乳酸＞ 2.0mmol/L、心指数（cardiac index，CI）＜ 2.2ml/min，协助置入主动脉内球囊反搏（intra-aortic balloon pumping，IABP）[7]；若 IABP 辅助下血流动力学仍不能纠正或不足以改善循环，协助医生启用静 - 动脉体外膜肺氧合（veno-arterial extracorporeal membrane oxygenation，V-A ECMO）联合治疗[8]。②并非所有接受机械生命支持治疗的患者均需气管插管，对存在呼吸功能障碍（呼吸窘迫或低血氧状态等）的暴发性心肌炎患者积极给予呼吸机辅助通气，优先选择无创正压通气（noninvasive positive pressure ventilation，NPPV），不能耐受或不能纠正时，立即给予气管插管行有创机械通气[9]。③连续性肾脏替代治疗（continuous renal replacement therapy，CRRT）能持续过滤去除暴发性心肌炎患者炎症因子和细胞因子，通过超滤减轻心脏负荷，重建体内水、电解质及酸碱平衡，并恢复血管对血管活性药物的反应[10]。对所有暴发性心肌炎患者，应尽早行床旁 CRRT。

2. 护理策略

（1）循环支持：严密观察循环支持仪器运行状况，定期向医生反馈治疗效果，其中 IABP 应保证其有效触发，观察反搏效果[11]；使用 ECMO 后护理内容见附表 2-2。

附表 2-2　暴发性心肌炎患者使用 ECMO 后护理

项目	建议
有效运转	管路连接正确，至少每 1 小时进行体外环路检查，观察有无抖动等情况
	各组件性能完好，报警设置合理[12]
关键参数管理	转速与流量：应遵医嘱调节转速，转速宜大于＞ 1500 r/min 但不超过 4000 r/min，密切观察流量与转速是否相符，并根据静脉血氧饱和度、动脉压、血乳酸水平、尿量等遵医嘱调节灌注流量[13]
	气流量和氧浓度：每 2 小时监测 1 次血气分析（剩余碱、血乳酸），稳定后每 4 ～ 6 小时监测 1 次，遵医嘱动态调整气流量和氧浓度
	压力：监测氧合器出入口压力，当两点压力均增高时，提示氧合器后端患者动脉插管端阻塞，当两点压力差增大时提示氧合器血栓形成
	温度：维持患者体温接近 37℃，水箱温度常设在 36 ～ 37℃，以避免体温过高致机体氧耗增加，温度过低致凝血机制和血流动力学的紊乱[14]

（2）呼吸支持：暴发性心肌炎患者使用有创机械通气管理的重点内容包括：

1）保护性肺通气策略[15]：旨在降低呼吸机的参数设置，以免造成气压伤、容积伤。推荐的呼吸机参数设置为：潮气量 3 ～ 5ml/kg，呼吸频率＜ 8 次 / 分，呼气末正压通气（positive end expiatory pressure，PEEP）5 ～ 15cmH$_2$O，吸气平台压＜ 25cmH$_2$O、吸入氧浓度（FiO$_2$）30% ～ 40%。

2）镇痛镇静管理[16]：每日唤醒患者进行神经功能评估。推荐使用 Richmond 躁动 - 镇静评分量表（Richmond agitation-sedation scale，RASS）定时评估患者的镇静程度以调整镇静药物及其剂量。根据评估结果动态调整镇静目标，以减少药物在体内蓄积和维持患者最佳镇静状态。按照人体生物钟模式进行昼夜区分，白天控制在 -2 ～ 0 分，夜间控制在 -3 ～ -1 分。

（3）连续性肾脏替代治疗：行 CRRT 治疗的具体护理内容见附表 2-3。

附表 2-3　暴发性心肌炎患者行 CRRT 治疗后护理建议

项目	建议
通道建立	宜将血液净化管道与 ECMO 环路进行耦合[17]；对未行 ECMO 治疗的患者，可建立独立的透析通道
缓慢引血	初始血泵流速控制在 30 ～ 50ml/min，引血完毕逐步调整血泵速度 100ml/min，持续 3 ～ 5 分钟，待血泵与心脏、ECMO 逐步适应，调节血泵速度至 150 ～ 200ml/min，持续 30 分钟，患者无病情变化，可开始治疗
容量管理	采用三级水平管理[18]，结合患者 CVP、有创动脉血压、出入量等动态调整超滤率
掌握下机指征	患者无容量超负荷、酸碱平衡及电解质紊乱、严重感染，每日尿量＞ 500ml，即可终止 CRRT 治疗
阶梯式回血[19]	①将血流速度降至 180ml/min，持续 15 分钟
	②将血流速度调至 150ml/min，同时降低置换量，将超滤分数控制在 20%，持续 15 分钟
	③将血流降至 100ml/min，关闭超滤，持续 15 分钟
	④将血流速度调至 50ml/min 回血

3. 管路管理　定期观察各种管道，保证管道处于密闭、通畅状态，标识清晰；进行妥善固定，IABP、ECMO 体外管道沿肢体平行固定[20]，避免牵拉；动静脉管路穿刺处采用缝线加透明贴膜双重固定，管路连接处用扎带再次固定，备止血钳；更换体位时需专人固定管道，每班监测各种导管外露刻度[21]；躁动不安、意识障碍者予保护性约束及镇静；在不影响治疗的前提下，下肢穿刺侧肢体伸直，床头抬高 30°，避免屈髋；每日评估患者心肺功能指标，协助医生尽早拔除各种生命支持管道。

4. 抗凝管理　机械生命支持治疗期间，每 1 小时用手电筒光直射膜肺及管路观察有无血栓形成；每 2 ～ 3 小时检测一次 ACT/APTT，稳定后每 6 小时检测一次。掌握机械生命支持治疗期间 ACT 和 APTT 的目标值范围：①单独使用 IABP 时，ACT 目标范围为 150 ～ 180 秒，APTT 目标范围为 50 ～ 70 秒。②单独使用 ECMO 时，ACT 目标范围为 180 ～ 210 秒[22]，APTT 目标范围为 50 ～ 70 秒（以 APTT 为主要参考），当有活动性出血时应降低目标值，ACT 维持在 150 ～ 170 秒，当辅助流量减低，凝血风险较高时，ACT 维持在 200 ～ 210 秒。③ IABP 联合 ECMO 时，则参考 ECMO 抗凝标准。④ CRRT 联合 IABP 或 ECMO 治疗时，主要参考 IABP 或 ECMO 抗凝标准。

（四）常见并发症预防与护理

1. 心律失常　暴发性心肌炎患者如发生恶性心律失常将加重血流动力学障碍，可威胁患者生命。恶性心律失常预测：窦性心动过缓、QRS 波增宽、超声心动图显示左心室功能恶化、心肌肌钙蛋白持续升高或波动、持续低灌注或出现非持续性室性心动过速等。

（1）预防：及时的生命支持治疗防止心功能进一步恶化是预防心律失常发生的最主要的方法。同时在容量管理过程中，动态观察患者电解质水平，避免因电解质紊乱而诱发的心律失常。

（2）处理原则：遵医嘱应用抗心律失常药物，出现室速及室颤等恶性心律失常立即行胸外按压并及时电除颤。出现心动过缓和高度房室传导阻滞者首先考虑植入临时起搏器，无条件时可暂时使用提高心率的药物，大多数暴发性心肌炎患者度过急性期后心律失常可痊愈，急性期不推荐植入永久起搏器[3]。

2. 出血及血栓形成　暴发性心肌炎患者在生命支持仪器使用过程中，全程均需抗凝治疗，抗凝不当易引发出血风险，而肢体制动、置管等可导致血栓形成。出血和血栓形成是循环支持治疗中最常见的并发症[23]，研究显示使用 ECMO 治疗患者的血栓形成发生率高达 20%[24]。

（1）预防：①观察。监测穿刺点、引流液、大小便有无出血等，管道中有无凝血，患者有无皮温升高、肢体肿胀、疼痛等下肢血栓的临床表现及肺栓塞（如呼吸困难）等征象，追踪患者实验室检验结果（D- 二聚体、ACT 等）；IABP 如有触发不良、低反搏压等情况，应警惕导管相关血栓形成。②遵医嘱动态调整抗凝强度和方式，维持 ACT 和 APTT 在目标值范围。③宜在患者全身肝素化前进行侵入性操作，减少皮下、肌内注射及动静脉穿刺等频次，延长穿刺部位按压时间。④指导并协助患者进行肢体主动或被动训练，应用肢体加压装置，预防下肢静脉血栓形成，已形成下肢静脉血栓患者，禁忌被动按摩和应用肢体加压装置等。

（2）处理原则：一旦发生出血，及时报告医生，明确出血部位并根据出血量采取止血措施。下肢血栓形成后，及时行血管彩超明确部位，避免按摩，必要时行溶栓治疗。

3. 感染　ECMO 治疗期间，患者院内感染发生率为 9%～65%，主要原因有疾病严重、肠道菌群移位、导管存在微生物定植和 ECMO 引起的免疫系统损伤[25]。

（1）预防：①观察患者体温有无异常，置管部位有无红肿热痛等情况；追踪患者实验室和放射检查结果，有无感染指标阳性。②治疗区域和人员相对固定，进行床旁保护性隔离，包括：严格遵守无菌操作原则和手卫生；每天更换患者床单被套及患服；床旁仪器设备每日用 75% 乙醇或消毒湿巾擦拭消毒 2 次。③采取集束化护理措施预防 CLABSI、CAUTI、VAP。④遵医嘱使用抗生素预防感染。

（2）处理原则：一旦发生感染征象，立即报告医生并采取药物干预。对于肺部感染加用胸部物理治疗，促进痰液排除。

4. 溶血　ECMO 机械辅助可造成红细胞的破坏，患者可出现溶血，表现为游离血红蛋白增高，血红蛋白尿，继发多脏器损害。有研究指出 V-A ECMO 治疗患者溶血的发生率达 25.8%[26]。

（1）预防：ECMO 运行期间关注泵前压力、转速及流量等指标，达到目标流量后避免长时间高转速运行。

（2）处理原则：①观察患者是否出现黄疸、高胆红素血症和血红蛋白尿等表现。②如出现溶血，积极查找原因，遵医嘱进行处理，如碱化尿液、降低 ECMO 静脉端负压（＜ 30mmHg）等，必要时更换相应耗材（如氧合器等）或行血浆置换。

5. 下肢动脉缺血　患者在下肢动脉置管期间，可能出现下肢动脉缺血。研究表明应用 IABP 患者下肢动脉缺血发生率达 6.4%[27]，应用 ECMO 发生率更高。

（1）预防：①根据患者的身高选择大小合适的动脉鞘管。②严密评估双下肢循环，观察插管侧足背动脉搏动，局部皮肤温度、颜色，肌张力、腿围、毛细血管回流等情况，并与健侧对比。③注意保暖，保持肢体功能位，对无禁忌证的患者指导其进行双下肢功能锻炼。

（2）处理原则：①若插管侧足背动脉搏动减弱或消失，局部皮肤苍白或青紫、温度下降，肢体麻木，应及时通知医生并处理。②必要时协助医生用适当的灌注管供血给远端下肢，建立远端灌注[25]。

6. 脑损伤　常因低灌注引起。

（1）预防：①密切观察意识、情绪变化，观察有无头痛表现。②及时评估神经系统功能，如有异常应行头颅 CT 检查，必要时给予头部冰帽降温或脱水治疗。③对于行心肺复苏术后或者是镇静治疗患者，推荐亚低温治疗，维持中心温度 32 ～ 34℃，并保持 24 小时[28]。

（2）处理原则：一旦发生脑损伤，及时通知医生，使用冰帽降温，有条件者采用亚低温治疗，同时应用脱水及激素等药物治疗。

五、康复护理策略

在心脏康复团队的指导下，以运动训练为核心，综合营养、心理、药物及戒烟等五大处方进行生活习惯干预，运动前进行心肺功能评估，实施个性化心脏康复计划，具体康复护理措施推荐如下。

1. 运动康复　需对患者行心电、血压监护[29]，根据患者的自身状况循序渐进：①急性期，绝对卧床休息，采取功能体位，由护士完成基础护理。②生命体征平稳后，在监测下可进行体位的变换及肢体的活动。意识不清者由护士协助物理治疗师进行四肢及远端小关节的被动运动，通过呼吸机辅助呼吸训练和肺部物理治疗技术等保持患者肺部正常功能；对于清醒的患者督促以主动运动为主；对于无法耐受直立位患者，进行体位适应性训练，按照高卧位、长坐位、床边坐位、站立位顺序进行训练。运动强度以心率增加不超过 20 次 / 分为宜，运动时间每次 10 ～ 15 分钟，每日 3 次[30]；坚持早日离床原则。③可下床活动者，进行以步行为主的康复训练：采用症状限制性运动强度，以自感劳累 20 级评分 11 ～ 13 分（有点用力）为宜，心率保持在 6 分钟步行实验中最大心率的 65% ～ 80%，运动时间每次 30 ～ 45 分钟，每周 5 次，步行距离由 25m 开始逐渐增加至 800m；步行训练后期可指导进行上、下楼梯等垂直运动。④出院前可行 6 分钟步行试验，指导进一步运动康复，建议以有氧运动为主，每次 30 ～ 45 分钟，每周 5 次，运动强度由低等强度到中等[31]。

2. 营养康复　评估患者的营养状况和需求，并制定营养处方。急性期，为避免增加患者心肌耗氧和激素治疗引起的胃肠道不良反应，建议予以清淡易消化流食，必要时禁食，通过静脉补充营养。尽早启动肠内营养，鼓励患者经口进食，少食多餐，食物应清淡、易消化而又富含维生素等营养物质，饮水量应严格根据容量管理原则进行控制，量出为入；指导患者勿用力排便，便秘者遵医嘱使用缓泻剂。

3. 心理康复　对患者心理问题进行评估和干预，若患者持续处于应激状态、焦虑、恐惧心理症状明显，应及时请心理医师干预治疗。

4. 戒烟　指导吸烟者戒烟，所有患者避免吸食二手烟[32]。避免危险因素，指导患者养成良好的生活习惯。

5. 健康指导与随访

（1）指导患者防寒保暖，避免去人员密集地点，尤其是对于患慢性呼吸和心血管疾病的老年人，条件允许者应指导接种流感疫苗和肺炎球菌疫苗[33]。

（2）对所有暴发性心肌炎患者，征得患者同意后，建立个人信息档案，指导患者采取健康的生活方式，推荐出院后第1个月、第3个月、第6个月、每年或按需进行随访，评估心脏功能，主要指标包括心电图、超声心动图、BNP/BNP-pro、肝肾功能，并进行后续健康管理，改善长期预后[34]。

六、专业管理

所有暴发性心肌炎患者应尽早接受系统化和规范化的专业管理，建议启动专业救治团队，团队由心血管专科医师/重症医学医师担任负责人，重症护理单元护士长/护理专家担任协调员，还应包括多学科医疗救治团队、重症护理专家、血液净化护士等核心成员[35]；其中，护士需具备5年以上重症护理经验，掌握疾病相关知识及生命支持技术。团队成员接通知后30分钟内到岗[36]，启动护患比2∶1或1∶1特护模式，实施24小时连续床旁护理，多学科合作，全力救治，能帮助患者度过危险期，提高患者的救治成功率。

附：护理流程图（附图2-1）

写作组成员：华中科技大学同济医学院附属同济医院心血管护理专业组

何细飞、崔金锐、陆丽娟、程捷、王昭昭、周舸、张丽萍、杨巧、万琼、兰兰、叶燕、管志敏、辜滢、鄢建军、胡迪、王素芬、张婧、曲军妹、罗雪

专家组成员（以姓氏汉语拼音为序）：丁虎（华中科技大学同济医学院附属同济医院）、冯震霞（昆明医科大学第二附属医院）、胡大一（北京大学人民医院）、蒋建刚（华中科技大学同济医学院附属同济医院）、李秀云（华中科技大学同济医学院附属同济医院）、梁莉雯（云南省第一人民医院）、连围（天津泰达国际心血管病医院）、马凌燕（阜外华中心血管病医院）、祁奇（上海市阳光康复中心）、滕立英（首都医科大学附属北京康复医院）、涂惠（南昌大学第二附属医院）、汪道文（华中科技大学同济医学院附属同济医院）、王蓉（西安交通大学第二附属医院）、王少萍（海南省人民医院）、危娓（湖南湘雅博爱康复医院）、谢国省（四川大学华西医院）、薛晶（华中科技大学同济医学院附属协和医院）、于水（吉林大学附属第一医院）、游桂英（四川大学华西医院）、郑彩娥（浙江省人民医院）、周策（河北省人民医院）、周宁（华中科技大学同济医学院附属同济医院）、张晴（武汉市中心医院）

基金项目：华中科技大学同济医学院附属同济医院基金资助项目：成人暴发性心肌炎护理实践方案的构建（2019D02）

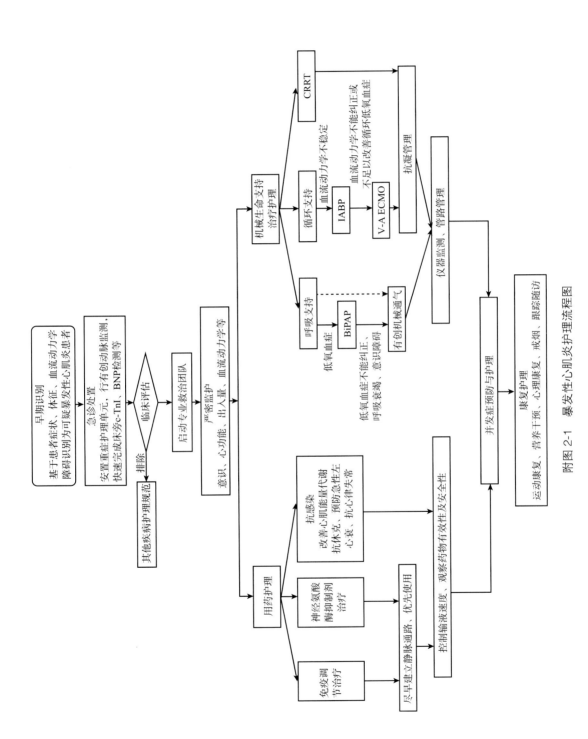

附图 2-1　暴发性心肌炎护理流程图

参 考 文 献

[1] Tschöpe C, Cooper LT, Torre-Amione G, et al. Management of myocarditis-related cardiomyopathy in adults . Circ Res, 2019, 124(11): 1568-1583

[2] Chong SZ, Fang CY, Fang HY, et al. Associations with the in-hospital survival following extracorporeal membrane oxygenation in adult acute fulminant myocarditis. J Clin Med, 2018, 7(11): 452

[3] 中华医学会心血管病学分会精准医学学组, 中华心血管病杂志编辑委员会, 成人暴发性心肌炎工作组. 成人暴发性心肌炎诊断与治疗中国专家共识. 中华心血管病杂志, 2017, 45(9): 742-752

[4] Annane D, Ouanes-Besbes L, de Backer D, et al. A global perspective on vasoactive agents in shock. Intensive Care Med, 2018, 44(6): 833-846

[5] Akashiba T, Ishikawa Y, Ishihara H, et al. The Japanese Respiratory Society Noninvasive Positive Pressure Ventilation (NPPV) Guidelines (second revised edition) . Respir Investig, 2017, 55(1): 83-92

[6] 中华医学会心血管病学分会心血管急重症学组, 中华心血管病杂志编辑委员会. 心原性休克诊断和治疗中国专家共识(2018). 中华心血管病杂志, 2019, 47(4): 265-277

[7] 中国心脏重症主动脉内球囊反搏治疗专家委员会. 主动脉内球囊反搏心脏外科围手术期应用共识. 中华医学杂志, 2017, 97(28): 2168-2175

[8] Gokalp O, Karakaş Yeşilkaya N, Besir Y, et al. Using intra-aortic balloon pump to increase afterload during extracorporeal membrane oxygenation. Perfusion, 2019, 34(5): 437

[9] 中国医师协会急诊医师分会, 中国医疗保健国际交流促进会急诊急救分会, 国家卫生健康委能力建设与继续教育中心急诊学专家委员会. 无创正压通气急诊临床实践专家共识(2018). 临床急诊杂志, 2019, 28(1): 14-24

[10] 血液净化急诊临床应用专家共识组. 血液净化急诊临床应用专家共识. 中华急诊医学杂志, 2017, 26(1): 24-36

[11] 国家心血管病中心, 中国医学科学院护理理论与实践研究中心, 中华护理学会重症专业委员会. 冠状动脉旁路移植术后置入主动脉内球囊反搏护理专家共识. 中华护理杂志, 2017, 52(12): 1432-1439

[12] Franco AS, Bridi AC, de Almeida Karam M, et al. Stimulus-response time to alarms of the intra-aortic balloon pump: safe care practices. Rev Bras Enferm, 2017, 70(6): 1206-1211

[13] Abrams D, Brodie D, Brechot N, et al. Identification and management of recirculation in veno-venous ECMO. ELSO Guidelines, 2015. https://www.elso.org

[14] 王刚, 王蕊, 高祀龙. 重症急性呼吸窘迫综合征患者应用体外膜肺氧合治疗的护理. 护理实践与研究, 2018, 15(9): 27-30

[15] Guglin M, Zucker MJ, Bazan VM, et al. Venoarterial ECMO for adults: JACC scientific expert panel. J Am Coll Cardiol, 2019, 73(6): 698-716

[16] 朱明明, 刘芳, 王冉. 躁动镇静评分在重症患者中应用的研究进展. 中华护理杂志, 2018, 53(2): 247-250

[17] Chen H, Yu RG, Yin NN, et al. Combination of extracorporeal membrane oxygenation and continuous renal replacement therapy in critically ill patients: a systematic review. Crit Care, 2014, 18(6): 675

[18] Khwaja A. KDIGO Clinical Practice Guideline for Acute Kidney Injury. Nephron Clin Pract, 2012, 120(4): c179-c184

[19] 周孝利, 鄢建军. 阶梯式回血法在成人暴发性心肌炎行血液净化治疗中的应用. 全科护理, 2018, 16(32): 4015-4016

[20] 叶燕, 何细飞, 汪道文, 等. 主动脉内球囊反搏在16例暴发性心肌炎中的应用及观察要点. 内科急危重症杂志, 2017, 23(6): 469-471+489

[21] 许海雁, 谢家湘. 冠状动脉旁路移植患者主动脉球囊反搏的护理. 护理学杂志, 2018, 33(8): 24-26

[22] 龙村. 体外膜肺氧合循环支持专家共识. 中国体外循环杂志, 2014, 12(2): 65-67

[23] Paden ML, Rycus PT, Thiagarajan RR. Update and outcomes in extracorporeal life support. Semin Perinatol, 2014, 38(2): 65-70

[24] Mandawat A, Rao SV. Percutaneous mechanical circulatory support devices in cardiogenic shock. Cir Cardiovasc Interv, 2017, 10(5): e004337

[25] Chen H, Yu RG, Yin NN, et al. Combination of extracorporeal membrane oxygenation: a multicenter retrospective cohort study. Pediatr Crit Care Med, 2017, 18(12): 1126-1135

[26] 高国栋, 黑飞龙, 吉冰洋, 等. 128例成人体外膜肺氧合支持治疗患者相关并发症回顾分析. 中国分子心脏病学杂志, 2015, 15(1): 1197-1201

[27] 吴霞. 心脏外科围手术期患者应用主动脉内球囊反搏的监测及护理进展. 临床护理杂志, 2012, 11(2): 50-52

[28] Geocadin RG, Wijdicks E, Armstrong MJ, et al. Practice guideline summary: Reducing brain injury following cardiopulmonary resuscitation: Report of the Guideline Development, Dissemination, and Implementation Subcommittee of the American Academy of Neurology. Neurology, 2017, 88(22): 2141-2149

[29] 陆丽娟，王昭昭，周舸，等 . 暴发性心肌炎患者早期心脏康复护理实践 . 护理学杂志 , 2018, 33(13): 73-75

[30] 王兴萍，王建荣，胡鑫 . 急性心肌梗死病人早期康复护理新进展 . 实用临床护理学电子杂志 , 2019, 4(5): 196-198

[31] Palermo P, Corra U. Exercise prescriptions for training and rehabilitation in patients with heart and lung disease. Ann Am Thorac Soc, 2017, 14(Supplement_1): S59-S66

[32] 杨芳芳，郭航远 . 心脏康复五大处方之戒烟处方 . 中华内科杂志 , 2014, 53(11): 903-905

[33] 陈琼，王丽静，谢明萱，等 . 老年人流感和肺炎链球菌疫苗接种中国专家建议 . 中华老年病研究电子杂志 , 2018, (2): 1-10

[34] Ammirati E, Cipriani M, Lilliu M, et al. Survival and left ventricular function changes in fulminant versus nonfulminant acute myocarditis. Circulation, 2017, 136(6): 529-545

[35] Oh DK, Song JM, Park DW, et al. The effect of a multidisciplinary team on the implementation rates of major diagnostic and therapeutic procedures of chronic thromboembolic pulmonary hypertension. Heart Lung, 2019, 48(1): 28-33

[36] Leach LS, Mayo AM. Rapid response teams: qualitative analysis of their effectiveness . Am J. Crit Care, 2013, 22(3): 198-210

附录 3 提高认识，增强信心，切实降低暴发性心肌炎病死率

中华内科杂志　　胡大一

暴发性心肌炎（fulminant myocarditis）是一种起病急骤、进展迅速的特殊类型心肌炎，通常由病毒感染引起，患者很快出现严重的血流动力学障碍，出现低血压 / 心源性休克、心力衰竭（心衰）等，部分伴有致命性心律失常，并可合并呼吸和（或）肝、肾衰竭，早期病死率极高 [1-4]。暴发性心肌炎可发生于各个年龄阶段，但多发于青壮年，是青壮年猝死的重要原因，因此社会危害很大。然而长期以来，由于对暴发性心肌炎的发病机制缺乏足够的认识和了解，国内外学界尚没有统一、规范的指导性文献，因此暴发性心肌炎的诊治可谓是"政出各门"。由于缺乏权威的诊断标准，给暴发性心肌炎的流行病学调查带来很大的障碍。同时因为在诊断和治疗上的模糊认识，也导致暴发性心肌炎病死率居高不下。2017 年 9 月《中华心血管病杂志》发布的"成人暴发性心肌炎诊断与治疗中国专家共识" [5]，虽然还需要进一步完善，但其为暴发性心肌炎的临床诊治提供了规范性的指导性文献，这也是我国学者第一次在国际上系统提出了本病的诊断和救治方案。以下将结合该专家共识，系统性分析暴发性心肌炎临床特征，并重点介绍以生命支持为依托的综合救治方案在暴发性心肌炎临床救治中的应用。

一、暴发性心肌炎的基础研究进展

病毒感染、自身免疫病和药物毒物均可以诱发暴发性心肌炎，其中病毒性感染最为常见，且难以预见。致病病毒种类广泛，但由于检测手段的局限性等原因，仅有10%～20% 的急性心肌炎患者在心肌组织中检测到病毒基因，主要包括柯萨奇病毒、细小病毒、腺病毒和流行性感冒（流感）及副流感病毒等 [6]。近年来流感病毒尤其是高致病性流感病毒较常见。病毒直接毒害可导致心肌细胞的变性、坏死和功能失常。坏死的细胞裂解释放出的病毒继续感染其他心肌细胞及组织，导致大量炎症细胞浸润。汪道文教授小组（未发表资料）的基础研究发现，此时释放出大量细胞因子形成炎症性"瀑布"造成二次损害，后者在本病的病理生理改变中具有更重要作用 [7]。感染趋化巨噬细胞、淋巴细胞等炎症细胞在心肌间质中浸润，引起细胞毒性反应、抗原抗体反应，并释放大量细胞因子和炎症介质导致心肌及全身器官组织损伤。因此，暴发性心肌炎是一种全身的炎症反应，可以侵犯全身多个脏器，但是以心肌损伤最为突出。心脏损伤严重并引起血流动力学障碍（心源性休克），是患者死亡的主要原因。

二、暴发性心肌炎的诊断 [5]

目前，暴发性心肌炎仍然没有确诊的"金标准"，它更多的是一种临床诊断，如果患者在前驱的感染之后很快出现严重心衰、低血压或心源性休克，需要应用正性肌力药物、血管活性药物或机械循环辅助治疗，可以诊断为暴发性心肌炎。对于任何前来就诊的胸痛、胸闷患者，尤其是伴有病毒感染的前驱症状，以血流动力学紊乱或者恶性心律失常为主要表现的患者，应该重点考虑是否为暴发性心肌炎，而不能轻率地诊断为急性心肌梗死，从而贻误最佳的治疗时机。对于在第一时间接触暴发性心肌炎的基层医务工作者而言，如果非常了解暴发性心肌炎的临床特征，其实诊断暴发性心肌炎并不困难，关键是对其有诊断意识。虽然行心肌活检或者心脏磁共振检查可能有助于病情的诊断；但是，大部分患者在急性期由于血流动力学不稳定而难以耐受心肌活检或者心脏磁共振检查。因此在当前情况下，针对暴发性心肌炎患者进行上述检查，存在很大的客观困难。所以，详细的病史采集和细致的体格检查对于暴发性心肌炎的诊断尤为重要。对疑诊暴发性心肌炎的患者，要进行全面和细致的临床特征评估。

牢记暴发性心肌炎的以下几个临床表现，对于诊断暴发性心肌炎很有帮助。

1. 心脏功能严重受损　患者在早期的病毒感染症状后数日不好转，反而出现气短、呼吸困难、胸闷或胸痛、心悸等症状，部分患者因晕厥或心肺复苏后就诊。

2. 血流动力学紊乱　血流动力学紊乱是暴发性心肌炎的重要特点，患者往往迅速发生急性左心衰或心源性休克，少数发生晕厥或猝死。心脏泵功能异常导致的心源性休克是其发生低血压的主要原因。

3. 病毒感染前驱症状　以呼吸道或者消化道感染症状为主，在上述暴发性心肌炎的典型临床表现之前可持续存在 3 ～ 5 天，患者往往自我诊断为"感冒"或者"拉肚子"，而不会主动求医。这一类型的"感冒"或者"拉肚子"，虽然缺乏诊断特异性，但是大部分患者有一个重要的临床特点，那就是极度乏力、不思饮食，稍微活动则气短、胸闷，这是早期诊断暴发性心肌炎的重要线索。

4. 其他脏器受累表现　暴发性心肌炎可引起多器官功能损害或衰竭，包括肺、肝、肾、凝血功能异常，因此导致患者全身情况急剧恶化。

暴发性心肌炎患者体征也多是继发于其心脏功能严重受损、泵功能衰竭所导致的生命体征不稳定，包括血压低、心率快、呼吸急促、心音低钝、第三心音奔马律，部分患者有发热、意识障碍等。

在暴发性心肌炎的诸多检查项目中，应重点强调心肌损伤标志物［肌钙蛋白 I（TnI）］、心衰标志物［B 型利钠肽（BNP）或 N 末端 B 型利钠肽前体（NT-proBNP）］和心脏超声的检查，因其具有特征性的诊断价值。在所有暴发性心肌炎患者中都可以检查到心肌损伤标志物 TnI、肌酸激酶同工酶，同时心衰标志物 BNP 或 NT-proBNP 水平显著增高。上述指标在患者就诊过程中要动态监测，它们既是诊断指标，也是判断患者预后和转归的重要依据。

心脏超声检查是诊断和评估暴发性心肌炎极为重要的工具。暴发性心肌炎患者多表现为弥漫性室壁运动减低，典型病例可见"蠕动样"心脏搏动，射血分数显著降低，大部分心腔大小正常。但是，由于心脏各个部位炎症程度不同，患者的心脏超声可表现为在弥漫性心室壁运动低下的基础之上局部心肌运动障碍更为显著，而在超声学上表现为节段性室壁运动障碍，酷似心肌梗死的心脏超声表现，应该予以鉴别。

窦性心动过速是暴发性心肌炎的最常见心电图表现，部分表现为短阵室性心动过速，束支传导阻滞或房室传导阻滞。值得警惕的是，部分患者心电图表现酷似急性心肌梗死，呈现导联选择性或者非选择性的 ST 段弓背向上型抬高。这也是造成误诊的主要原因之一，往往需要借助冠状动脉（冠脉）造影予以鉴别。

对于暴发性心肌炎患者是否应该行冠脉造影检查，长期以来存在较大的争议。虽然冠脉造影可能存在加重暴发性心肌炎病情的风险，但武汉同济医院心血管内科的资料显示，急诊冠脉造影并不增加病死率[8]。行冠脉造影时要特别注意减少造影剂用量。对于和急性心肌梗死确实难以鉴别的患者，冠脉造影检查应尽早进行，因为两种疾病后续治疗方案区别甚大。

心脏磁共振检查在暴发性心肌炎的诊断中越来越受到重视，对急性心肌炎阳性预测值达到 90% 以上[5]；但对于暴发性心肌炎患者，由于病情受限和检查不便从而大大限制了其临床应用。心肌活检是确诊暴发性心肌炎的客观证据，从而受到欧美国家学者的提倡，但是对于暴发性心肌炎来说是否需要行心肌活检应该辩证对待，因患者早期病情危重，一般难以耐受介入下心肌标本获取。

三、暴发性心肌炎的救治

对于暴发性心肌炎的救治，我国的经验是参照胸痛中心模式，对暴发性心肌炎患者开通绿色通道，同时建立专门的医务人员救治小组，及时接诊治疗。对于各地区中心医院，应该与基层医院建立通畅、良好的转诊途径，充分利用网络平台搭建转诊前的初步诊断和治疗平台，将患者的诊治阵线前移，有望提高救治存活率。暴发性心肌炎病情严重且复杂，因此不应寄希望于类似急诊介入治疗急性心肌炎梗死的那种"特殊方法"。暴发性心肌炎的救治是按照"成人暴发性心肌炎诊断与治疗中国专家共识"中提出的"以生命支持为依托的综合救治方案"进行救治[5]，即在提供心脏支持基础之上的综合治疗，包括一般治疗（如严格卧床休息、营养支持）和药物治疗，具体包括抗感染、抗病毒、大剂量糖皮质激素、丙种球蛋白（必要时加用血浆）、水溶性和脂溶性维生素和血液净化、主动脉内球囊反搏（IABP）及其他机械支持治疗［如临时起搏器植入、呼吸机辅助呼吸和体外膜肺氧合（ECMO）等］，心脏功能无法恢复时可行心脏移植。暴发性心肌炎的管理应该精益求精，十分细致，因此应该着重强调护理工作在暴发性心肌炎救治中的重要作用，团队负责人应该定期对护理团队进行专项培训。

1.严密监测病情演变 有条件的医疗单位，应该将所有暴发性心肌炎患者收入心脏重症监护病房，24 小时严密监测生命体征和出入液体量，动态检测心肌损伤标志物等各项实验室指标。由于暴发性心肌炎病情变化迅速，最好做到每天一次至多次床边心脏超声检查。

2. 积极的对症支持治疗 绝对卧床休息，减少探视，减少情绪刺激与波动。细致的液体管理对于暴发性心肌炎十分重要，应该量出为入，均匀分布，切忌液体快进快出。改善心肌能量代谢，补充水溶性和脂溶性维生素。适量使用质子泵抑制剂防止应激性溃疡和消化道出血。

3. 尽早给予生命支持治疗 生命支持治疗是暴发性心肌炎"以生命支持为依托的综合救治方案"的中心环节。暴发性心肌炎时心肌受到广泛弥漫性严重损伤，泵功能严重受损，加之肺淤血和肺部炎症损伤，难以维持全身血液和氧的供应。通过生命支持使心脏能够充分休息，在系统治疗情况下恢复心脏功能。生命支持治疗包括循环支持、呼吸支持和肾脏替代3个方面。

（1）循环支持[9, 10]：① IABP：所有血流动力学不稳定（如低血压状态）的暴发性心肌炎患者均应尽早给予IABP治疗。IABP可减少心脏收缩时面临的后负荷，减少心脏做功，增加每搏量，增加前向血流，增加体循环灌注。在暴发性心肌炎血流动力学不稳定患者，可减少血管活性药物使用及使用剂量，帮助患者度过急性期，同济医院的经验证明，患者可因此增高收缩压约20mmHg（1mmHg=0.133kPa）。我国和国外的临床实践证明，IABP在暴发性心肌炎心肌严重损伤时可产生明显的辅助治疗作用。② ECMO：所有血流动力学不稳定，且在使用IABP后仍然不稳定的暴发性心肌炎患者均应考虑加用ECMO治疗。ECMO与IABP结合使用可明显提高治疗效果。心源性休克、心指数小于2.0L/（min·m²）、血乳酸大于2mmol/L者，应积极而且尽早使用ECMO，帮助患者度过暴发性心肌炎急性期。

（2）呼吸支持：所有暴发性心肌炎患者均应尽早给予呼吸支持治疗。当患者有明显的呼吸急促、呼吸困难时，即使血氧饱和度正常，也应考虑给予呼吸支持，以减轻患者负担和心脏做功。可以选择无创呼吸机辅助通气或气道插管、人工机械通气。

（3）血液净化治疗：所有暴发性心肌炎患者均应尽早给予血液净化治疗。血液净化治疗的主要目的是持续过滤去除毒素和细胞因子，尤其是合并肾功能损伤的暴发性心肌炎患者，应早期积极使用。血液净化治疗还可以减轻心脏负荷，保证体内水、电解质及酸碱平衡。血液净化治疗每天应该持续8～12小时或更长时间，起始时引血和终止时回血过程必须缓慢，以免诱发循环衰竭和心衰。

4. 抗病毒治疗 所有暴发性心肌炎患者均应尽早给予联合抗病毒治疗。大部分患者血清学检测并无病毒的病原学证据，但是病毒感染是大部分暴发性心肌炎起病的始动因素，因此，抗病毒治疗应该在临床诊断之后立即使用。目前比较常用的口服抗病毒药是神经氨酸酶抑制剂奥司他韦（oseltamivir）、帕拉米韦（peramivir）等。常用的静脉抗病毒药物是阿昔洛韦（acyclovir）、更昔洛韦（ganciclovir）等。有研究表明，除了流感病毒释放神经氨酸酶对人体造成损伤外，心肌组织也可释放神经氨酸酶[11]，所以用神经氨酸酶抑制剂是有益的，同济医院的经验也证明了这一点。

5. 免疫调节治疗 所有暴发性心肌炎患者均应尽早使用足够剂量的糖皮质激素和足够剂量的丙种球蛋白。

（1）糖皮质激素：糖皮质激素具有抑制免疫反应、抗炎、抗休克、抗多器官损伤等多种作用，可消除变态反应，抑制炎性水肿，减轻毒素和炎症因子对心肌的不良影响。可以选择甲泼尼龙静脉滴注，起始剂量为每天 200～500mg，连续使用 3～5 天后视病情演变减量。

（2）免疫球蛋白：免疫球蛋白不但能中和病毒等致病原，而且还能结合于淋巴细胞 Fc 受体而增加调节 T 细胞，减少毒性 T 淋巴细胞，从而增加白细胞介素（IL）-10 和一氧化氮水平，故具有抗病毒和抗炎症损伤的双重作用。早期使用剂量推荐每天 20～40g，共使用 2 天，此后每天 10～20g，持续应用 5～7 天。

6. 休克的药物治疗　为生命支持治疗的辅助治疗手段或过渡治疗措施。暴发性心肌炎合并休克时，可在非常必要时短暂使用血管活性药物，以作为 IABP 或 ECMO 的过渡性治疗，但切不可长期使用，不然可加重组织缺氧和增加心脏负担。使用多巴胺、阿拉明、去甲肾上腺素一类的药物治疗休克对于暴发性心肌炎患者而言可能是加重病情和促进死亡的重要因素。因此，除非必须，一般不建议使用或者尽量小剂量使用。

7. 心律失常的治疗　针对不同心律失常并结合患者血流动力学状况进行相应处理。部分患者会出现完全性房室传导阻滞而导致心动过缓，可以置入心脏临时起搏器，无条件时可用提高心率的药物如异丙肾上腺素或阿托品。对于频发的室性心动过速（室速）患者，因影响血流动力学稳定应该予以电复律，不建议长期使用抗心律失常药物，急性期发生室速、心室颤动患者，急性期及病情恢复后均不建议予以植入式心律复律除颤器（ICD）。

暴发性心肌炎早期病死率虽高，但患者一旦度过急性危险期，大部分长期预后良好，长期生存率与普通人群接近。另外，患者多为平素身体健康、无器质性心脏病的青壮年，因此，一旦疑诊本病，需高度重视，尽早识别，快速反应，多学科合作，全力救治，帮助患者度过危险期。"以生命支持为依托的综合救治方案"在临床实践了数年，是实践经验的总结。根据华中科技大学同济医院汪道文教授团队的经验，它能使暴发性心肌炎的死亡风险由 50% 以上降低至 5% 以下，而且远期效果很好[11]。"成人暴发性心肌炎诊断与治疗中国专家共识"是数十位活跃在心脏重症救治领域专家的集体智慧，被证实可以显著降低患者病死率，是具有我国特色的暴发性心肌炎诊治专家共识，对于提高我国医务人员对暴发性心肌炎的临床诊治水平具有重要的指导价值，而且也将为国际同行提供中国方案[12]。

文章已在《中华内科杂志》2018 年第 57 卷第 8 期发表，经上述杂志社同意，允许在此以本书附录 3 发表。

参 考 文 献

[1] Maisch B, Ruppert V, Pankuweit S. Management of fulminant myocarditis: a diagnosis in search of its etiology but with therapeutic options. Curr Heart Fail Rep , 2014, 11(2): 166-177. doi: 10. 1007/s11897-014-0196-6

[2] Ginsberg F, Parrillo JE. Fulminant myocarditis. Crit Care Clin, 2013, 29(3): 465-483. doi: 10. 1016/j. ccc. 2013. 03. 004

[3] Rodríguez A, Álvarez -Rocha L, Sirvent JM, et al. Recommendations of the Infectious Diseases Work Group (GTEI) of the Spanish Society of Intensive and Critical Care Medicine and Coronary Units (SEMICYUC) and the Infections in Critically Ⅲ Patients Study Group (GEIPC) of the Spanish Society of Infectious Diseases and Clinical Microbiology (SEIMC) for the diagnosis and treatment of influenza A/H1N1 in seriously ill adults admitted to intensive care unit. Med Intensiva, 2012, 36(2): 103-137. doi: 10. 1016/j. medin. 2011. 11. 020

[4] Gupta S, Markham DW, Drazner MH, et al. Fulminant myocarditis. Nat Clin Pract Cardiovasc Med, 2008, 5(11): 693-706. doi: 10. 1038/ncpcardio1331

[5] 中华医学会心血管病学分会精准医学学组，中华心血管病杂志编辑委员会，成人暴发性心肌炎工作组. 成人暴发性心肌炎诊断与治疗中国专家共识，中华心血管病杂志，2017, 45(9): 742-752. doi: 10. 3760/cma. j. issn. 0253-3758. 2017. 09. 004

[6] Pollack A, Kontorovich AR, Fuster V, et al. Viral myocarditis: diagnosis, treatment options, and current controversies. Nat Rev Cardiol, 2015, 12(11): 670-680. doi: 10. 1038/nrcardio. 2015. 108

[7] Kindermann L, Barth C, Mahfoud F, et al. Update on myocarditis. J Am Coll Cardiol, 2012, 59(9): 779-792. doi: 10. 1016/j. jacc. 2011. 09. 074

[8] 魏秀先，汪道文，李晟. 冠脉造影在成人暴发性心肌炎中的应用探讨. 内科急危重症杂志，2017, 23(6): 462-464

[9] 姜璐，苗琨，崔广林，等. 循环辅助支持治疗在心原性休克中的应用研究. 内科急危重症杂志，2017, 23(6): 459-461

[10] 苗琨，陈琛，崔广林，等. 成人暴发性心肌炎不同治疗方案差异分析. 内科急危重症杂志，2017, 23(6): 465-468

[11] Zhang L, Wei TT, Li Y, et al. Functional metabolomics characterizes a key role for N-acetylneuraminic acid in coronary artery diseases. Circulation, 2018, 137(13): 1374-1390. doi: 10. 1161/CIRCULATIONAHA. 117. 031139

[12] 汪道文. 增强暴发性心肌炎救治的认识、信心和能力. 内科急危重症杂志，2017, 23(6): 441-442

后　记

在《暴发性心肌炎诊断与治疗》历经近一年写作告罄之时，暴发性心肌炎诊断及治疗国际研讨会（2019年武汉）的会议纪要在2020年10月《国际心脏病学杂志》（International Journal of Cardiology）刊出。这对于华中科技大学同济医院汪道文教授团队而言是一种鼓舞和鞭策。汪道文教授团队多年来一直致力于该病的研究，探索出一套"以生命支持为依托的综合救治方案"。受《中华心血管病杂志》委托，汪道文教授牵头制定了《成人暴发性心肌炎诊断与治疗中国专家共识》，在该共识指导下我国成人暴发性心肌炎病死率已从50%降至5%以下，在国际上处于领先水平。

为进一步提高暴发性心肌炎诊疗水平，促进这一领域的国际合作，德国马堡菲利普大学荣誉教授、欧洲心脏病学会心肌炎工作组前主席伯纳德·迈希，美国梅奥医学中心心内科主任、心肌炎基金会主席勒斯利·库博，以及意大利和日本等国的十余位在暴发性心肌炎领域享有盛誉的国际权威专家和以汪道文教授为主的中国学者出席了研讨会。

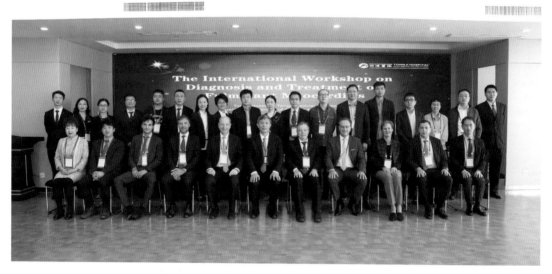

本次研讨会的主旨在于分享疾病知识，会议取得了如下共识：

1. 暴发性心肌炎是一种急性心肌炎症反应，临床进展迅速，需要综合治疗。

2. 心内膜心肌活检是心肌炎病理诊断的金标准，但由于发病急促，为了迅速明确诊断并开展相应治疗，临床实践中暴发性心肌炎多为临床诊断。

3. 生命支持治疗是暴发性心肌炎治疗的基石，应当进一步推进全球的多中心临床试验，以明确免疫调节等治疗措施在暴发性心肌炎治疗中的疗效。

诚然，目前尚缺乏针对该疾病诊断和治疗的国际指南／共识。

会议期间，各位专家学者就暴发性心肌炎全球多中心临床合作研究展开了讨论，认为开展前瞻性观察和随机化对照试验，对于暴发性心肌炎的进一步规范化临床救治具有重要意义。会议还讨论了如何启动全球暴发性心肌炎诊疗指导性文件的撰写。

在书稿付印之际，在此特别致谢周亦武、蒋建刚、陈琛和王炎教授，王红、左后娟、周宁和倪黎副教授，赵枢泉博士，崔广林、汪璐芸、何阳春医师和心血管专科护士叶燕等撰写初稿，尤其是在 CCU 工作的医护人员，在践行新的治疗方案时付出了辛勤工作和细致的临床观察。

孙世澜教授为本书的编辑和审校等做出了重要贡献。